名中医特需门诊

糖尿病·肾病

主　审　胡东鹏
主　编　周育平
副主编　李　媛
编　者　（按姓氏笔画排列）
　　　　闫　旭　李　莎　张　敏
　　　　程培育　裴军斌

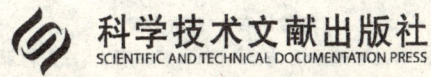

科学技术文献出版社
SCIENTIFIC AND TECHNICAL DOCUMENTATION PRESS

图书在版编目(CIP)数据

名中医特需门诊·糖尿病·肾病/周育平主编.—北京:科学技术文献出版社,2012.8

ISBN 978-7-5023-7145-6

Ⅰ.①名… Ⅱ.①周… Ⅲ.①糖尿病-并发症-肾疾病-中医治疗法 Ⅳ.①R242

中国版本图书馆 CIP 数据核字(2012)第 009419 号

名中医特需门诊·糖尿病·肾病

策划编辑:张炙萍　责任编辑:张炙萍　责任校对:唐　炜　责任出版:王杰馨

出 版 者	科学技术文献出版社
地　　　址	北京市复兴路 15 号　邮编 100038
编 务 部	(010)58882938,58882087(传真)
发 行 部	(010)58882868,58882866(传真)
邮 购 部	(010)58882873
官方网址	http://www.stdp.com.cn
淘宝旗舰店	http://stbook.taobao.com
发 行 者	科学技术文献出版社发行　全国各地新华书店经销
印 刷 者	北京高迪印刷有限公司
版　　　次	2012 年 8 月第 1 版　2012 年 8 月第 1 次印刷
开　　　本	650×950　1/16 开
字　　　数	257 千
印　　　张	18.25
书　　　号	ISBN 978-7-5023-7145-6
定　　　价	39.00 元

版权所有　违法必究

购买本社图书,凡字迹不清、缺页、倒页、脱页者,本社发行部负责调换

前　言

　　中医药历史源远流长，中医药理论博大精深，中医药学术思想和临床经验是几千年来中国文化、哲学、医学之精华，是广大人民群众的智慧结晶，也是中医发展到当代仍然具有顽强生命力的最根本原因。随着时代进步和科技发展，现代人的疾病谱发生很大变化，特别是现代医学的引入，使中医的立足与长远发展面临着前所未有的考验。

　　当代名中医在继承前人宝贵经验的基础上，勤求古训，力精创新，为提高中医疗效，发展中医理论进行了不懈的探索。可以说，当代名老中医是中医学术造诣最深、临床水平最高的群体，是将中医理论、前人经验与当今临床实践相结合的典范。名老中医鲜活的临床经验和学术思想，是中医药薪火相传的主轴，也是中医药创新发展的源泉。作为年轻的中医药工作者，我们有幸总结诸师的经验，不仅是学习他们精湛的学术思想和临床经验，也是寻访他们不凡的成才之路，更是传承他们崇高的医德修养和独特的认知方法。

　　为了保留诸师的临床实践原貌，本丛书收集了他们公开发表的文章、书籍，仅按编辑体例要求稍做修改，并将参考文献排列于后，以供读者查阅。由于水平有限，编写过程中难免出现疏漏，不妥之处，敬请谅解。

编　者

目录

糖尿病

林兰 ··· 1
   一、医论医话 ································· 1
   二、医案荟萃 ································· 16

魏子孝 ·· 41
   一、医论医话 ································· 41
   二、医案荟萃 ································· 55

仝小林 ·· 68
   一、医论医话 ································· 68
   二、医案荟萃 ································· 86

赵进喜 ·· 114
   一、医论医话 ································· 114
   二、医案荟萃 ································· 129

肾 病

吕仁和 ································· 147
　一、医论医话 ··························· 147
　二、医案荟萃 ··························· 169

戴希文 ································· 185
　一、医论医话 ··························· 185
　二、医案荟萃 ··························· 199

聂莉芳 ································· 214
　一、医论医话 ··························· 214
　二、医案荟萃 ··························· 226

肖相如 ································· 249
　一、医论医话 ··························· 250
　二、医案荟萃 ··························· 271

糖 尿 病

特邀门诊 林 兰

林兰,浙江青田人,1963年毕业于上海中医药大学医疗系。主任医师,中国中医科学院首席研究员,教授,博士研究生及博士后导师。国务院具有突出贡献的专家,享受国家政府特殊津贴。全国中医糖尿病医疗中心主任、国家中医管理局中医内科内分泌重点学科学术带头人,中国中西医结合学会内分泌专业委员会主任委员,中华中医药学会甲状腺疾病专业委员会副主任委员。中国中医研究院学术委员会委员,广安门医院内分泌科主任。从事以中医为主的中西医结合糖尿病及并发心、脑、肾、肢体等血管病变,以及内分泌代谢病专业的医疗、科研和教学工作。先后承担国家自然基金、国家"九五""十五"攻关课题及"十一五"重大支撑计划等课题20余项,获国家级、省部级奖和学会奖等10余项。

一、医论医话

(一)首创"三型辨证"理论

糖尿病属于中医"消渴病"的范畴,我国历代医家依据糖尿病(消渴病)的证候多以三消辨证,认为口渴引饮为上消,易饥多食为中消,小便频数、尿如脂膏为下消。由于天时、地理和环境的变化,证候的演变,三消辨证有其一定的局限性。林兰教授在临床实践中深入研究糖尿病的中医辨证规律,在前人辨证的基础上,遵循四诊、八纲、脏腑、气血理论对糖尿病进行系统的客观辨证和微观检测,取其共性和演变规律,进行症状与证型辨证,在中医宏观辨证的基础上,归纳出糖尿病具有阴虚证、热盛证、气虚证、阳虚证四大基本证候,并在实践中得到进一步充实和提高,最终确立了糖尿病中医辨证阴虚热盛、气阴两虚、阴阳两虚的三型理论。

1. 四大证候

(1) 热盛证 以心烦怕热,急躁易怒,渴喜冷饮,易饥多食,溲赤便秘,舌红,苔黄,脉数为主症。系邪热亢盛,脏腑阴阳气血失调所致,属于实证、阳证、热证。主要脏腑病变有肺燥少津、心火独亢、胃火灼盛、肝阳偏亢、相火旺盛以及肺胃热盛、心肝火旺等。

(2) 阴虚证 口渴喜饮,咽干舌燥,五心烦热,潮热盗汗,头晕目眩,耳鸣腰酸,心悸失眠,遗精早泄,舌红少苔,脉细数等阴虚证候。为阴津不足,阴不制阳所致,属虚、热证。主要病变为心阴虚、肺阴虚、肝阴虚、肾阴虚、胃阴虚以及心肾阴虚、肝肾阴虚等。

(3) 气虚证 倦怠乏力,面色白,少气懒言,自汗不止,头晕目眩,舌体胖大,脉虚细无力等。因阴虚热盛,耗伤正气,引起脏腑功能亏虚不足,为虚证。主要病变为心气虚、肺气虚、脾气虚、肾气虚以及心肺气虚、心脾气虚、心肾气虚、脾肾气虚等。

(4) 阳虚证 形寒肢冷,面色白,倦怠乏力,舌质黯淡,苔白,脉沉细无力。因阳气不足,功能衰退,温煦失职,为虚证,寒证。主要病变为心阳虚、肾阳虚、命门火衰、脾阳虚以及脾肾阳虚、心肾阳虚等。

2. 三型辨证

林兰教授通过对糖尿病患者的辨证发现,糖尿病患者临床并非表现单一证候,上述4种证候往往合并出现,经总结、分析、归纳,最终确立了阴虚热盛、气阴两虚、阴阳两虚的3种证型。

(1) 阴虚热盛证 以热盛证为主兼见阴虚证,表现为肺燥阴伤,口渴引饮,胃火亢盛,消谷善饥,或心火亢盛而心烦、失眠、心悸怔忡等,舌红,苔黄,脉细数。本型特点为:①病程短,以1~2年居多数;②发病年龄相对小,以40～50岁居多;③基础胰岛素水平高,呈现高胰岛素分泌,表现以胰岛素抵抗为主;④并发症少而轻,为糖尿病早期阶段。治法以清胃泻火为主,方以玉女煎加味:生石膏30g,知母10g,生地黄12g,麦冬10g,黄连6g,栀子10g,牛膝10g。若大便秘结加玄参、石斛以加强滋阴清热生津之效;心悸失眠加柏子仁、炒枣仁以养心安神。

(2)气阴两虚证 以气虚证为主兼见阴虚证,表现为神疲乏力,汗出气短,心悸失眠,怔忡健忘,五心烦热,咽干舌燥,舌红苔薄,脉细数者。本型特点:①病程以6～15年居多数;②发病年龄以50～60岁居多;③基础胰岛素水平高,胰岛素曲线面积仅次于阴虚热盛,表现为胰岛素抵抗为主;④有诸多但较轻的并发症。为糖尿病中期阶段,治法以益气养阴为主。方选生脉饮加味:党参10g,麦冬10g,五味子10g,生地黄12g,黄芪20g,知母10g。若心悸失眠加炒枣仁、远志以加强养心安神之效;口渴多饮加石斛、玄参以养阴生津止渴。

(3)阴阳两虚证 以阳虚证为主兼阴虚证,表现为畏寒倦卧,手足心热,口干咽燥,但喜热饮,眩晕耳鸣,腰膝酸软,小便清长,阳痿遗精,女子不孕,舌淡苔白,脉沉细。本型特点归纳为:①病程长,以15年以上者居多;②发病年龄以≥60岁以上者居多;③基础胰岛素水平低下,胰岛素释放曲线低平,表现为胰岛β细胞功能衰竭;④并发症多且严重,为糖尿病后期阶段。治法以滋阴温阳为主,方选右归饮加味:熟地黄12g,山茱萸10g,牡丹皮10g,泽泻10g,枸杞子10g,肉桂3g,茯苓12g,龟甲12g,杜仲10g。小便频数加桑螵蛸、覆盆子、补骨脂;遗精早泄加金樱子、芡实;阳痿加仙茅、淫羊藿。

3. 兼夹证型

林兰教授在治疗糖尿病临床中还发现,患者除上述四大证候外,往往兼夹湿、痰、瘀等兼夹证。

(1)湿热证 以脘腹胀满、口甜纳呆、恶心呕吐、口渴而不多饮为主症,伴肢体重着,头重如裹,舌体胖大,舌淡苔黄腻,脉滑。药用茯苓、泽泻、薏苡仁、连翘等。多见于糖尿病早期尚未得到合理治疗,或糖尿病病情未得到控制,糖尿病合并急性酮症或酮症酸中毒者。

(2)寒湿症 以脘腹胀满、便溏泄泻为主症,同时伴有恶心呕吐,形寒怕冷，面色白，四肢不温，舌体胖大，舌淡，苔白腻，脉沉无力。药用苍白术、山茱萸、泽泻等。多见于糖尿病胃肠功能紊乱。

(3) 夹瘀证　以肢体麻木、刺痛不移、唇舌紫黯，或有瘀斑、舌下青筋暴露为主症，伴手足发冷，胸痹心痛，或眼花目暗，或中风不语、半身不遂，苔薄白或薄黄，脉沉细。药用当归、丹参、桃仁、乳香、没药、川芎等。多见于糖尿病并发大血管、微血管病变。

林兰教授临床中并不拘泥于"三型辨证"法，以八纲辨证为纲，脏腑辨证为目，结合现代医学对糖尿病证候、证型进行辨证。林教授认为阴虚为三型之共性，贯穿于本病之始终，为糖尿病之本，是导致糖尿病发生与发展的内在因素，痰湿、瘀血等是糖尿病兼症的致病因素和病理产物。气阴两虚居三型辨证之首，为糖尿病演变的基本证型，是糖尿病病程进展的过渡阶段。林教授倡导以益气养阴为治疗糖尿病的基本法则，对该阶段的合理治疗，可使血糖满意控制，以延缓或减轻并发症的发生和发展。益气养阴兼以活血化瘀是防治糖尿病血管病变的主要方法，糖尿病血管病变随着阴虚热盛、气阴两虚、阴阳两虚逐渐递增，病变逐渐加重，瘀血既是病理产物又是致病因素。糖尿病患者常常表现肢体麻木疼痛，均以血流不畅、血液瘀滞、血脉瘀阻为其共同的病理机制。这些体现了中医学中"久病必虚，久病必瘀"的理论。

(二) 辨证论治，知常达变

林兰教授认为，糖尿病的治疗应以清热滋阴、益气养阴、滋阴温阳为大法。治疗中恪守基本治则固然重要，但临证时还要视具体病情，配合健脾化湿、补益气血、疏肝解郁、活血化瘀、通络止痛等法，一方独进、数法并施，才能取得满意疗效。

1. 清热滋阴法

林教授认为，阴虚热盛是糖尿病发生的基本病机。其发病因素多为饮食不节，积热伤津，情志失调，郁火劫阴，故清热泻火、养阴生津为治疗糖尿病的大法之一。阴虚热盛型症见：口渴喜冷饮，小便频数量多，易饥多食，急躁易怒，怕热心烦，形体消瘦，漫赤便秘，舌红、苔黄，脉弦数或滑数。林教授强调清热泻火，热去则津液自复。临证时多选用白虎汤、葛根黄芩黄连汤、泻白散、黄连解毒汤、栀子金花汤等。常用药为：黄芩、黄连、黄柏、栀子、大黄、生石膏、龙胆草、苦参、桑白皮、地骨皮、金银花、连翘、桑叶、知母、生地黄、女贞子、枸杞子、玉竹、何首乌、天花粉等。

2. 益气养阴法

糖尿病病程漫长，耗气伤阴。临床症见：倦怠乏力，自汗盗汗，气短懒言，口渴喜饮，五心烦热，心悸失眠，溲赤便秘，舌红少津、舌体胖大、苔剥或花剥，脉弦细数无力。益气养阴法为糖尿病的基本治法，本法适用于消渴日久、气耗阴伤之证。方选生脉散合六味地黄汤，常用药有：西洋参、太子参、生地黄、玄参、麦冬、天冬、黄精、山药、白芍、天花粉等。

3. 滋阴温阳法

糖尿病的病理演变规律多为初期阴虚热盛，继则气阴两虚，再则阴虚及阳，久病之人，终致阴阳俱消，但阳气消耗更甚，肾阳之火衰败。临床症见：小便频数，混浊如膏，甚则饮一溲一，手足心热，身倦肢冷，面色苍白，面目虚肿或下肢浮肿，腰膝酸软无力，阳痿遗精，舌淡，脉细或沉细。治宜滋阴温阳，使阴阳相济，津液得生。方选右归丸、肾气丸加减治疗，常用药有：附子、桂枝、熟地黄、山茱萸、山药、决明子、泽泻、牡丹皮、狗脊、鹿角胶、胡芦巴、紫河车等。

4. 健脾化湿法

长期过食肥甘、醇酒厚味，损伤脾胃是形成糖尿病的主要原因之一。临床见脘腹痞闷、不思饮食、恶心欲吐、舌苔厚腻等湿浊中阻证。林教授强调，糖尿病患者用药禁忌太过滋腻，滋阴养血须补而不滞，滋而不腻，处处要顾护脾胃，扶脾助运，健脾化湿。常选用苍术、白术、厚朴、茯苓、泽泻、陈皮、法半夏、木香、鸡内金等健脾化湿。

5. 活血化瘀法

糖尿病日久，气血亏虚，气虚推动无力则血行不畅，脉道瘀阻；或阴虚内热，耗灼营血，阴血亏损，脉道不充，血行不畅，留而为瘀；或阴损及阳，阳虚生寒，鼓动无力，寒凝血脉，可致瘀血内停。临床见肢体麻木疼痛，指甲色泽紫黯，肌肤甲错，舌质淡黯或黯红、舌下静脉青紫怒张，脉涩等瘀血证。方选血府逐瘀汤、身痛逐瘀汤、失笑散等活血化瘀，常选

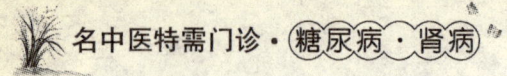

药为:赤芍、蒲黄、丹参、桃仁、牛膝、水蛭、三棱、红花、鬼箭羽、川芎、益母草、血竭、三七、郁金等。

6. 疏肝解郁法

情志失调,五志过极,气机郁滞,郁久化火伤阴而成糖尿病。临床症见:精神抑郁,胸闷叹息,心烦易怒,食欲不振,口干欲饮,大便不爽,舌淡、苔白,脉弦。方选四逆散、柴胡舒肝散,临证可根据病情选用柴胡、枳实、枳壳、香附、川芎、白芍等。

7. 补益气血法

糖尿病系消耗性疾病,热炽于内,燥热内蕴,燥热之邪耗伤气血,以致气虚血亏,故补益气血亦为临床常用。方选当归补血汤、四君子汤、四物汤为基础。常用药:黄芪、当归、阿胶、何首乌、鸡血藤等。临床单用本法者较少,常与清热润燥、益气养阴、健脾化湿、活血化瘀等法合用。

8. 杂合以治

糖尿病病情变化多端,林兰教授强调"杂合以治"。本病的治疗,以清热滋阴,益气养阴,滋阴温阳为大法,临证要恪守基本治则,但在上述辨证论治规律的基础上,要随症灵活加减。糖尿病后期,肾气衰惫,固摄失司,症见大、小便失禁,常选加海螵蛸、金樱子、益智仁、覆盆子、芡实、生龙骨、生牡蛎等固摄精气;糖尿病日久,久病入络、病及经络肢体,伴有手足麻木,肢体疼痛,痛如针刺,掣痛如闪电者,常选加桂枝、细辛、威灵仙、木瓜、姜黄、海桐皮、桑枝、蚕沙、路路通、荔枝核等通络止痛;皮肤瘙痒者,可选加荆芥、防风、麻黄、蝉蜕、地肤子、白鲜皮、蛇床子等祛风除湿止痒。

9. 中西合力

中西药物治疗糖尿病,各有优缺点,林兰教授主张中西药物联合应用。胰岛素、磺脲类等西药降糖效果远远优于中药,然而中医药通过改善患者体质,较快地消除症状,在预防和延缓糖尿病并发症的发生与发展方面有着独特的疗效,对延长患者的寿命,提高生活质量具有不可替代的作用。中西药物联合应用,取长补短,相得益彰。

(三)组方经验

1. 以中医理论指导用药

(1)根据三消主要病位论治　上消属肺,中消属胃,下消属肾,分别代表糖尿病3个不同的病变阶段。根据不同的病位制定不同的治疗原则,如清热润肺、清胃泻火、养阴补肾、滋阴生津,以消渴方、玉女煎、六味地黄汤、金匮肾气丸为基础方,临床随症化裁。上中下三消用药各有侧重,上消选用黄芩、天冬、麦冬、桑白皮、地骨皮、太子参;中消选用生地黄、生石膏、知母、石斛、玉竹、黄连、天花粉;下消选用山药、山茱萸、枸杞子、黄精、黄柏、生地黄、熟地黄。

(2)根据脏腑辨证论治　脏腑辨证是辨证论治的基础。以脏腑为纲,进行辨证论治是糖尿病治疗最常用的法则。历代医家从肺论治、从脾论治、从胃论治、从肝论治、从肾论治,发展了中医糖尿病治疗理论。林教授认为,从肺论治宜清热润肺,药用沙参、天冬、麦冬、桑白皮、地骨皮、太子参;肺热不盛,兼有邪热宜清解肺热,药选蝉蜕、蚕蛹、金银花、连翘、金荞麦根等。从脾论治当分脾阴虚和脾气虚,糖尿病燥热已去,津液未复宜滋养脾阴,药用山药、白扁豆、石斛、玉竹;脾气虚宜补气健脾,药用黄芪、太子参、西洋参等;健脾化湿可选苍术、薏苡仁、泽泻。从胃论治,若胃火炽盛当清胃泻火、养阴保津,药用生石膏、知母、黄连;大便干结当泻热通便,药用生大黄、玄参、元明粉等。从肝论治,若肝阴虚当滋阴养肝柔肝,药用枸杞子、女贞子、旱莲草、白芍、甘草;疏肝解郁宜选柴胡、薄荷、郁金。从肾论治当分肾之阴阳,肾阴虚宜补肾滋阴,药用山药、山茱萸、枸杞子、黄精、生地黄、熟地黄、龟甲胶;肾阳虚用菟丝子、鹿角胶、补骨脂、巴戟天等。

2. 以现代医学理论为指导用药

(1)胰腺功能可归属为中医"脾"的范畴讨论　从现代胰的生理功能看,胰腺属中医"脾"的范畴。食物中的糖、脂肪、蛋白质以及各种微量元素等营养物质,必须经过胰腺外分泌细胞分泌的胰淀粉酶、胰脂肪酶、胰蛋白酶的化学消化后,才能被机体吸收利用。如果胰腺分泌这些消化酶的作用减弱或功能失常,各种营养物质消化吸收障碍,机体无法获得足够的营养,就会出现气血生化不足的脾虚现象,即"垂体-下丘脑-胰腺轴"、"肠-胰腺轴"功能失调。胰岛素是人体能源利用的原动力,又是糖原分解与合成的始动环节,胰岛素缺失,可导致糖不能利用,脂肪和蛋白质的分解增加,乳酸堆积,酮体产生,出现一派热象,饮食不养肌肤,形体逐渐消瘦。因此,胰腺是命门之火的重要组成部分、人体阴液的物质基础。该部分命门之火不足,不仅出现发育迟缓、形瘦神疲、百骸失煦的阳虚之征,也会出现烦渴、烦热、热毒内生的血糖升高之火热现象。因此,大补脾气可促进机体对各种营养物质的利用,促进机体胰岛素的分泌,可选用黄芪、党参、白术等。营养物质不能被机体利用变生邪热,宜清解胃热、养阴增液,以利于各种营养物质的利用与代谢,可选用桑白皮、地骨皮、知母、苦瓜等。

(2)脾主运化包括胰腺外分泌及部分内分泌功能 脾消化吸收水谷精微的升清功能,相当于胰腺的外分泌功能部分,各种消化酶是实现其作用的主要物质基础,脾运化水谷精微到身体各部分,内而五脏六腑,外而四肢百骸、皮毛筋骨,以营养周身的各个脏腑组织器官,胰岛素是实现其作用的物质基础之一。糖尿病胰岛β细胞功能低下,胰岛素绝对或相对不足,脾运化水谷精微功能不足,脾为胃行其津液的物质基础匮乏,故产生以脾虚为主要表现的各种糖尿病症状。实验研究证实,益气健脾方药能增加胰岛β细胞的数目,恢复胰岛β细胞的功能,反证了脾虚是糖尿病的主要病机。胰岛素受体与受体后缺陷,多见于体质偏胖的患者,临床常表现为脾气虚与痰湿内停兼见,治疗组方当补气化痰,以二陈汤和六君子汤加减化裁。

(3)糖自稳调节与中医阴阳平衡 糖、脂肪、蛋白质依赖升糖激素和降糖激素的调节。降糖激素主要指胰岛素,升糖激素包括胰升血糖素、生长激素、肾上腺素和去甲肾上腺素。二者相当于中医的阴和阳,正常情况下处于相对的动态平衡,在应激、精神创伤等因素作用下,糖自稳被打破而发生高血糖或低血糖症。凡能使血糖升高的因素属阳,使血糖降低的因素属阴。胰岛素使血糖降低可表现为气虚、阳虚征象;胰升血糖类激素升高血糖可表现为阳热、火盛征象,此火热多为气郁化火,或湿郁化火、血郁化火。知其阴阳之所在,以审为期,舒其气血,令其条达而致和平。有情志因素当疏肝理气,方选柴胡疏肝散;气郁化火宜疏肝解郁清热,方选逍遥散。痰湿内蕴当燥湿化痰,方如二术二陈汤;痰郁化热宜清热化痰,方如黄连温胆汤、瓜蒌贝母半夏丸。血瘀者宜活血化瘀,方如血府逐瘀汤;瘀血化热当化瘀清热,方选凉血解毒汤。伤阴者兼以养阴,有热者清热。灵活辨证论治,可提高临床疗效。

（4）针对糖脂代谢紊乱临床选用排毒方药　血糖在体内堆积可导致慢性糖中毒,脂肪堆积导致高脂血症、肥胖症、脂肪肝。高糖、高脂属中医痰湿、瘀浊。这些有害物质在人体滞留日久,阻碍脾胃运化、气血运行、津液输布,因此临床可以化痰祛浊解毒,活血凉血排毒,以促进体内毒物的代谢与排泄。可在常规治疗药物中加入金银花、连翘、牡丹皮、紫草、赤芍、生地黄、玄参、黄连、地锦草、鱼腥草、泽兰、大黄、泽泻、茵陈、车前子、大腹皮等,以提高疗效。

（5）针对胰岛病变有侧重地选用方药　1型糖尿病多有上呼吸道感染史,起病时胰腺发生炎症,胰岛逐渐被破坏,导致胰岛素绝对不足或缺如。因此,在1型糖尿病早期即有上呼吸道感染症状表现以热象为主时,宜重用清热药物,佐以解毒养阴,以消除胰腺局部炎症,保护胰腺,药如生石膏、知母、麦冬、生地黄、玄参、金银花、连翘、蒲公英;中期以阴虚为主者,宜重用养阴佐以清热,药选太子参、麦冬、生地黄、玄参、玉竹、花粉、黄精。兼热盛者佐清热药,兼瘀血者佐活血药;后期胰岛素分泌绝对不足,出现气阴两虚或阴阳两虚,宜益气养阴、补养气血或阴阳双补,以改善机体虚弱症状,增加胰岛素分泌,药如黄芪、党参、当归、麦冬、山药、五味子、黄精,肾阳虚明显加鹿茸、肉苁蓉、菟丝子、巴戟天等,肾阴虚明显加熟地黄、山茱萸、女贞子、枸杞子、龟甲胶等。1型糖尿病的治疗可以下述思路选方用药:辨证用药,前已述及;选用促进胰岛β细胞分泌胰岛素的药物,如党参、黄芪;选用改善微循环障碍的药物,如具有活血化瘀之功的当归、丹参、赤芍、三七、桃仁;胰腺纤维化或淀粉样变应软坚散结,宜选用贝母、牡丹皮、皂角刺、生牡蛎、夏枯草;改善胰岛素抵抗,提高周围组织对胰岛素的敏感性,药如黄连、大黄、土茯苓。

3. 根据药理实验研究成果指导组方用药

(1) 根据血糖选择降糖单味药　近年研究证实具有降血糖活性的单味中草药有几十种，临床根据辨证论治的原则合理选用，可以提高疗效，这些药物基本以养阴、清热、补肾和益气养血为主。如枸杞子、覆盆子、五味子、菟丝子、五倍子、栀子、金樱子、女贞子、桑白皮、桑枝、桑椹、桑叶、荔枝、荔枝核、蚕蛹、僵蚕、黄连、黄芩、牡丹皮、地骨皮、生地黄、玄参、麦冬、天冬、山药、天花粉、山茱萸、黄精、芍药、黄芪、三七、泽泻。

(2) 根据尿糖选药　尿糖为人体的精微物质，肾主藏精，脾主运化升清，尿糖增多与脾肾关系密切，临床以补肾摄精和益气健脾为治法，多选用山药、山茱萸、金樱子、桑螵蛸、芡实等补肾摄精以降尿糖；白术、苍术、鸡内金、黄芪等益气健脾升清以降血糖和尿糖。近代名医施今墨的苍术配玄参降血糖，以清血中伏火；山药配黄芪降血糖、尿糖，以益气升清。

(3) 根据胰腺分泌功能用药　促进胰岛素的分泌，加强周围组织对胰岛素的敏感性，多选用太子参、生黄芪、知母、麦冬、生地黄。

(4) 根据相关检查用药　糖尿病患者往往伴有血脂增高、血液流变学指标异常及微循环障碍等现象。临床针对具体检测指标，在辨证论治的基础上，林教授临床中针对血脂高常选用鸡内金、泽泻、槐米、大黄；血液流变学异常或微循环障碍可选用当归、丹参、桃仁、红花、白芍、赤芍、水蛭、土鳖虫、益母草、泽泻、三七、血竭等。

(四) 糖尿病常见并发症的辨证治疗

1. 糖尿病肾病的辨证治疗

(1) 肺胃气阴两虚型　症以气短自汗，倦怠乏力，食纳欠佳，胃脘不适，咽干舌燥，平素易感冒，舌淡红苔薄，脉虚细为主。治宜益气养阴，补益肺胃，方以补肺汤、益胃汤加减。药用：太子参10g，生黄芪15g，生地12g，五味子10g，桑白皮12g，北沙参、麦冬、玉竹各10g。

(2) 心脾气阴两虚型　症以失眠多梦，心悸健忘，头晕目眩，倦怠乏力，食纳不佳，舌淡，脉濡细为主。治宜补益心脾，方以人参归脾汤加减。药用：党参、炒白术各10g，生黄芪20g，远志10g，炒枣仁12g，茯神

15g,龙胆肉 12g,木香 10g,甘草 6g,当归 10g。

(3)脾肾气阴两虚型 症以纳呆乏力,胃脘胀满,腰膝酸软,耳鸣耳聋,面色萎黄,小便清长,大便溏薄,舌淡苔薄白,脉虚细为主。治宜补益脾肾,方以六君子汤合六味地黄汤加减。药用:党参、炒白术各 10g,茯苓、薏苡仁、山药各 12g,山茱萸 10g,熟地 12g,大腹皮 15g,炙甘草 10g,炒扁豆 12g,半夏 10g,陈皮 6g。

(4)肝肾阴虚型 症以头晕头痛,急躁易怒,腰酸耳鸣,五心烦热,面红目赤,舌红苔薄黄,脉弦细数为主。治宜补益肝肾,滋阴潜阳,方以杞菊地黄汤加减。药用:枸杞子、菊花各 10g,生地、山药各 12g,茯苓 15g,山茱萸、丹皮、泽泻各 10g,石决明、灵磁石各 20g。

(5)脾阳不振,水湿逗留型 面色萎黄,倦怠乏力,面目肢体浮肿,腰以下为甚,脘腹胀满,纳呆便溏,形寒肢冷,小便短少,舌体胖大,舌淡或黯淡,苔白腻,脉濡细。治宜温补脾阳,利水消肿,方以实脾饮加减。药用:茯苓 15g,白术、苍术各 10g,大腹皮 15g,草豆蔻、厚朴、桂枝、木香各 10g,猪苓 15g,制附子 6g,木瓜 10g。

(6)肾阳虚亏,水湿泛滥型 面色㿠白,灰滞无华,形寒怕冷,四肢欠温,周身悉肿,以下肢为甚,腰膝酸软,伴胸闷憋气,心悸气短,腹胀尿少,舌淡红或黯淡,苔白腻,脉沉细无力。治宜温补肾阳,利水消肿,方以苓桂术甘汤合真武汤加减。药用:附子 10g,肉桂 6g,党参、葶苈子各 10g,茯苓 15g,泽泻 10g,大腹皮 15g,五加皮、白术各 10g,生姜、炙甘草各 6g。

(7)阳虚水泛,浊毒上逆型 全身悉肿,形寒肢冷,面色晦黯,精神委靡,神疲嗜睡,胸闷纳呆,恶心呕吐,口有秽臭,大便溏泄,尿少或无尿,舌体胖大,舌黯红,苔白腻或垢腻,脉沉细无力。治宜温阳利水,逐毒降逆,方以大黄附子汤加味。药用:附子、生大黄、半夏各 10g,生姜、砂仁各 6g,藿香、木香、苍术、厚朴各 10g。

(8)肝肾阴竭,虚风内动型 头晕目眩,耳鸣心悸,五心烦热,神识不清,筋惕肉瞤,四肢抽搐,溲赤便秘,舌红苔少或剥苔,脉弦细或弦细数。治宜育阴潜阳,平肝息风,方以羚羊钩藤汤加减。药用:羚羊角 1g(研冲)、生地、钩藤各 15g,丹皮 10g,石决明 20g,菊花 10g,鳖甲、茯神各 15g,白芍、玄参各 10g,全蝎 6g。

2. 糖尿病合并冠心病的辨证治疗

(1)气滞血瘀型　症以胸闷憋气,郁闷善太息,头晕目眩,心烦易怒,两胁刺痛,痛引肩背,发无定时,每遇情志不遂而加重,舌质淡红或黯红,苔薄白或薄黄,脉弦或弦数为主。本型多因情志不遂,肝气郁结,肝失条达,气机不畅,肝郁气滞,导致血瘀。本型多见于中年妇女,病位在心、肝,发作时心电图 S-T 段压低,T 波平坦或倒置;不发作时心电图可正常。治宜益气养阴、疏肝理气、宣痹止痛,方选四逆散合丹参饮加减:太子参、黄芪、五味子、柴胡、白芍、枳实、甘草、檀香、砂仁、郁金、丹参、瓜蒌等。

(2)痰浊瘀阻型　症以胸闷憋气,心下痞满,胸脘作痛,痛引肩背,伴头昏头晕,倦怠乏力,肢体重着,舌体胖大边有齿痕,舌质黯淡苔白腻,脉弦滑为主。本型多见于体型肥胖,胰岛素抵抗之痰湿壅盛者,系因脾虚湿盛,痰浊中阻,清阳被遏。本型病位在心、脾,心电图可见 T 波、S-T 段改变。治宜益气养阴活血、化痰宽胸、宣痹止痛。方选瓜蒌薤白半夏汤加味:党参、黄芪、水蛭、麦冬、全瓜蒌、薤白、半夏、陈皮、茯苓、枳实、甘草等。

(3)寒凝血瘀型　症以心胸疼痛,痛甚彻背,背痛彻心,痛有定处,痛剧伴四肢厥逆,面色苍白,气短喘促,或紫黯晦滞,爪甲青紫,遇寒尤甚;唇舌紫黯苔薄白,脉沉迟或结代为主。本型多见于先天禀赋不足,或后天失调,阳虚之体,常由气候变更,感寒而诱发,疼痛较前两型为重。本证病位在心、肺,心电图 T 波、S-T 段改变,常伴有心动过缓或传导阻滞。治宜益气养阴活血、温阳通痹、散寒止痛。方选瓜蒌薤白半夏汤加味:黄芪、太子参、五加皮、干姜、薤白、枳实、半夏、丹参、制附子、甘草等。

3. 糖尿病肢体血管病变的辨证治疗

糖尿病肢体血管病变,病本为肝肾阴虚,营卫不足;瘀血、热毒、痰湿为标。应视标本缓急,灵活选方用药。

(1)瘀血阻络型　症以患肢发凉,麻木不仁,酸楚疼痛,痛有定处,疼如针刺,下肢肌肤黯红或青紫,肢端有瘀斑,活动后皮肤呈苍白色,步态跛行,太溪脉细微,舌紫黯或有瘀斑,苔薄白,脉沉细而涩为主。治宜行气活血,化瘀止痛,予血府逐瘀汤加减:当归10g,生地12g,川芎、赤芍、桃仁、红花各10g,黄芪20g,牛膝10g。

(2)阴虚毒盛型 症以患肢剧痛,昼轻夜重,神疲乏力,渴喜冷饮,下肢局部红、肿、热、痛,脓液恶臭,趾端坏疽,烦躁易怒,舌黯红或红绛,苔薄黄或灰黑,脉弦数或洪数,趺阳脉、太溪脉细微或消失为主。治宜清热解毒,活血止痛,予四妙勇安汤加减:玄参10g,金银花、连翘各12g,当归、甘草、赤芍、丹皮各10g,生地15g,蒲公英、紫花地丁各12g,白芷10g。

(3)阳虚血瘀型 症以患肢冷痛,夜间痛甚,形寒怕冷,局部漫肿,肤色不变或色白,触之微热。舌淡胖苔薄白,脉沉迟而细,趺阳脉微弱为主。治宜温阳散寒,活血通脉,予阳和汤加味:熟地、鹿角胶各12g,白芥子10g,麻黄4g,姜黄3g,当归、赤芍、桂枝各10g。

(4)气阴两虚型 症以患肢疼痛较轻,疮口脓汁清稀,经久不愈合,神疲倦怠,面色苍白或萎黄,心悸失眠,少气懒言,舌淡胖苔薄白,脉虚细,趺阳脉消失为主。治宜补养气血,托里生肌,予八珍汤加味:党参10g,黄芪20g,白术10g,茯苓12g,当归、川芎、白芍各10g,生地12g,陈皮、甘草各6g。

中医外治效如桴鼓,林兰教授在辨证论治的基础上,常根据患者体表气血阴阳诸不足,适当选择外治法,疗效显著。

下肢血管尚未破溃,如见肢体麻木、发凉、疼痛较剧,选用解毒通络、活血散寒外用药:花椒、红花、制乳没各10g,加水煎汁200~300ml,离子透入每日1次,每次30min。若患肢局部红、肿、热、痛,可以黄柏10g,金银花、紫花地丁、蒲公英各12g,红花10g。加水煎汁500~800ml趁热熏洗,每日1~3次,每次30min。熏洗后局部可外敷如意金黄散(用香油调和)。

局部溃破后,若疮口大量流脓,气味恶臭,宜用大量清热解毒之品。可将黄连、黄柏、黄芩、大黄各10g煎汁,清洗疮面后,用黄连膏纱布或紫草膏纱布外敷,每日换药1次。若脓流较多、疼痛剧烈者,可用黄连、马钱子各6g,浸泡于75%乙醇500ml中,1周后湿敷患处,蛋黄油纱条适用于新鲜疮面,有助于疮面收口;或用生肌玉红膏。

4. 糖尿病周围神经病变的辨证治疗

(1)气血两虚,气虚血痹型　症以肢体麻木不仁,肢凉刺痛,以下肢为甚,入夜痛剧,得温痛减,遇寒加重,面色㿠白,神疲倦怠,舌淡苔白,脉细无力为主。治宜益气养血,温经通络,方选黄芪桂枝五物汤加减:生黄芪20g,桂枝6g,赤芍、白芍各15g,当归10g,丹参15g,大枣6枚,生姜3片,甘草6g。

(2)肝肾两虚,血不荣经型　症以手足麻木,四肢挛急疼痛,伴头晕目眩,腰酸耳鸣,五心烦热,舌红少苔,脉弦细或细数为主。治宜补益肝肾,缓急止痛,方选虎潜丸合芍药甘草汤加减:熟地12g,龟甲15g,黄柏、知母、牛膝、当归各10g,白芍15g,甘草6g。

(3)脾胃虚弱,痰浊阻络型　症以胸闷纳呆,肢体重着,麻木不仁,或如蚁行,伴疲乏无力,头晕目眩,头重如裹,胸胁作痛,腹胀便溏,舌质淡,体胖苔白腻,脉濡滑为主。治宜健脾益气,化痰通痹,方选指迷茯苓丸合补中益气丸加减:茯苓30g,半夏10g,枳实6g,陈皮10g,党参12g,白术、大腹皮各10g,当归12g。

(4)气滞血瘀,脉络瘀阻型　周身关节疼痛较剧,痛如针刺,痛有定处,面色黧黑,肌肤干燥,渴不欲饮,舌黯有瘀斑,脉细涩不利。治宜活血化瘀,通痹止痛,方选桃仁四物汤加减:当归、赤芍、白芍、川芎、红花、桃仁各10g,丹参15g,乳香、没药各6g,地龙、牛膝各10g,生地15g。

5. 糖尿病神经源性膀胱的辨证治疗

(1)气淋　症以小腹胀满,小便涩滞,余沥不尽,小腹拘急,神倦乏力,气短懒言,舌淡胖苔薄白,脉弱为主。治宜补中益气,化气通淋,方选补中益气汤加减:黄芪15g,白术10g,陈皮6g,升麻5g,柴胡6g,党参12g,甘草6g,当归10g。

(2)劳淋　症以小便赤涩时甚,淋沥不已,时发时止,遇劳即发,腰膝酸软,五心烦热,舌红少津,脉沉细数为主。治宜养阴补肾,清热通淋,方选知柏地黄汤加减:知母、黄柏各10g,生地15g,山药12g,山萸肉6g,泽泻10g,丹皮8g,车前子10g(包)。

(3)阴虚癃闭　症以小便滴沥不通,尿少色赤,头晕目眩,腰膝酸软,五心烦热,口燥咽干,神疲倦怠,夜寐遗精,舌红苔薄,脉细数为主。治宜滋肾通关,方选滋肾通关丸加减:知母、黄柏各10g,肉桂3g,龟甲12g。外用葱白50g捣烂,加麝香0.3g外敷关元、中极穴。

(4)阳虚癃闭　症以小便不通或滴沥不爽,尿有余沥,面色㿠白,腰以下冷,舌淡胖,脉沉细无力为主。治宜温补肾阳,通利膀胱,方选寄生肾气丸加减:熟地12g,山药15g,茯苓、泽泻各10g,附子6g,肉桂4g,车前子10g(包),山萸肉8g,牛膝、杏仁各10g。

除上述辨证论治外,林兰教授还强调中西医结合,针灸按摩并施治疗糖尿病神经源性膀胱。鼓励患者定时排尿,指导患者手压下腹协助排尽残余尿,少腹部热敷可促进排尿。针灸治疗脾气虚主穴关元、气海、三阴交、阴陵泉;肺肾气虚主穴气海、列缺、照海、水道;肾阳虚主穴命门、肾俞、关元等。按摩耻骨联合上方每次20min,每隔3~4h/次,可显著缓解症状。

6. 糖尿病合并血脂异常的辨证治疗

(1)气虚痰盛型　症以形体肥胖,肢体困重,眩晕头昏,胸脘满闷,倦怠乏力,纳差食少,大便溏薄,舌质淡,苔白腻,脉缓或濡滑为主,本型多见于体型肥胖之痰湿壅盛者。治宜理气和中,燥湿化痰,平肝降逆,方选半夏白术天麻汤加温胆汤加减:半夏、白术、天麻、钩藤、茯苓、陈皮、枳实、竹茹、甘草等。

(2)痰瘀互结型　症以脘腹胀满,头晕头胀,胸闷憋气,心悸心慌,胸胁疼痛,痛有定处,四肢麻木或疼痛,舌质紫黯或有瘀斑,舌苔白腻,脉弦滑为主。治宜化痰逐瘀,活血止痛,方选桃红四物汤合涤痰汤加减:桃仁、红花、丹参、牛膝、川芎、白芍、当归、水蛭、郁金、元胡、半夏、陈皮、枳实、茯苓、石菖蒲、竹茹、甘草等。

(3)阳虚痰浊阻络型　症以头晕目眩,胸闷气短,心悸作痛如绞,甚则引及肩背,常由气候变更,感寒而诱发,面色苍白,形寒肢冷,纳差乏力,健忘不寐,咯吐痰涎,舌淡苔白腻,脉沉细或濡滑为主。治宜通阳宣痹,益气活血,化痰通络,方选枳实薤白桂枝汤加减:黄芪、太子参、薤白、瓜蒌、桂枝、半夏、枳实、制附子、干姜、丹参、竹茹、甘草等。

气虚、阳虚为糖尿病合并血脂异常之本。叶天士在《临证指南医案》曰:"凡论病,先论体质,形象脉象,以病乃外加于身也……外似丰溢,里真大怯,盖阳虚之体,惟多痰多湿",阐明了肥胖体质的实质内涵为本虚标实。

二、医案荟萃

1. 糖尿病肾病(一)

患者,女性,36岁。于1998年10月6日初诊。

1995年患者因口干喜饮,乏力消瘦,食欲减退,伴恶心呕吐,查血糖500mg/dl,尿酮体阳性,诊断为1型糖尿病并发酮症,予胰岛素治疗。1997年视力显著减退,眼睑及双下肢浮肿,近1个月加重,伴气短汗多,倦怠乏力,平素体质较弱。查体:面目虚浮无华,形体消瘦,下肢中度可凹性水肿,BP:110/78mmHg,舌淡苔薄白,脉濡细。检查:FBG 12.2mmol/L,PBG 16.3mmol/L;血Cr 100μmol/L,血BUN 7.2μmol/L;眼底检查示Ⅱ期视网膜病变;尿酮体(-),尿蛋白25mg/dl,尿糖1000mg/dl。

[辨证]肺胃两虚。

[治法]益气养阴,润肺和胃。

[处方]益气聪明汤合生脉饮加减。

生黄芪20g 人参10g 白芍10g 五味子10g 麦冬10g 葛根10g 甘草6g 桑白皮20g

7剂,水煎服,每日1剂,每剂分2次服用。

处理:低蛋白饮食,蛋白质摄入按0.8g/(kg·d)。诺和灵30R早18IU、晚12IU餐前15min皮下注射。

10月12日复诊:乏力,浮肿,视力好转;FBG 6.2mmol/L,PBG 9.3mmol/L;尿蛋白(-),尿糖200mg/dl。诺和灵30R减为早14IU、晚10IU;汤药改为益气养阴、补肾健脾的院内制剂"糖微康"胶囊,3粒,每日3次口服,病情稳定。

[按]《素问·阴阳应象大论》"形不足者,温之以气","劳者温之"。方中黄芪补肺气,实皮毛,益中气,升清阳,生用其气清轻而锐,用以补益脾胃,使脾胃健旺,外可顾护肌表,内可益中脏之摄纳;人参甘温大补

元气,李东垣云:"人参补肺中之气,肺气旺则四脏之气皆旺,肺主诸气故也。"以增强黄芪益气之功;麦冬甘寒,养阴润肺,清心除烦,益胃生津,五味子敛肺生津,聚耗散之气以敛汗,两药相伍甘酸生化阴液,与人参三药相合一补、一清、一敛以润肺养胃,益气生津为臣药;葛根轻扬升发,能入阳明,鼓舞胃气,白芍敛阴和血,使辛发而不伤阴为佐药;甘草补脾益气,调和诸药为使药,上药相伍以达益气养阴,润肺和胃之效。

2. 糖尿病肾病(二)

患者,男,39岁。于2005年10月8日就诊。

1994年出现气短乏力,多食而消瘦,在外院检查血糖12.1mmol/L,确诊为1型糖尿病,予以甘精蛋白胰岛素治疗。2001年出现持续尿蛋白、血肌酐、尿素氮显著升高,伴眼底出血,诊为糖尿病肾病、糖尿病视网膜病变。近2周气短乏力,腰酸耳鸣,心烦失眠,头晕目眩,眼怕光羞明,昏蒙似雾,食欲不振等加重。舌淡苔薄白,脉濡细。患者工作繁忙,应酬较多,饮食控制欠佳,经常酗酒,生活不规律。其母与其弟均有糖尿病。检查:FBG 6.6mmol/L,PBG 8.1mmol/L,HbA1c 6.8%;TC 6.5mmol/L,TG 2.3mmol/L,HDL 1.31mmol/L,LDL 4.7mmol/L,血肌酐116μmol/L,血尿素氮8.8μmol/L;B超提示脂肪肝;尿酮体(一),尿蛋白150mg/dl,尿糖150mg/dl。眼底视网膜有新生血管形成,纤维组织增生,玻璃体出血,视网膜Ⅲ~Ⅳ期病变。

[辨证] 脾肾气虚。

[治法] 健脾益肾,滋阴补气。

[处方] 补气运脾汤合大补元煎加减。

人参10g 生黄芪20g 熟地15g 白术10g 山药10g 半夏10g 茯苓15g 山萸肉10g 陈皮6g 甘草10g 砂仁6g(后下)

处理:诺和灵50R早20IU、晚14IU餐前15min皮下注射;导升明500mg/d口服,非诺贝特0.2g/d口服;低蛋白饮食,蛋白质摄入按0.8g/(kg·d)。

2005年10月26日复诊:腰酸耳鸣、气短乏力、视力有所改善,眼底出血有所吸收;FBG 6.1mmol/L,PBG 7.3mmol/L;尿蛋白25mg/dl,尿糖(一)。守前治疗方案;2个月后汤剂改糖微康3粒,每日3次,余同前,病情稳定。

［按］本案系消渴病经久不愈,复因饮食失调,而致脾肾两虚,气血不足。脾胃为后天之本,主腐熟水谷,输布精微,以养五脏六腑,四肢百骸,为气血生化之源。脾胃气虚,运化无力,故食欲不振,胃脘胀满,大便溏薄;气血水谷生化精微不足,无以荣养周身则倦怠乏力,面色萎黄;肾为先天之本,寓元阴元阳,为人身之本;肾主骨生髓,腰为肾府,肾虚亏则腰酸耳鸣,脑为髓之海,髓海空虚,而头晕目眩;脾虚湿胜,湿为阴邪,其性黏腻,湿浊上蒙,眼花昏蒙如雾;肾开窍于耳,肾气虚则腰酸耳鸣。汪昂曰:"治脾胃者,补其虚,除其湿,行其滞,调其气已。"黄芪补肺气,人参补脾气,熟地滋肾阴,填补精髓,共为君药;白术健脾燥湿,茯苓淡渗利湿,健脾和胃,与白术相须使湿从小便而去,为臣药;山药味甘性平,补益脾阴,《本草经》曰:"山药,能健脾补虚,滋精固肾,治诸虚损,疗五劳七损",山茱萸酸温养肝肾,二药合用以滋肾养肝,补益脾阴,半夏和胃燥湿,共为佐药;陈皮、砂仁理气和中,使参芪熟地滋补之品,补而不滞。上药相伍共达健脾益肾,滋阴补气之效。

3. 糖尿病肾病(三)

患者,女,69岁。2005年6月3日初诊。

患者于1985年确诊为2型糖尿病,多年来先后服D860、优降糖、降糖灵、二甲双胍以及消渴丸等口服降糖药。血糖逐渐升高,并出现持续性蛋白尿,2001年在眼科确诊为糖尿病视网膜Ⅳ～Ⅴ期。患者极度虚弱,畏寒肢冷,食欲不振,时有恶心,下肢浮肿,心悸失眠,五更泄泻,小便不利。近1年加重,外院要予以血液透析,限于经济原因未能接受。平素体力较弱,易感冒。舌淡苔白微腻,脉沉细无力。检查:FBG 6.8mmol/L,PBG 8.0mmol/L,HbA1c 6.8%;TC 6.5mmol/L,TG 2.3mmol/L,HDL 1.31mmol/L,LDL 4.7mmol/L;血肌酐138μmol/L,血尿素氮9.8μmol/L,白蛋白31g/L,球蛋白22g/L;B超提示心包有小量积液,心电图示ST-T改变;尿蛋白150mg/dl;眼底视网膜有新生血管形成,纤维组织增生,玻璃体出血,视网膜Ⅲ～Ⅳ期病变。

［辨证］脾肾阳竭,浊毒泛溢。

［治法］温补脾肾,扶正降浊。

[处方]六君子汤合大黄附子汤加味。

人参10g 白术10g 茯苓10g 半夏10g 当归10g 附子3g 厚朴10g 车前子20g 干姜3g 甘草6g 大黄10g 陈皮6g

处理:诺和灵30R早16IU、晚12IU,餐前15min皮下注射;硝苯地平控释片30mg/d,比索洛尔5mg/d;复方α-酮酸剂0.12g/(kg·d);低蛋白饮食,蛋白质摄入按0.6g/(kg·d)。

复诊:服药后自觉精神明显好转,恶心呕吐消失,食欲增加,小便通畅,大便泄泻已调。唯仍感胸闷憋气,心悸失眠,拟上方去生姜、车前子、当归加薤白、枳实以宽胸理气;黄芪、丹参以益气活血。患者坚持每2周门诊复诊,病情尚属稳定。

[按]患者久病及肾,脾肾阳虚,不能运化水湿,水湿泛溢而肢体浮肿;肾阳不足,命门火衰,不能温煦则畏寒肢冷;正气衰竭而感极度虚弱,气短语怯,神疲乏力;脾胃虚寒,升降失司,清阳不升,浊阴不降则面色晦黯无华,头晕目眩,食欲不振,恶心呕吐;肾司二阴,肾阳衰竭,开阖失司则小便不利,五更泄泻;心血不足,心失所养而心悸失眠。方中人参大补元气,养心益脾,附子温补肾阳,两药相伍,温补脾肾以扶正;大黄泻荡涤浊气,与附子相配,以制其寒存其走泄,温散寒凝,苦辛通降,共为君药。白术健脾燥湿,茯苓健脾渗湿,车前子利水消肿,浊毒之邪从小便而出,为臣药。当归补养心血以安神,半夏、厚朴、陈皮、生姜和胃理气、降浊止吐,为佐药;甘草补中益气,调和诸药为使药。上药合用共达温补脾肾,扶正降浊之效。

4. 糖尿病肾病(四)

患者,女,36岁。2001年5月6日初诊。

患者于1997年春天因多饮多尿、显著消瘦在外院诊为1型糖尿病,多年来应用胰岛素60~70IU/d,血糖波动较大。面目四肢浮肿,大便泄泻,头晕目眩,耳鸣心悸,诊断为糖尿病肾病,肾病综合征。1周来感心悸气急,不能平卧,四肢抽搐,神疲瘦疲,食欲不振,恶心呕吐,舌淡苔薄白腻,脉虚细数。合同医院考虑为肾衰竭,需要进行血液透析,限于经济原因拒绝。患者自幼体质虚弱,经常感冒,否认有糖尿病阳性家族史。BP 160/110mmHg。检查:FBG 6.1mmol/L,PBG 7.7mmol/L,

HbA1c 5.6%；TC6.2mmol/L，TG 2.1mmol/L，HDL 0.91mmol/L，LDL 2.0mmol/L；血肌酐 156μmol/L 血尿素氮 9.81mol/L，B 超提示心包大量积液，眼底视网膜Ⅴ期病变；尿蛋白 250mg/dl，尿糖（－）。

［辨证］脾肾亏竭，风虚内动。
［治法］育阴潜阳，平肝息风。
［处方］羚羊钩藤汤加味。

羚羊角 0.5g（冲服） 钩藤 10g 生地 10g 白芍 10g 甘草 6g 生牡蛎 30g 龟甲 10g 竹茹 10g 茯苓 15g 麦冬 10g

处理：优泌林 30/70 早 12IU、晚 8IU，于餐前 15min 皮下注射；络活喜 5mg/d，康可 5mg/d；速尿 20mg/d；复方 α-酮酸剂 0.20g/(kg·d)；低蛋白饮食，蛋白质摄入按 0.4g/(kg·d)；低流量吸氧。

2001 年 5 月 14 日复诊：自觉瘈疭抽搐、心悸气急、下肢浮肿好转。汤药调整为补肾纳气、扶正祛邪，方药以人参文蛤汤合保元汤加减。

［按］患者消渴病经久不愈，久病及肾，真阴亏竭于下，虚阳浮于上。叶天士云："肝为风脏，因精衰耗，水不涵木，木少滋荣，故肝阳偏亢。""诸暴强直，皆属于风"，阴虚阳亢，虚风内动则症见神疲瘈疭，四肢抽搐；肝阳夹痰上扰清窍而头晕目眩，肾气亏虚，肾不纳气，则心悸气急，不能平卧；木横克土，脾运不健，升清降浊失司，则食欲不振，恶心呕吐，大便泄泻；脾虚湿盛，水湿泛溢，面目肢体浮肿。方中羚羊角咸寒入肝心两经，以凉肝息风，解毒止痉；钩藤清肝息风，牡蛎重镇潜阳，共为君药；生地滋养肾阴，白芍酸敛肝阴，龟甲为血肉有情之品，育阴潜阳，为臣药；茯苓健脾，麦冬甘寒安神，竹茹清热祛痰，共为佐药；五味子配甘草以甘酸化阴为使药。上药合用以达育阴潜阳，平肝息风之效。

5. 糖尿病合并冠心病（一）

患者，女，46 岁。于 2002 年 11 月 6 日初诊。

患者于 2000 年自觉食量较前增加，倦怠乏力，体检发现血糖高（FBG 7.1mmol/L），确诊为 2 型糖尿病。因无典型糖尿病症状，患者难以接受糖尿病诊断的事实，试图通过饮食节制消除高血糖，每天主食量不足 200g，经 1 年的饮食控制而血糖控制未能如愿以偿，空腹血糖在 7～8mmol/L 之间；且于 1 月前出现心胸疼痛，常向背部放射，经常在夜间或受凉后发作,疼痛剧甚至出现四肢发凉,经医院检查考虑冠心病,心肌缺血。今早出现心前区作痛,伴心慌心悸,气逆喘促,含硝酸甘油不能缓解。患者平素食欲欠佳,月经不调,迟后量少,经常失眠。舌质淡黯,苔薄白,舌边尖有齿痕,脉沉迟。检查:FBG 7.2mmol/L,PBG 10.6mmol/L,HbA1c 6.8%;CHO 5.12mmol/L,TG 2.6mmol/L,HDL 0.91mmol/L,LDL 3.4mmol/L,VLDL 1.17mmol/L;血浆胰岛素 20.1IU/ml,血清 C 肽 1.11mmol/L;血清酶谱正常。EKG 提示Ⅱ、Ⅲ、aVF T 波倒置,V_{1-4} ST 段抬高,动态心电图提示窦性心动过缓,房室传导阻滞。

[辨证] 寒凝血瘀,阴阳两虚。

[治法] 温阳通痹,散寒止痛。

[处方] 赤石脂汤加味。

赤石脂15g　半夏10g　丹参15g　桂枝10g　郁金10g　制附子6g　干姜3g　薤白10g　枳实10g　14剂,水煎服,每日1剂,每剂分2次服用。

处理:拜唐苹50mg,每日3次,单硝酸异山梨酯缓释注射液20mg加生理盐水静脉滴注。

患者2周后复诊,胸闷憋气、胸痛喘急好转;血糖控制尚满意,EKG 示 ST-T 改善。

[按] 本案患者禀赋不足,素体虚亏,阴阳失调。阳虚内寒,胸阳被遏,寒凝血瘀,痹阻心脉,不通则痛,则心胸疼痛,甚则彻背;气血虚亏不能荣于头面,阳虚不能温煦而面色苍白,四肢欠温;兼之消渴病缠绵不休,更耗气阴,气虚肌表不固,寒邪乘虚而入,首先犯肺,肺失宣降而气逆喘促,遇寒而剧。本案病位在心、肺。方中附子、干姜为辛热之品以祛寒止痛,为君药;赤石脂温涩调中,收敛阳气,使寒祛而不伤正,桂枝、薤白以温通心脉,宽胸宣痹,为臣药;枳实利气宽中,半夏和中降逆,为佐药;丹参、红花、郁金活血化瘀、行气止痛,为使药。

6. 糖尿病合并冠心病(二)

患者,男,53岁。于2001年6月10日初诊。

患者1992年春天出现乏力、口干、失眠、消瘦,在外院确诊为2型糖尿病。先后服用优降糖、消渴丸、达美康、糖适平以及私人诊所的中成药等。开始用药血糖控制尚可,以后血糖不稳定,最高血糖达17.8mmol/L,饮食不规律,活动量较少。近半年倦怠乏力加重,伴胸闷憋气,心胸作痛,心悸失眠,健忘多梦,腹胀便溏,舌黯红,苔薄黄,脉细数。平时饮食控制欠佳,经常应酬酗酒,其母亲有糖尿病。检查:FBG 10.3mmol/L,PBG 14.8mmol/L,HbA1c 8.8%;TG 7.3mmol/L,CHO 4.6mmol/L,HDL 0.97mmol/L。B超:中度脂肪肝;心电图提示:窦性心律,ST-T波改变。

[辨证] 肝郁脾虚,兼夹痰湿。

[治法] 补益心脾,宽胸宣痹。

[处方] 归脾汤合瓜蒌薤白半夏汤加味。

炒白术10g 党参10g 全瓜蒌10g 当归10g 远志10g 甘草10g 龙眼肉10g 薤白10g 酸枣仁10g 半夏10g 丹参10g 木香10g 21剂,水煎服,每日1剂,每剂分2次服用。

患者服药3周后胸闷憋气、胸痛等症状得到改善,病情稳定。

[按] 患者平素饮食不节,喜食肥甘厚味,经常酗酒,损伤脾胃,脾运失司,聚湿蕴痰,痰浊中阻,清阳被遏则胸闷憋气;湿浊内困而感倦怠乏力,肢体重着;痰浊内阻,气机不利,血行不畅,心脉瘀阻,不通则痛而心胸隐痛;湿浊上蒙清窍而头昏头晕。方中瓜蒌开胸中之痰结,薤白辛通温阳;半夏燥湿化痰,白术健脾燥湿,配陈皮理气化痰;枳实宽胸宣痹,茯苓健脾利湿,郁金理气止痛;甘草调和诸药,诸药合用共奏化痰宽胸、宣痹止痛之效。

7. 糖尿病合并冠心病(三)

患者,女,63岁。于2008年12月3日初诊。

患者于2005年诊断为2型糖尿病并发冠状动脉粥样硬化性心脏病,心律失常。予诺和灵R笔芯,早6IU、午4IU、晚6IU皮下注射,胰岛素控制血糖,倍他乐克12.5mg,每日2次口服,控制心律。3年来反复发作心慌、心悸症状。近日因情志不畅致心慌、心悸加重,有短暂意识障碍,伴胸闷,全身疲倦乏力,气短,自汗,胸胁胀痛,五心烦热,舌质黯红,苔薄白,脉结代。既往有慢性胃炎、脂肪肝、胆囊结石、慢性胆囊炎并行胆囊切除术病史。辅助检查：心电图提示窦性心律，频发室性早搏，呈四联律。血压：80/50mmHg。

［辨证］气阴两虚，心脉瘀阻。

［治法］益气养阴，活血化瘀。

［处方］生脉散合丹参饮加味。

太子参 15g　麦冬 10g　五味子 10g　生地 20g　丹参 30g　砂仁 6g（后下）　檀香 6g（后下）　桂枝 10g　生黄芪 20g　细辛 3g　炙甘草 6g　炒枣仁 15g　柏子仁 15g　赤白芍各 10g　元胡 10g　厚朴 10g　桔梗 10g　柴胡 15g　珍珠母 30g　合欢皮 10g

2008 年 12 月 17 日二诊：患者上述诸症明显减轻，未再发生过意识障碍，舌质黯红，苔薄白，脉细。心电图示：窦性心律，偶发室性早搏。血压：105/80mmHg，原方继服 14 剂。

［按］本病患者消渴病经久不愈，"久病必虚"，"久病必瘀"，"久病入络"。因虚致实，而形成虚实夹杂，以心气虚、心阴虚为本，心脉瘀阻为标之本虚标实证。心气虚则心阳不振，血行不畅则胸闷气短；心气不足，心失所养则心悸、心慌；气虚卫外不固则自汗，倦怠乏力。《伤寒明理论》云："其气虚者，由阳气内虚，心下空虚，正气内动而悸也。"心阴不足，阴虚内热，则心火偏旺，而致心阴更虚，心营不足，复因情志不畅，肝气郁结，气机不畅，则心悸加重，五心烦热，胸胁胀痛。气血不足不能上营清窍则短暂意识障碍。因此，治疗宜标本兼顾。生脉散益气养阴敛汗，丹参饮活血化瘀，行气止痛。生黄芪、生地、白芍益气养阴；桂枝、细辛温通心脉；炒枣仁、柏子仁、珍珠母、合欢皮养心安神；柴胡疏肝解郁；元胡活血行气止痛；赤芍活血化瘀；厚朴、桔梗行气宽胸，且桔梗引药上行；炙甘草补气且可调合诸药。全方拟益心气，养心阴，温通心脉，佐以养心安神、疏肝理气法。

8. 糖尿病合并高血脂（一）

患者，男，46 岁。于 2005 年 5 月 6 日初诊。

患者于 2001 年时感倦怠乏力，口干喜饮，查血糖 6.3mmol/L，因事务繁忙未能顾及。2002 年 4 月感头晕目眩，胸闷憋气，血压 150/98mmHg，血糖 9.7mmol/L，确诊为 2 型糖尿病，高血压，予格华止

500mg/d,复方降压片。近1月感脘腹胀满,汗多便溏,舌体胖大,苔白腻,脉弦滑。患者平素喜好饮酒,经常应酬,从未控制饮食。既往健康,否认有糖尿病家族史。查体:形体呈腹型肥胖,肝大肋缘下2cm,触痛(+)。检查:FBG 7.4mmol/L,PBG 11.7mmol/L,HbA1c 7.1%;CHO 6.9mmol/L,TG 1.9mmol/L,LDL 5.6mmol/L;谷丙转氨酶130IU/L,谷草转氨酶113 IU/L,胰脂肪酶197IU/L;B超提示脂肪肝、肝多发性囊肿;心电图提示ST-T改变;尿糖500mg/dl,酮体(-)。

[辨证]脾虚湿盛,痰浊中阻。

[治法]健脾化痰,理气宽胸。

[处方]二陈汤和天麻钩藤饮加减。

半夏10g 陈皮6g 茯苓15g 钩藤10g 白术10g 甘草6g
枳实10g 天麻10g

处理:格华止500mg,每日2次,卡托普利12.5mg/d。

6月8日复诊:服14剂后感胃脘胀满、胸闷痰多、便溏好转;仍然汗多、乏力、口干,于上方加黄芪、太子参、玉竹以益气养阴,间断性服用;结合规律运动、禁酒、控制饮食。

[按]患者饮食不节,酗酒损伤脾胃。中焦脾胃为气机升降之枢,脾运不健,痰浊壅滞,清气不升,浊气不降,则胃脘胀满,胸闷痰多,时有便溏;痰浊上扰而头晕目眩;痰浊湿困,脾气不运则倦怠乏力,口干汗多,舌脉均属痰浊困脾之候。方中半夏、陈皮燥湿和中,理气化痰,为君药;钩藤、天麻、白术平肝息风,健脾化湿,为臣药;茯苓淡渗健脾,枳实理气宽胸,为佐药;甘草调和诸药,为使药。诸药合用以奏健脾化痰、理气宽胸之效。

9. 糖尿病合并高血脂(二)

患者,男,61岁。于2010年11月16日初诊。

糖尿病史2年,间断乏力,口干2年半,四肢麻木。症见倦怠乏力,口干多饮,纳差,尿频,手足麻木,偶有下肢酸痛,舌黯红,苔白腻,脉弦细。理化检查:FBG 8.2mmol/L,PBG 11.8mmol/L;CHO 6.24mmol/L,TG 3.81mmol/L,HDL 1.24mmol/L,LDL 4.01mmol/L,VLDL 1.73mmol/L。

[辨证]气阴两虚,脾虚湿盛,痰瘀内阻。

［治法］益气养阴,活血化瘀,燥湿和中。

［处方］生脉散合桃红四物汤加减。

太子参15g　麦冬10g　五味子10g　桃仁10g　红花10g　当归15g　川芎10g　生地15g　熟地15g　牛膝12g　桂枝10g　姜黄15g　皂角10g　丹参15g　砂仁6g　檀香6g　生黄芪15g　半夏9g　枳实10g　茯苓15g　14剂,水煎服,每日1剂,每剂分2次服用。

处理:诺和龙0.5mg,3次/d,阿西莫斯胶囊0.25g,2次/d。

2周后复诊,乏力、口干多饮减轻,下肢酸痛好转,仍然手足麻木,舌黯红苔白,脉弦细;平时血糖控制尚满意,予原方去半夏、枳实、茯苓,加山萸肉12g、土鳖虫6g继续治疗。间断性服用已4周,无明显不适。舌黯红苔白,脉弦细。嘱继续巩固疗效,守上方服药。

10. 糖尿病合并高血脂(三)

患者,女,76岁。于2005年3月7日初诊。

患者于16年前因口渴多饮、倦怠乏力确诊为2型糖尿病、高血压,长期在社区服用二甲双胍、寿比山,血糖、血压控制尚可。2005年3月6日心情不舒,晨6时出现口眼㖞斜,右侧肢体活动不利,言语不利,意识模糊,胸闷憋气。患者3年前丧偶,与儿女分居,常因子女赡养问题而心情不畅。查体:BP 168/100mmHg,意识恍惚,语言不利,口眼㖞斜,体胖(腹围96cm),吐字不清,口吐涎沫,右侧肢体肌张力降低;病理反射阳性(巴宾斯基征、克氏征);舌黯红,苔黄腻,脉弦滑。检查:FBG 8.8mmol/L,PBG 13.2mmol/L,HbA1c 7.8%;CHO 7.1mmol/L,TG 1.8mmol/L,LDL 5.8mmol/L;心电图ST-T改变;头颅CT提示左脑室旁梗死;尿糖500mg/dl,酮体(±)。

［辨证］中风,中脏腑,风痰郁闭。

［治法］解郁通络,豁痰开窍。

［处方］温胆汤合牵正散加减。

白附子3g　石菖蒲10g　半夏10g　陈皮6g　甘草6g　竹茹10g　胆南星6g　白僵蚕10g　全蝎3g　郁金10g　川贝10g　枳壳10g

处理:诺和灵R早10IU、中6IU、晚8IU餐前15min及睡前6IU皮下注射;盐酸川芎嗪氯化钠100ml静脉滴注;卡托普利12.5mg/d。

3月14日复诊:意识语言较前清楚流利,口眼㖞斜略有改善,FBG 6.6mmol/L,PBG 9.3mmol/L,BP 140/100mmHg,CHO 6.0mmol/L, TG 1.6mmol/L,LDL 5.1mmol/L。继守上方去白附子加地龙 10g,红花 10g。余同前。

［按］患者消渴病日久耗阴伤气,情志不遂,气郁化火,炼液成痰,痰郁互结,变生诸疾;痰郁气火,蒙蔽清窍,则意识不清,口吐涎沫;痰气郁阻而胸闷憋气;痰阻窜络,气血瘀滞,则肢体不利;舌脉均为痰瘀互结之象。方中半夏、陈皮、竹茹清化痰热,白附子、白僵蚕祛风化痰以通络,为君药;枳壳、郁金解郁散结,为臣药;全蝎息风解痉,南星、贝母、石菖蒲豁痰开窍,为佐药;甘草调和诸药。上药合用以达解郁通络、豁痰开窍之效。

11. 糖尿病肥胖(一)

患者,女,43岁。于 2003 年 10 月 9 日初诊。

患者于 1998 年春天分娩后食欲倍增,疲惫乏力,检测空腹血糖 7.2mmol/L,考虑为 2 型糖尿病,予以格华止 500mg 每日 2 次。近 3 年体重逐渐增加,至 2000 年由 58kg 增加到 73kg,伴月经稀发,每 2～3 个月 1 次,为此在某医院内分泌科检查,排除肾上腺皮质功能亢进综合征、多囊卵巢征。近 3 个月来自感胸闷憋气,倦怠乏力,汗多失眠,时腹泻腹胀。既往身体健康,无特殊病史。其父及兄长有高血压,母患糖尿病。查体:面色红润,体胖(BMI26),腹部两侧及大腿内侧有白纹,腋下紫纹(＋),背部有脂肪垫,舌体胖大,苔薄白腻,边有齿痕,脉弦滑。检查:EKG 提示 ST-T 改变;B 超提示高度脂肪肝;FBG 7.2mmol/L, PBG 13.2mmol/L, TC 6.7 mmol/L, TG 4.12mmol/L, LDL 3.4mmol/L,HDL 1.08mmol/L,血尿酸 418μmol/L。

［辨证］气阴两虚,脾虚痰湿。

［治法］益气健脾,化痰和中。

［处方］补气运脾汤合温胆汤加减。

人参 10g　白术 10g　橘红 10g　茯苓 10g　砂仁 10g　甘草 10g
半夏 10g　枳实 10g　竹茹 10g　黄芪 10g　生姜 6g

处理:格华止 500mg,每日 2 次;科素亚 50mg/d。

10月23日复诊:经上述处理2周,血糖、血压控制基本达标。6个月后体重减至62kg,EKG提示ST段压低恢复到基线,T波倒置转为低平,血糖、血压维持接近正常水平。

[按]该患者系消渴病耗伤脾气,脾运不健,不能化生水谷精微以濡养周身而倦怠乏力;聚湿酿痰,阻遏胸阳而感胸闷;脾与心母子相关,子病及母,心脾两虚则心烦失眠;脾气不足,肌表不固而自汗出;脾失健运而腹泻腹胀。方中人参、白术、黄芪益气健脾,为君药;半夏、橘红、茯苓化痰和中,为臣药;砂仁、枳实、竹茹、生姜、理气宽胸、降逆和胃,为佐药;甘草调和诸药,为使药,诸药合用以达益气健脾、化痰和中之效。

12. 糖尿病肥胖(二)

患者,男,17岁。于2007年1月初诊。

患者近5年体重由90kg增至120kg,身高180cm,BMI:37,偶测空腹血糖7.0mmol/L。刻下症:时感乏力,纳眠可,二便调,余无明显不适。查体可见,毫毛增多,臀部有紫纹,舌黯红,苔薄白,脉弦。血压:120/65mmHg。2月2日做肾上腺CT检查造影示:左侧肾上腺体部见一小结节样软组织影,10mm×9mm大小,考虑左侧肾上腺小腺瘤可能。

[辨证]湿瘀互结,兼有阴虚。

[治法]通腑泻浊,活血化瘀佐以养阴清热。

[处方]大承气汤合丹参饮加味。

大黄10g　芒硝10g(冲服)　厚朴10g　枳实10g　丹参20g　砂仁6g(后下)　檀香6g(后下)　生何首乌15g　当归10g　赤芍10g

服药20剂后症状改善,体重减至110kg,嘱其配合运动及节食治疗。

[按]患者自幼体型偏胖,以肥胖为主要见症,如果仅以脉症所见,易辨证为肥胖,脾虚湿阻证,而忽略了臀部紫纹,是皮质醇增多症的表现之一,可能造成误诊。这也提示要明确疾病诊断,不只是中医诊断,还要对西医的病理生理熟悉,这样才不容易误诊或漏诊,这是舍证从病的典型案例。

13. 糖尿病合并周围神经病变

患者,男,69岁。于2003年6月5日初诊。

患者于1990年,因乏力消瘦,口干多饮,血糖升高,确诊为2型糖尿病,先后服用降糖灵、优降糖、二甲双胍等降糖药,开始疗效显著,2年后逐渐增量而血糖控制不满意,相继出现下肢麻木发凉疼痛,疼痛入夜尤甚,乏力,大腿痿软,不耐步履。一度加用肌醇、弥可保、蝮蛇抗栓酶、维生素B族等以及针灸等治疗,均未能取得满意疗效而来本门诊。近3个月足背与足趾颜色苍白,腰膝酸痛,伴高血压(BP波动于150～180/85～100mmHg),前列腺肥大,小便频数不畅(夜尿4～6次/夜)。既往无特殊病史,其母有糖尿病。体检:面色萎黄,精神疲惫,BP 160/100mmHg,BMI 25.5,双下肢体发凉,触、温、痛觉反应迟钝以至消失,足趾颜色苍白,舌黯红、边有瘀斑,苔薄白,脉弦滑。理化检查:FBG 7.8mmol/L,PBG 10.2mmol/L,HbA1c 6.8%,TG 6.8mmol/L,TC 2.1mmol/L,LDL 4.1mmol/L,HDL 0.9mmol/L;肌电图显示腓神经传导速度减慢:左50.12m/s,右47.81m/s。

[辨证] 消渴病周痹,脾肾两虚兼夹血瘀。

[治法] 益气脾肾,强壮筋骨。

[处方] 补中益气汤合右归饮加减。

黄芪20g 人参10g 当归10g 山萸肉10g 柴胡10g 熟地10g 山药10g 杜仲10g 肉桂4g 白术10g 升麻6g 甘草10g

处理:诺和龙1mg,拜唐苹50mg,各每日3次;洛汀新10mg/d,硝苯地平缓释片10mg/d。

复诊:患者服药20剂时感下肢麻木发凉疼痛、入夜疼痛、大腿痿软减轻。后继以本方加减治疗。

[按] 患者年近古稀,消渴病久治不愈,脾肾两虚。脾为后天之本,水谷生化之源,脾主四肢、肌肉,其华在面,脾气不足则面色萎黄,精神疲惫,四肢乏力痿软,不耐步履;肾为先天之本,中寓命门之火,肾阳不足,不能温煦下焦则足背与足趾颜色苍白,腰膝酸痛,下肢发凉;此乃脾虚阳亏,气不载血,寒凝血瘀则肢体疼痛,舌黯红而边有瘀斑。方中黄芪补益中气,熟地滋阴补肾为主药,配人参、白术健脾益气,柴胡、升麻助黄芪升提中气;山药、山萸肉、枸杞补益肝肾,健脾益气;杜仲强壮筋骨;肉桂温阳暖肾,以鼓舞肾气,取"少火生气"之意;甘草调和诸药,上

药合用以达脾肾同调、强壮筋骨之效。

14. 糖尿病合并神经源性膀胱

患者,女,68岁。于2003年3月初诊。

患者于1998年因工作劳累后出现口渴、乏力、消瘦,在某医院确诊为2型糖尿病。先后服达美康、美吡达、糖适平等药,血糖控制尚可。近2年感小便不利,小便淋漓不尽,排尿时间延长,经常尿频尿急,小便刺痛,少腹坠胀,伴头晕目眩,视物不清,腰膝酸软,心悸失眠,午后下肢肿胀,苔薄白腻,舌质淡红,脉细滑。自幼体质较弱,无其他特殊病史。母亲及兄长均有糖尿病。理化检查:FBG 6.9mmol/L,PBG 10.8mmol/L,HbA1c 6.7%;TC 5.2mmol/L,TG 1.7mmol/L,HDL 1.02mmol/L,LDL 3.4mmol/L;血 Scr 110mmol/L,BUN 7.9mmol/L;尿常规提示尿糖500mg/dl,尿白细胞满视野;尿蛋白750mg/24h,眼底检测有点片状出血和硬性渗出提示Ⅱ期糖尿病视网膜病变。

[辨证] 消渴病劳淋,脾肾两虚。

[治法] 补益脾肾,清利湿热。

[处方] 无比山药丸加味。

熟地15g　山药15g　茯苓15g　巴戟天15g　杜仲10g　山萸肉10g　牛膝15g　黄柏10g　泽泻10g　萆薢15g　车前子15g　肉苁蓉10g　21剂,水煎服,每日1剂,每剂分2次服用。

处理:甘舒霖30R 早14IU、晚10IU 餐前15～30min 皮下注射;小便不利可热敷小腹,以促排尿;氧氟沙星0.1g,3次/天,连续口服7天。

经上述处理1周后,少腹坠胀、尿急尿痛消失,小便通畅,停用氧氟沙星,继续胰岛素和汤药2周,FBG 5.6～6.8mmol/L,PBG 7.5～8.6mmol/L;尿常规转阴,病情稳定;胰岛素改为早12IU、晚8IU;汤药改为院内制剂糖微康。

[按] 患者先天禀赋不足,复因劳累过度,消渴病缠绵而致脾肾两虚。《金匮要略·消渴小便不利淋病》曰:"淋之为病,小便如粟状,少腹弦急,痛引脐中",说明淋病小便不爽,脾虚者中气下陷,肾虚者下元不固,小便淋漓不尽;中气下陷而小便坠胀;肾虚则腰膝酸软,心肾不交而心烦失眠;脾运不健则下肢肿胀;土亏木侮,脾气不升,头目失充而头晕

目眩、视物不清;脾运不健,蕴湿化热,湿热下注则小便刺痛、尿频、尿急。方中熟地、山萸肉滋补元阴以固涩,为君药;巴戟天、肉苁蓉强壮元阳以气化,寓阴中求阳,滋而不滞,温而不燥,共为臣药;山药、茯苓、泽泻益气健脾,利湿消肿,杜仲、牛膝补肾健腰,强壮筋骨,均为佐药;萆薢、黄柏清利下焦,为使药;诸药相伍,补益脾肾以治本,清利湿热以治标,共达标本同治。

15. 糖尿病自主神经病变汗液分布异常(一)

患者,女,52岁。于2004年6月12日初诊。

患者于1996年夏天经常疲惫乏力多汗,血糖高,确诊为2型糖尿病,一直服用达美康、拜唐苹,空腹血糖波动在6.6~7.8mmol/L。近2年感心慌出汗,每于进餐时头、面、前胸大汗淋漓,而腰以下肌肤干燥无汗,伴下肢麻木,畏寒怕冷,易受感冒,舌质淡红,苔薄白腻,脉滑数。曾在外院诊为更年期综合征,经多方治疗未果。理化检查:FBG 6.6mmol/L,PBG 10.2mmol/L,HbA1c 6.7%,TC 5.8mmol/L,TG 1.9mmol/L,HDL 1.01mmol/L,LDL 3.8mmol/L;心电图提示窦性心动过速,尿常规:尿蛋白(一),尿糖 300mg/dl。

[辨证]脾肾阳虚。

[治法]调和阴阳,益气固表。

[处方]黄芪桂枝汤合玉屏风散。

生黄芪15g　桂枝15g　白芍15g　防风15g　五味子15g　炒白术15g　生姜15g　大枣15g　煅龙骨15g(先煎)　煅牡蛎15g(先煎)

处理:文迪雅4mg,每日1次;拜唐苹50mg,每日3次。

经2周治疗后,出汗逐渐减少,心率减慢,血糖控制较满意,继续中药治疗。

[按]患者年逾七七,天癸绝,阴阳失调,脾肾两亏;荣卫不和,腠理稀疏,表气不固而汗出淋漓,易受感冒;脾虚清阳不升,营阴失守而身半以上汗出如珠;卫强营弱,心失所养而心悸;营卫不足,肌肤失养而干燥无汗;阳衰于下,失于温煦则下肢麻木、畏寒怕冷。方中桂枝、白芍调和营卫,为君药;黄芪、炒白术健脾益气,固表止汗,配防风补而不留邪,驱邪不伤正,为臣药;生姜助桂枝和卫阳,大枣助白芍养营阴,为佐药;五

味子甘酸敛汗,煅龙骨、煅牡蛎固涩敛汗,为使药。诸药合用以奏调和阴阳,益气固表之功。

16. 糖尿病自主神经病变汗液分布异常(二)

患者,男,71岁。于2008年12月3日初诊。

患者于1989年无明显诱因出现口干多饮,周身乏力,当时测空腹血糖7mmol/L,确诊为2型糖尿病自主神经病变,周围神经病变。先后口服降糖西药糖适平、诺和龙、拜唐苹、格华止治疗,目前接受胰岛素优泌林30R笔芯早23IU、晚10IU皮下注射。刻下症见:自汗,活动后尤甚,盗汗,口干欲饮,口苦,周身乏力,头顶以及双足间断性针刺样疼痛,咳嗽,咳白色痰。舌质黯红,苔薄黄,舌下络脉迂曲,脉弦细。检查:头颅CT示左侧基底节区腔隙性脑梗塞。

[辨证]气阴两虚,夹热夹瘀。

[治法]益气养阴清热,佐以活血化瘀。

[处方]生脉散合当归六黄汤加减。

太子参15g　麦冬10g　五味子10g　当归15g　黄连10g　黄芩10g　黄柏15g　生地20g　熟地20g　生黄芪20g　麻黄根30g　乌梅10g　水蛭3g　桃仁10g　红花10g

患者服药2周后,汗出减少,口干、周身乏力显著缓解,咳嗽消失。

[按]患者长期过食肥甘、醇酒厚味、辛辣刺激食物,损伤脾胃,脾胃运化失司,积于胃中酿成内热,消谷耗液,津液不足,脏腑经络皆失濡养而发为消渴。内热日久,耗气伤阴,气虚日久,无力鼓动血脉,血行艰涩,日久成瘀则头顶、双足间断性针刺样疼痛;肺主皮毛,肺气虚损,卫外失固,津液外泄,故自汗。活动后尤甚;肾阴亏虚不能上济心火,则心火独亢,致虚火伏藏于阴分,寐则卫气行阴,助长阴分伏火,两阳相加,迫使阴液失守而盗汗。以生脉散益气生津,敛阴止汗,治自汗。以当归六黄汤滋阴泻火,固表止汗,治盗汗。

17. 糖尿病胃轻瘫

患者,男,39岁。于1999年3月4日初诊。

患者5年前因倦怠乏力,经常上腹胀满不适,血糖升高,在日本确诊为2型糖尿病,一直服西药降糖药(药名不详)。近月脘腹胀满,食欲减退加重。呕吐频繁,进食即吐1周。在当地予以胃动力药,呕吐未能得到控制,患者由日本仙台回北京诊治。平素经常感疲乏无力,心悸失眠。其母有糖尿病,无特殊病史。体检:精神委靡,体型偏瘦,面色苍白,皮肤缺乏弹性,双眼睑轻度下陷,呈舟状腹,上腹压痛(+),振水声(+),有胃型而未见蠕动波。舌红少苔,脉细数。理化检查:FBG 6.3mmol/L,PBG 8.8mmol/L,HbA1c 6.7%;TC 4.6mmol/L,TG 2.3mmol/L,HDL 0.96mmol/L,LDL 3.7mmol/L;尿蛋白 15mg/24h,尿常规:尿糖(-),尿酮体 50mg/dl;X线检查提示胃有中度扩张。

[辨证] 脾胃虚寒。

[治法] 温中健脾,降逆止吐。

[处方] 旋复代赭汤合麦门冬汤加减。

旋复花10g 人参10g 半夏10g 甘草6g 代赭石15g 麦门冬10g 砂仁6g 干姜6g 大枣3枚

处理:5%的葡萄糖氯化钠注射液 500ml 静脉滴注;西沙必利 20mg,每日3次。

上述处理3天后呕吐停止,食欲好转,尿酮体转阴,皮肤弹性差得到改善;FBG 7.8mmol/L,PBG 10.8mmol/L,予以美吡达 2.5mg,每日3次;汤药守上方去干姜、旋复花、代赭石;加白术、茯苓、黄芪以益气健脾;出汗肢凉者加白芍、桂枝以调和营卫,温通血脉;2周后诸症得到改善,带汤药20剂返回日本。

[按] 患者系消渴病缠绵,损伤脾胃,脾胃虚寒,中阳不振;胃主纳谷,以降为顺,脾主运化,以升为和;脾胃虚寒,脾阳不升,浊阴不降,清浊混扰,胃失和降而脘腹胀满,呕吐频繁,进食即吐;呕吐耗伤津液,津不上承而口渴欲饮;阳虚失于温煦而面色苍白,精神委靡。方中旋复花、代赭石以降逆和胃,重镇止吐,为君药;人参健脾和胃补其虚,半夏和胃降逆止其吐,为臣药;干姜温中散寒以升脾阳,砂仁理气和胃以止吐,麦门冬、甘草甘寒养阴,生津和胃,为佐药;干姜、半夏、砂仁辛燥伤阴使其温而不燥,滋而不腻,为使药。

18. 糖尿病视网膜病变

患者,男,71岁。于2006年2月8日初诊。

患者于 1988 年出现口渴多饮,多食而消瘦,当时查血糖 9.1mmol/L,确诊为 2 型糖尿病,先后服用过 D860、优降糖、降糖灵、二甲双胍、达美康等降糖药,控制饮食,坚持适度活动,空腹血糖控制在 6.6mmol/L 左右。1998 年血糖逐渐升高达 13.6mmol/L,并感视力减退,视物如物如飞蝇,云雾飘动,继则感红光布目,在眼科确诊为Ⅲ期糖尿病视网膜病变,建议激光治疗,患者未能接受。2000 年又感头晕头痛,性情急躁,血压 150/96mmHg,曾先后服用降压零号、寿比山、复方降压片等降压药。刻下症:口渴多饮,耳鸣耳聋,腰腿酸软,心烦失眠。舌质红,苔薄少津,脉弦细数。既往无特殊病史,其母有糖尿病。理化检查:FBG 6.6mmol/L,PBG 19.7mmol/L,HbA1c 6.6%;TC 6.1mmol/L,TG 1.9mmol/L,HDL-C 0.91mmol/L,LDL 3.3mmol/L;血尿酸 460μmol/L,BUN 7.6mmol/L,血肌酐 221mmol/L;眼底黄斑水肿,视网膜有白色软性和硬性渗出,视网膜有新生血管形成,纤维组织增生,伴玻璃体出血;心电图 T 波低平;尿糖 25mg/dl,尿蛋白 25mg/dl,酮体(一)。

[辨证] 肝肾不足,血贯瞳神。

[治法] 补益肝肾,益精明目。

[处方] 驻景丸加味。

生熟地各 15g　楮实子 15g　枸杞子 10g　菟丝子 15g　三七粉 3g(冲)　山萸肉 10g　茺蔚子 15g　车前子 15g　五味子 10g　21 剂,水煎服,每日 1 剂,每剂分 2 次服用。

处理:拜唐苹 50mg,每日 3 次,诺和龙 1mg,每日 3 次,洛汀新 10mg,每日 1 次,肌醇烟酸酯片 0.2g,每日 2 次。

患者信赖中医中药,一直坚持在本门诊就医,认真执行医嘱,心态平和,血糖、血压、血脂控制基本达标,视网膜病变进展缓慢。

[按]"久病必虚","久病及肾"消渴病缠绵,肝肾虚亏。肾为肝之母,水之源,髓海不充,水不涵木,则头晕耳鸣,腰腿酸软;肾水不足,水不上承,心肾不交,则心烦失眠;肝肾精血不足不能涵养瞳神,而视物如飞蝇,云雾飘动;阴虚火旺,热迫血妄行,血贯瞳神,则感红光布目。重用地黄以填补精髓,滋阴益肾,菟丝子温补肾阳,养肝明目,为君药;山

萸肉补益肝肾《别录》："补肾气,强阴,益精……明目强力"。配五味子均为甘酸敛阴以益精明目,为臣药;车前子利水明目,三七活血止血,祛瘀生新,为佐药;芫蔚子养肝肾而明目,为使药;诸药合用以达补益肝肾,益精明目之效。

19. 妊娠糖尿病伴妊娠恶阻（一）

患者,女,32岁。于2002年3月12日初诊。

患者结婚5年未孕,多次妇科检查无异常。月经至今未来潮,近2周出现口渴喜饮,恶心呕吐,于外院确诊早孕3个月,并发现血糖6.9mmol/L。该院医生建议其终止妊娠,而患者希望保住胎儿而来求治。自诉:平素体弱,食欲欠佳,经常胃脘烧灼感,吞吐酸水,怀孕后倍感乏力,闻食即吐,厌油腻,择酸食,否认糖尿病阳性家族史。舌淡边有齿痕,苔薄白,脉濡滑。检查:FBG 8.2mmol/L,PBG 12.3mmol/L,HbA1c 7.8%。尿糖1000mg/dl,酮体(-),尿蛋白(-)、妊免试验(+)。

[辨证] 脾胃虚弱。

[治法] 益气健脾,和胃降逆。

[处方] 四君子汤合温胆汤加减。

党参10g　白术10g　茯苓10g　甘草6g　砂仁6g（后下）　竹茹10g　半夏10g　陈皮6g　生姜3片　大枣7枚　7剂,水煎服,每日1剂,每剂分2次服用。

处理:诺和灵30R早14IU、晚10IU餐前15min皮下注射。

服药7剂后复诊,呕吐基本消失,但仍感倦怠乏力,口干多饮,时吐酸水。上方去半夏、陈皮、砂仁、生姜、大枣、党参,加黄芪、太子参、麦冬、玉竹、白芍、黄连、吴茱萸。诺和灵30R改为早12IU、晚8IU;分娩前微调1~2IU。

于当年10月顺产1男孩,体重3000g。分娩后血糖逐渐恢复正常而停用胰岛素,产后3年多次检测血糖均在正常范围。

[按] 患者素体脾胃虚弱,脾为后天之本、水谷生化之源,脾运不健,生化乏源而面色少华。张景岳云:"凡恶阻多由胃虚气滞"。受孕胎元初凝,聚血养胎,胞宫内实,冲任之气上逆,胃失和降而恶心呕吐;呕吐则伤阴则口渴喜饮,倦怠乏力;肝胃不和则吞吐酸水;舌脉均为虚象。

治拟健脾益气,和胃降逆,取方中党参、白术、茯苓益气健脾,补虚安胎,为君药;半夏、陈皮、砂仁、竹茹和胃理气,降逆止吐,为臣药;生姜和胃止吐,大枣甘温补血,为佐药;甘草益气和中,调和诸药为使药。二诊时考虑胃气虽和,正气未复,久呕更耗气,久吐伤阴,脾虚肝木乘土,肝胃不和,去燥热化痰之半夏、陈皮、砂仁,太子参易党参益气滋阴,加黄芪以增强益气之力,太子参、麦冬、玉竹、白芍甘酸化阴以养阴生津止渴,合黄连、吴茱萸以辛开苦降,清泄肝火。

20. 妊娠糖尿病伴妊娠恶阻(二)

患者,女,29岁。于2003年6月16日初诊。

患者于2001年体检发现空腹血糖6.2mmol/L,当时无典型"三多一少"症状,以控制饮食和加强运动为主,未正规服降糖药。近3个月停经,2周来出现恶心呕吐,不思饮食,口吐清涎,脘腹胀满,倦怠乏力,喜卧思睡,舌淡苔白,脉濡滑。在合同医院复查妊娠试验阳性,检查:FBG 7.5mmol/,PBG 9mmol/L,确诊为2型糖尿病伴妊娠,该院医生劝其终止妊娠,患者未同意。既往无特殊病史,其父亲及妹妹患有糖尿病。检查:FBG 5.6mmol/L,PBG 9.1mmol/L,HbA1c 7.0%。尿糖150mg/dl,酮体(一),尿蛋白(一)、妊免试验(+)。

[辨证] 脾胃虚弱。

[治法] 健脾和胃,降逆止呕。

[处方] 六君子汤合温胆汤加减。

党参10g　白术10g　茯苓15g　甘草10g　枳壳10g　竹茹10g　半夏10g　陈皮10g　砂仁6g(后下)　大枣7枚　7剂,水煎服,每日1剂,每剂分2次服用。

处理:诺和灵30R早12IU、晚6IU餐前15min皮下注射。

服药7剂后诸症渐好转,配合控制饮食,适当加强活动。

[按] 患者糖尿病2年,素体脾胃虚弱,孕后经血定闭,血海不泻,冲脉气盛,血盛于下,胃以降为和,胃气上逆而恶心呕吐。胃与脾表里相关,胃为阳土,腐熟水谷,脾为阴土以运为健;胃虚则不思饮食,脾不健运无以生化水谷精微濡养周身,则口吐清涎,脘腹胀满,倦怠乏力,喜卧思睡,舌脉均系脾胃虚弱之候。方中党参甘温益气,补中和胃,白术

健脾燥湿，益气安胎，为君药；半夏、砂仁、竹茹醒脾和胃，降逆止呕，陈皮、枳壳理气宽中，和胃止吐，为臣药；大枣健脾补中，茯苓淡渗利湿，为佐药；甘草益气和中，调和诸药，为使药。上药相伍，以达健脾和胃、降逆止吐、顺气安胎之效。

21. 妊娠糖尿病伴妊娠恶阻（三）

患者，女，26岁。于2002年2月6日初诊。

患者2001年12月至今闭经2个月，新近2周出现恶心呕吐，不思饮食，呕吐酸水，脘闷胁胀。舌体胖质淡红，苔薄黄，脉弦滑。行妇科检查提示已怀孕2个月，血糖7.3mmol/L。患者平素月经经常后期，一般25～40天一周期，经前乳房发胀，情绪易激动，经期腹痛。既往健康，无特殊病症，否认糖尿病阳性家族史。检查：FBG 6.6mmol/L，PBG 11.3mmol/L，HbA1c 6.9%；尿妊娠试验阳性，尿糖50mg/dl，尿酮体（一）。

[辨证] 脾胃不和。

[治法] 疏肝理气，和胃降逆。

[处方] 橘皮竹茹汤合四逆散加味。

柴胡10g　枳壳10g　白芍10g　白术10g　党参10g　黄芩10g　陈皮6g　竹茹10g　甘草6g　生姜3片　大枣7枚　7剂，水煎服，每日1剂，每剂分2次服用。

处理：孕期控制饮食为主，暂不予降糖药，待妊娠后期准备胰岛素控制血糖。

上药间断服用26剂，症状显著好转，孕期控制饮食，未服降糖药物。同年10月顺产4.8kg男婴，产后血糖恢复正常，有待长期追踪。

[按] 患者素为阴虚肝旺之体，肝脉布胸胁夹胃贯膈，肝气不舒，肝脉不畅，复因妊娠经闭，冲任血脉瘀滞，则脘闷胁痛，嗳气叹息；木横克土，肝胃不和、冲任气机上逆，则胃失和降，而恶心呕吐；肝胆表里相关，肝病及胆，胆液泛溢而呕吐酸水；阴虚内热，而口渴心烦；舌脉均为妊娠脾胃不和之候。方中橘皮和胃理气，降逆止吐，竹茹清胃止吐，为君药；柴胡、白芍疏肝柔肝，解郁清热，党参、白术健脾补益，与橘皮相伍，行中有补，生姜和胃止呕，与竹茹相配，清中有温，共为臣药；大枣益气和胃，

配枳壳理气宽胸,补中行滞,为佐药;甘草益气和胃,调和诸药,为使药。本方清而不寒,补而不滞,达清肝胆郁热、和胃降逆、止吐安胎之效。

22. 妊娠糖尿病伴妊娠恶阻(四)

患者,女,31岁。于2003年1月初诊。

患者末次月经为2002年11月中旬,近2周出现呕吐痰涎,胸满不思饮食,心悸气短,口淡而腻,在妇科检查已怀孕3个月,血糖7.3mmol/L。患者3年来体型显著增胖(体重增加6kg),月经稀发,40~60天1个周期,结婚5年未孕,曾做过人工周期。舌体胖大,舌质淡红,苔薄白腻,脉弦滑。在某医院内分泌科检查排除多囊卵巢征,女性激素略偏低。否认有糖尿病阳性家族史。检查:FBG 6.0mmol/L,PBG 10.2mmol/L,HbA1c 6.6%;尿妊娠试验(+),尿糖60mg/dl。

[辨证]脾虚痰湿。

[治法]化痰健脾,和胃降逆。

[处方]小半夏汤加味。

半夏10g 茯苓10g 白术10g 竹茹10g 甘草10g 砂仁10g(后下) 陈皮10g 黄芩10g 生姜3片 7剂,水煎服,每日1剂,每剂分2次服用。

处理:控制饮食,适当活动,分娩时考虑应用胰岛素。

连服12剂诸症改善,改间断服药3个月诸症消失。于同年9月顺产3.8kg女婴,产后FBG正常,PBG波动于7~9mmol/L。

[按]患者系为脾虚湿盛之体,脾为生痰之源,肺为贮痰之器,脾虚健运失司,聚湿酿痰,痰浊中阻,阳气不运,水谷不化,而胸闷不思饮食,水湿泛溢则口淡而腻。复因妊娠经血壅闭,冲脉之气上逆,痰随气上而呕吐痰涎,痰浊上凌心肺而心悸气短。方中半夏、生姜和胃降逆,化痰止呕,为君药,白术益气健脾,和胃安胎,竹茹清化热痰,和胃止吐,黄芩清热安胎,为臣药;陈皮、砂仁宽中理气,化痰和中,为佐药。茯苓淡渗健脾,甘草调和诸药,为使药。诸药相伍共达健脾和胃、化痰降逆、清热安胎之效。

23. 糖尿病酮症酸中毒(一)

患者,男,28岁。于2002年9月26就诊于急诊。

患者平素嗜好饮茶，食欲较好，经常应酬，3天前饮酒后出现烦渴，渴饮无度，随饮随消。昨天开始口反不渴，自感神倦嗜睡，食欲不振，恶心呕吐，耳鸣耳聋，眼花视物不清，时有手足瘛疭抽搐，发生惊厥2小时。既往身体健康，无特殊病史，其母有糖尿病。刻下症：患者意识不清，口有秽臭，皮肤缺乏弹性，眼窝凹陷，舌红苔黄腻，脉沉细数。检查：血糖21mmol/L，血钾3.4mmol/L，血钠133mmol/L，血氯126mmol/L，二氧化碳分压30kPa，血氧分压6.602kPa，尿碳酸氢盐20mmol/L，pH7.2，尿糖1000mg/dl，尿酮体360mg/dl，尿蛋白（±）。

[辨证] 肝肾阴竭，阴虚动风。

[治法] 滋阴清热，柔肝息风。

[处方] 复脉汤合大定风珠加减。

生地15g　白芍10g　麦冬10g　炙甘草6g　丹皮10g　鳖甲12g　龟甲12g　知母10g　阿胶10g　黄芩10g　生牡蛎20g　黄连60g　青蒿10g　鸡子黄1枚　3剂，水煎服，每日1剂，每剂分2次服用。

处理：①生理盐水500ml加20IU胰岛素，静脉滴注；血糖低于12.6mmol/L，改用5%糖盐水500ml加12IU胰岛素；血糖低于7.9mmol/L，尿酮转阴，改胰岛素皮下注射早12IU、中6IU、晚8IU。②补充液体，纠正电解质、酸碱度。

上药连服3剂配合纠酮降糖，补充液体，纠正电解质和酸碱度等处理后，血糖下降，酮体消失，酸中毒、电解质得到纠正；意识恢复正常，手足瘛疭抽搐好转。

[按] 本案系脾胃湿热蕴结，伤阴劫液，真阴欲竭所致虚风内动证。患者饮食不节，醇浆厚味，脾胃受损，运化失司，湿热内蕴，热灼肺胃。肺为水之上源，肾为水之下源，肺津枯养，热毒羁留，真阴耗竭，肝阴不足而眼花目暗；肝肾阴虚，筋脉失养而见手足瘛疭，抽搐惊厥等动风之症。本案始于劳伤心脾，继则耗伤肝肾真阴。病位由上而下，中心在肝肾之虚风内动证，大有肝竭发痉之变，选方二甲复脉汤。生地、阿胶、白芍、麦冬清热柔肝，滋补真阴，为君药；牡蛎、鳖甲滋阴潜阳，加龟甲即三甲复脉汤，以加强滋阴镇肝之力，为臣药；阿胶、鸡子黄为血肉有情之品，补阴液、息内风，为佐药；黄芩、黄连清邪热，青蒿、知母、丹皮滋阴清

热,透邪外出,白芍、甘草、五味子酸甘化阴,补阴敛阳;麦冬、生地滋阴润燥,共为使药。全方滋阴液,息内风。

24. 糖尿病酮症酸中毒(二)

患者,女,15岁。2001年7月28日就诊于急诊。

[辨证] 痰浊蒙蔽,热入心营。

[治法] 芳香开窍,清营解毒。

[处方] 安宫牛黄丸合紫雪丹加减。

牛黄3g　郁金10g　黄芩10g　黄连10g　银花10g　连翘10g
竹叶10g　玄参10g　山栀10g　菖蒲10g　甘草10g　生石膏10g
水牛角30g　3剂,水煎服,每日1剂,每剂分2次服用。

处理:①生理盐水500ml加20IU胰岛素,静脉滴注,按每小时5IU,4小时滴完;血糖低于12.6mmol/L,改用5%糖盐水500ml加12IU胰岛素液体;血糖低于7.9mmol/L,尿酮转阴,停止输液,改皮下注射胰岛素早12IU、中午6IU、晚8IU,依据血糖水平进行调整。②补充液体,纠正电解质、酸碱度。

连服3剂,配合补充胰岛素、补充液体、纠正电解质和酸碱度等处理后,热退,意识清楚,观察3天病情稳定,转危为安。

[按] 本案系为秽浊热毒化燥,燥火入营,伤阴劫液,化源告竭,风动惊厥之变在即,故急予大剂清热凉营之品清炎上之威,芳香辟浊之药以通窍开闭。方中牛黄清心解毒,豁痰开窍,水牛角清营凉血,咸寒解毒,共为君药;黄芩清上焦之热,黄连解中焦热毒,栀子泻三焦之火,共为臣药;玄参滋阴清热,郁金、菖蒲芳香祛秽,通窍开闭,共为佐药;生石膏甘寒清热,银花、连翘、竹叶心以清热解毒,透热于外,共为使药。全方凉营开窍,清热解毒以冀毒解热清,浊化阴复,化险为夷。

参 考 文 献

1. 高阳,李琪,刘启庭.辨治糖尿病肾病的经验[J].河南中医,1997,17(1):31
2. 秦秋.三型辨证治"消渴".健康报.2004,1(29):1~2
3. 王永炎,严世芸.实用中医内科学.第2版.上海:科学技术出版社,2009:

511~520

4. 丁英钧,王世东,王颖辉.糖尿病"内热伤阴耗气"基本病机探讨.中医杂志,2008,49(5):389~391
5. 郭小舟,倪青.林兰教授治疗糖尿病经验介绍.新中医,2010,42(2):105~106
6. 倪青.著名中医学家林兰教授学术经验系列之四 病机以气阴两虚为主治疗当益气养阴为先——治疗糖尿病肾病的经验.辽宁中医杂志,2000,4(4):145~146
7. 王洪武,倪青.林兰治疗糖尿病合并冠心病的辨治思路.四川中医,2008,26(8):7~8
8. 倪青.著名中医学家林兰教授学术经验之九 血瘀脱疽皆因虚,补虚通络重活血——治疗糖尿病肢体血管病的经验.辽宁中医杂志,2001,28(3):131~132
9. 倪青.著名中医学家林兰教授学术经验之十二 起病隐匿易漏诊误诊,辨证施治宜标本兼顾——治疗糖尿病周围神经病变经验.辽宁中医杂志,2001,28(8):451~452
10. 李淮洙.林兰教授辨治糖尿病合并血脂异常的经验.中国现代医药杂志,2011,13(5):105~106
11. 廖志洪,余斌杰.2型糖尿病患者脂质代谢紊乱及其与血糖控制的关系.中华内分泌代谢杂志,1998,14(4):277
12. 杨霓芝,李芳.糖尿病肾病分期辨证治疗的探讨[J].辽宁中医杂志,1999,26(1):16~17
13. 冯建春,倪青.时振声教授治疗糖尿病肾病经验述要[J].辽宁中医杂志,1996,23(12):534~535
14. 高阳,李琪,刘启庭.辨治糖尿病肾病的经验[J].河南中医,1997,17(1):31
15. 冯志海.吕靖中教授经方治疗消渴及兼证的经验[J].光明中医,2006,21(7):27~28
16. 刘素荣,冯兰玲.程益春治疗糖尿病肾病用药经验撷要[J].山东中医杂志,2005,10(24):632
17. 倪青.病机以气阴两虚为主,治疗当益气养阴为先——(林兰)治疗糖尿病肾病经验[J].辽宁中医杂志,2000,27(4):145~146
18. 仝小林,赵昱,陈良.糖尿病肾病水肿的中医辨证治疗[J].中国临床医生,2005,33(10):44~45
19. 林兰.现代中医糖尿病学[M].北京:人民卫生出版社,2008

(张 敏)

魏子孝

魏子孝，天津市人，主任医师，教授，博士研究生导师，全国名老中医师承制导师，中国中医科学院中医特需门诊专家。历任中国中医科学院西苑医院内分泌科主任，中国中医科学院中医内科内分泌学术带头人，兼任北京市中医药学会糖尿病分会主任委员，北京中西医结合学会糖尿病专业委员会副主任委员，中华中医药学会糖尿病分会常委，中国药膳学会常务理事。主编《内分泌代谢疾病中西医结合诊疗手册》、《新编中医临床手册》、《学用中医体会录》等著作十余部，为多家医学期刊的审稿人。多次赴韩国、新加坡、丹麦等国家及台湾地区讲学和会诊，获国家中医药管理局及中国中医科学院科研成果奖多项。从事中医、中西医结合临床与科研工作40余年，具有十分丰富的临床经验，擅长糖尿病及其并发症、甲状腺疾病、肾脏病、风湿类疾病及妇科、内科疑难疾病的中医药治疗，临床疗效显著。

一、医论医话

糖尿病是内科难治疾病之一，这是因为该病为终身病。魏子孝教授认为影响血糖变化，促使其反复或加重的因素很多，而有些因素，诸如多食、易感染、情绪波动等，又是本病自身特点。其急性并发症（如各种糖尿病昏迷）病情险恶，变化迅速；而慢性并发病（如各部血管、神经病变）又十分复杂，进行性加重而难以控制。因此对该病的治疗不能仅注意"三多"症，或单纯地依赖方药的降糖作用。为获得满意疗效，密切关注并发症的发生和发展，宏观地分析病情恶化原因十分必要。魏教授特别注意"标本先后"治疗原则的应用，以抓住疾病的主要环节。

(一)缓则图本

魏子孝教授认为以病发先后而论,先病为本,后病为标。以病症而论,糖尿为本,并发病(兼证)为标。在没有并发病,或并发病较轻而稳定的情况下,治疗着眼于本病。

糖尿病,在中医的消渴病中多有论述,古代医家为此留下了宝贵的经验。自汉至清,凡论消渴基本都是为消渴本病立法、设方。如证分上、中、下"三消";定位于肺、胃、肾;定性为燥热、阴伤、阴损及阳等。近代,中医又参照西医对糖尿病的认识,扩大了视野,丰富了临床思路。其表现有三:一是以生化指标作为诊断及疗效依据;二是在组方时注意到中药药理研究成果;三是以科学统计验证辨证方法或专方专药的效果。因此使消渴(糖尿病)的辨治水平又有提高。

消渴(糖尿病)初期至晚期,或早或迟有一个阴伤燥热—气阴两虚—阴阳俱虚的病机发展过程。宏观地把握这一规律,是治本的重要指导思想。具体地说,即是清泻需顾护中气,滋填需顾护元阳。魏教授治本时以"三多"症为提纲。

"三多"症明显,先验舌质。凡舌红瘦而老者,是阴亏热盛,拟清上滋下,以张景岳玉女煎(生石膏、知母、生地、麦冬、牛膝)加太子参、玄参为基础方。渴甚加桑白皮、地骨皮、天花粉,以泻肺热;饥甚加黄连、鲜芦根,便秘再加生大黄,以泻胃火;尿多加肉桂少许,以护肾阳。凡舌淡胖而嫩者,是津气不升,拟益气升津,以张锡纯玉液汤(山药、黄芪、葛根、天花粉、知母、五味子、生鸡内金)加减。渴甚加太子参、北沙参,以助气津;饥甚加黄连、鲜芦根,去鸡内金,以清胃和中;便溏加太子参、炒白术,增葛根,以升举清阳;尿多加益智仁,以摄津液。

"三多"症不明显者,必辨阴阳。凡舌红烦热者,是肾阴耗伤,拟益气滋肾,用参芪麦味地黄汤加减。烦热明显加知母、黄柏以泻相火;头晕耳鸣加钩藤、石决明,兼便秘再加草决明,以平肝阳;视物模糊加桑叶、枸杞子,养肝明目。凡舌淡憎寒者,是肾阳虚损,用参芪地黄汤加菟丝子、肉桂为基础方。四肢不温加仙灵脾、桂枝,去肉桂,以温经散寒;肢端麻木加仙灵脾、鸡血藤,以温经通络;大便溏薄加白术、肉豆蔻,以温补脾肾；小便不利，加生姜皮、桂枝，去肉桂，以通阳化气。以上方药中绝大多数药理实验有一定降糖作用，有些还有降脂作用。但在应用中还要注意两点：其一，单味中药降糖作用均缓和，不可忽视辨证论治，整体调节，而且一般来说治疗糖尿方剂用量均较重。其二，血糖居高不下，配以活血、破血药，往往收效。

（二）标本兼顾和"治未病"

古籍中论病较少涉及兼证（并发病），然而对消渴病的相关病证论述却甚多。有代表性的如"渴利后发疮"（《诸病源候论》）。"久不愈能为水肿"、"不能食者，必传中满膨胀"（《圣济总录》），"变为雀目或内障"（《宣明论方》），"消渴者，多变聋、盲"（《丹溪心法》），"三消久之……或目无所见，或手足偏废"（《证治要诀》）。类似认识，均与糖尿病并发病相吻合。胰岛素使用以来，糖尿病急性并发病死亡率下降，患者平均寿命延长，然而慢性并发病的危害与日突出。不但致残率高，而且导致某些脏器衰竭的死亡率也很高。常见的慢性并发病包括视网膜病、肾脏病、血管病、神经病。

糖尿病出现并发病均属本虚标实之证。所谓本虚，如前所述。所谓标实，是正气虚弱，气血运行阻滞而致的瘀血、痰阻等有形之邪，也就是兼证（并发病）的病机。魏子孝教授认为"治未病"主要就是预防有形之邪的形成。因此治疗糖尿病过程中，配伍适当的行气、化瘀、消痰、降浊药物是很有必要的。例如瘀象出现之先，即可配伍当归、川芎、赤芍、鸡血藤、丹参、丹皮等养血活血之品；已有瘀象舌色见黯者，加桃仁、红花、莪术、三棱；至血脉已阻或麻木、或冷痛、或局部紫乌，则必用水蛭、土鳖虫、山甲、地龙等药。又如苔腻必须配伍化湿浊之品，防湿聚生痰阻络，清化如青蒿、荷叶、佩兰等；温化如苏叶、厚朴、藿香等；若痰郁阻络（自主神经并发病多见）而见头晕、心悸、惊惕、脘闷、滑泄等，胆星、半夏、僵蚕、瓜蒌、昆布等均可据证选用。当燥则燥，当利则利，因势利导，遏制其传变。

对于并发病的治疗同样不能偏离辨证、不能仅以化瘀行痰为法，仍当标本兼顾。特别要注意脏象学说中官窍、组织与脏腑间的联系。如视网膜病变眼底出血,经常用的滋肾化瘀、凉血清肝之法,就是综合分析的结论。中、西医病名不能一一对应。既然用中医药治疗,就要立足于中医病名前提下的辨证,也要参考所选药物对西医病理基础的针对性。以糖尿病性肾病为例,从糖尿病(消渴)的总体病理来看,所表现的证候大多属气阴两虚向阴阳俱虚过渡,定位主要在脾、肾。魏子孝教授常以参芪地黄汤类为基础方,阳虚可加桂、附。因桂枝通阳化气,利尿效果可靠,且较肉桂药性缓和,用量有更大的调整余地,故多选用桂枝,此为治本。治标则是着眼肾病,以祛除水湿、痰阻、血瘀等有形之邪。肾病属中医水肿、腰痛、关格等病范畴,其治首当分清病因,如对水肿病,或健脾运、或温肾阳、或宣肺源、或行气血,因势利导祛除水湿之邪。法既立,选药也要考虑对理化指标的治疗。诸如冬瓜皮、白茅根、马齿苋等富含钾盐而利尿;益母草、桑寄生、山萸肉、地黄、汉防己等增加肾血流量而利尿;汉防己、玄参、葛根、炒杜仲、桑寄生、仙灵脾等降压;泽泻、草决明、杜仲、桑寄生、玉竹、海藻等降脂;益母草、白茅根、石韦、玉米须、金樱子、芡实、山药、黄芪等控制蛋白尿;党参、白术、黄芪、肉桂等升血清白蛋白;人参、鸡血藤、龙眼肉、丹参、枸杞子等抗贫血;蚕沙、苍术、土茯苓、大黄等降血气。这些药均为糖尿病与肾病辨治时所常用。

糖尿病慢性并发病大多基于血管、神经病变。因而常常是数种并发症同时存在,有些较为隐匿。魏教授认为注意相关的连锁理化检查,早发现、早治疗才是关键。

(三)急则治标

糖尿病标急可归纳为三:一是糖尿病昏迷(如酮症酸中毒、高渗性昏迷、乳酸性酸中毒);二是晚期脏器衰竭和组织坏死(如急性肾衰、心衰,肢端坏死等);三是常为以上二者所诱发的感染。前二者非中医药所长,所以对于感染要倍加重视,杜绝变症发生。

泌尿系感染属中医淋证,以热淋、气淋、膏淋多见。根据糖尿病多并发神经病变的特点,总的原则,既要清利湿热,也要顾及残尿蓄积迁延难愈的问题。前者以八正散合重剂清热解毒之品,如蒲公英、败酱草、连翘、苦参、黄柏等;后者以行气、活血、利窍为法,如柴胡、厚朴、枳实、赤芍、泽兰、冬葵子等。若小便无力可取张锡纯升麻黄芪汤（黄芪、柴胡、升麻、当归）；若小便点滴涩痛可加破血之品，如穿山甲、王不留行、莪术、刘寄奴等；凡无痛而尿不利者，皆可配伍桂枝通阳化气以利水。

皮肤感染属痈疡范畴，先分阴阳。阳证（红肿热痛）除重用清热解毒，如五味消毒饮、牛黄解毒丸等外，针对瘀热阻滞的病机，配伍行瘀、化痰、散结之品可提高疗效，如山甲、丹皮、花粉、浙贝母等；甚者加全虫，并配伍外治。阴证则化瘀解毒与益气温阳并行，前者用连翘、赤芍、丹皮等，后者用黄芪、党参、鹿角霜等。溃脓久不收，可用阳和汤或当归四逆汤，配合清创处理，此症多见于糖尿病合并感染。

糖尿病患者牙周炎最易漏诊，因患者感觉迟钝，往往是查找酮症或血糖居高不下原因时才被发现。除内服清胃泻火、化湿解毒方药外，中药煎剂漱口效果不可忽视，常用药物如苦参、野菊花、黄柏、生甘草等。咽喉肿痛，应在清热解毒如五味消毒饮基础上，酌加疏散之品如荆芥、牛蒡子；化痰散结用僵蚕、浙贝母、山豆根、花粉等。

总之，感染部位不同，治法各异。这里仅能举其常见几种。组方要注意实邪出路，无非汗及二便。凡糖尿病合并感染，治疗必须彻底。症状缓解也不要急于更方，血糖、酮体检查都应列入治疗效果参考的依据。

（四）"三多"为纲抓主症

魏子孝教授认为中医辨证是辨病与辨证的结合，在糖尿病的诊治过程中，遵循"辨病—标本先后—抓主症—辨证—确定基本方—加减"的辨治步骤，即明确诊断，然后分清标本先后，重视抓主症，并据此辨证，确定基本方。这样能使辨证过程简洁准确，同时使治疗更加具有针对性。"抓主症"是中医辨治过程中的一个重要环节，辨证论治需要在"抓主症"的前提下进行，否则辨证则漫无边际。"同病异治"、"异病同治"所谓的病即是围绕"主症"归纳出来的。譬如古代治疗消渴病，所抓的主症是渴饮、多食易饥与多尿，于是按主症，以上、中、下三消辨治消渴病。针对主症的辨证论治体现了中医辨病与辨证相结合的治疗特色,这是中医治疗一切疾病的思想方法。

糖尿病的病因病机,魏教授认为糖尿病是由饮食、起居、情志、先天禀赋等多种因素综合作用产生的,其病机发展过程为阴伤燥热—气阴两虚—阴阳俱虚。

糖尿病的辨证以"三多"症为根本。以多饮、舌红等为主症者,以清上为主,通常以玉女煎加减(以细生地代熟地),加太子参益气,玄参滋阴降火;口渴明显者加桑白皮、天花粉等以清热生津;热象明显或易饥多食者,加黄连等清胃泻热;便秘者加生大黄、槟榔等。以多饮、舌淡胖嫩为主症者,是津气不升,以益气升津为主,予玉液汤加减;仅有口干舌燥,无明显多饮者,常以养阴清肺汤(玄参、生地、麦冬、薄荷、浙贝、丹皮、生甘草)加减;以多尿、夜尿频等为主症者,可以六味地黄丸加减,热象明显者,佐以知母、黄柏,多尿明显者,合金樱子、芡实等收涩之品。以乏力为主症者,常属气阴两虚,予补中益气汤加减,并配以天冬、麦冬等养阴之品。以畏热、舌红为主症者,常属肾阴虚火旺,用知柏地黄丸加减。以畏寒、舌淡为主症者,是阴损及阳,脾肾阳虚,予沈金鳌参芪地黄汤加减(生黄芪、党参、熟地、砂仁、山萸肉、山药、菟丝子、肉桂、五味子)。

对于兼症,魏教授擅长合入小方,腹胀便秘者,合枳术丸或用成药枳术宽中胶囊;排便无力明显者,合补中益气汤;纳差、胃脘不适、呃逆等随症合入香砂六君子汤或越鞠丸等;情绪烦躁、抑郁等,合四逆散或定志丸;双目干涩、视物模糊者合杞菊地黄丸等。

(五)无症可辨重舌、体

随着现代医学的引入,很多患者仅是表现指标升高等,并无所苦,常称之为"无症可辨"。对于这种情况,魏子孝教授认为首先应当从患者舌象、脉象、体型等方面入手,在糖尿病中,舌象及体型尤为重要。若糖尿病患者初期仅表现苔黄腻,辨为湿热内蕴,治当清热化湿为主,予泻黄散(藿香、山栀子、石膏、甘草、防风)加减,并佐丹参、苏木等活血化瘀之品;若糖尿病患者体型肥胖,同时患有高脂血症,魏教授认为根本病机为"精气过剩则为内生之邪"。在治疗时,一方面建议患者调整生活方式,少食多动;另一方面,药物治疗重视祛邪,辅以扶正,以健脾化痰为法,健脾予四君子汤,化痰浊予半夏、泽泻、昆布等;兼见血瘀者,加姜黄、生山楂、生蒲黄、水蛭等;若舌质紫黯之瘀血阻滞明显者,则先用活络效灵丹(丹参、当归、制乳香、制没药)加姜黄、生山楂、生蒲黄、半夏、泽泻、昆布活血化瘀,待瘀象缓解后,再行其他治疗。

(六)查明诱因调血糖

魏教授认为在血糖调整方面,要先弄清血糖波动的原因,再调整药物。若血糖仍未平稳,再予药物调整。这些因素包括失眠、多汗、精神因素及各种感染等,同时还要注意女性更年期、妊娠期等特殊时期的血糖异常,各随证调理。待各种影响因素排除后,血糖控制仍不好,则要考虑适当调整降糖药物。在抗高血糖方面,魏教授认为如果患者已采用西药治疗,则不需中断,再辅以中药治疗即可。中医治疗可在整体辨证论治的基础上,结合现代药理研究,适当应用有降糖作用的中药,但要注意,这些降糖中药也应当在中医理论的指导下应用,否则难以达到预期效果。另外通过多年临床经验,魏教授认为若血糖居高不下,在处方中配以活血、破血药,往往收效。

中医抗高血糖治疗中的"抓主症"思想,与西医重视糖代谢中诸多干扰因素的认识是一致的。内分泌系统的功能与激素的作用涉及全身各系统。内分泌系统通过复杂的调节机制,维护人体各系统的功能协调,以保证内环境稳定。反之,某些生理功能失调也会影响内分泌系统的调节与稳定。在血糖代谢过程中,某些激素如胰升血糖素、糖皮质激素、儿茶酚胺、生长激素等,都与胰岛素的作用相拮抗,而当人体内环境出现偏差时常常会影响这些激素的稳定,而感染后的应激状态与神经系统的失调对血糖的影响尤为突出。当然,排除干扰因素(抓主症)并非能解决高血糖的全部问题,但在血糖不稳定,或血糖既往稳定突然升高的情况下,这一治疗思路是有意义的。

1. 感染因素

感染可以使隐性糖尿病发展为临床糖尿病。使临床糖尿病加重,血糖更难控制,甚至可导致酮症酸中毒而危及生命,且高血糖与感染形成恶性循环。感染的范围很广,糖尿病患者的感染,以牙周感染、咽喉感染、肺部感染、胆道感染、泌尿系感染、皮肤及软组织感染等较为多见。值得注意的是糖尿病病程较长的患者发生感染,其临床症状常常不典型,如牙龈腐溃、化脓,而不觉疼痛;胸片提示感染,而不见咳喘;尿检白细胞成堆,而不见尿道刺激症等。凡此种种提示,不明原因的高血糖状态,必须仔细查体并进行相关理化检查,发现感染病灶,即视为"主症",确定病名,辨证论治。

(1)牙周感染 糖尿病患者牙周感染,大多疼痛不明显,甚则无自觉症状,但血糖容易升高,且易发生酮症。所以凡见不明原因的持续高血糖、酮症,即应警惕牙周感染的存在。牙周感染可分为急性和慢性两类:急性感染属中医牙龈痈、牙咬痈范畴;慢性感染属牙宣、牙疳范畴。牙痈(牙棋风)为牙龈局限一块红肿热痛,或成脓腐溃,即西医之急性根尖周围脓肿。感染渠道由龋齿腔或牙龈沟。牙咬痈(合架风尽牙痛)为牙尽端部,红肿成痈,口合受限,即西医之智齿冠周炎。智齿出龈不全,牙龈瓣覆盖形成盲袋感染。牙痈与牙咬痈的治疗首先要辨明有无表证。有表证(恶寒,发热,头痛,鼻塞清涕,牙痛牵及同侧咽喉肿痛)仿银翘散合五味消毒饮;无表证(局部症状明显,肿及面颊)仿玉女煎合黄连解毒汤方义。大便干结加生军;牙痛甚加白芷、徐长卿;成脓未溃加穿山甲、皂刺;痛不甚,脓已溃,体虚者加生黄芪、当归。可配合外治,以苦参、黄柏、生甘草,煎汤漱口。必要时切开排脓。牙宣(齿挺)为齿摇,牙周溢脓血,牙根宣露,即萎缩性牙周病。为牙齿支持组织的一种慢性破坏性疾病。牙疳是龈缘组织坏死,形成腐肉溃疡,易出血,口内有腐尸样臭。治疗牙宣与牙疳,依据证候可分为热盛、阴虚、虚寒。热盛(牙龈红肿灼痛,牙周溢脓血,口臭),重在清热泻火为先,详分表里证,用方及加减同"牙痈"、"牙咬痈"。阴虚(肿痛及脓血症状较轻,牙齿松动,或有肾虚证)仿知柏地黄汤合玉女煎,口渴加天花粉;咽痛加玄参,桔梗;大便干燥加大黄。口臭加佩兰、薄荷;牙龈溃烂加青黛、鲜芦根。虚寒(牙龈萎缩,色黯淡,脓液清稀,牙齿松动,或见阳虚)可用补中益气汤合青娥丸(补骨脂、杜仲、胡桃肉、大蒜),畏寒加肉桂,痛显加细辛,口臭加佩兰、白芷。外治法用漱口药同前,预防感染;冰硼散外擦(清热解毒祛腐)。清除牙石、腐肉。叩齿保健。

(2)肺部感染　糖尿病合并感染,以呼吸系统发病率最高,其中最多见的是肺炎。由于老年患者很容易发生中毒性休克,故死亡率较高。及时做胸片检查,早期确诊;做药敏实验,合理选用抗生素为积极控制病情的两个关键。中医之长在于注重顾护正气,发挥正气的祛邪作用。因此治疗当先权衡正邪双方孰轻孰重。邪气盛,正气尚充者,看有无表证。有表证(鼻咽症状尚存)以银翘散加黄芩、知母、鱼腥草。无表证(壮热咳喘为主)以麻杏石甘汤加黄芩、知母、鱼腥草。若痰黄黏,不易咯出加瓜蒌皮、浙贝、竹沥;痰中夹血加青黛、藕节、白茅根;痰多胸闷加胆星、枳实,脓痰加芦根、冬瓜仁;胸痛加郁金、瓜蒌皮,大便干结加瓜蒌仁、大黄。X线片阴影久不吸收加丹皮、桃仁。邪气盛,正气不足者,若阳(气)虚,伴阴虚(见口咽干燥、舌红少苔、大便干结),在选用以上方药的基础上,再于沙参麦冬汤(沙参、麦冬、玉竹、冬桑叶、天花粉、生甘草、生扁豆)、宣白承气汤(生石膏、生大黄、杏仁、瓜蒌皮)中求之。伴气虚、阳虚(多见于慢性心肾合并症者。邪属寒饮,常是发热不高,痰多胸闷,浮肿,甚至不见咳喘)以肉桂、甘草合苓甘五味姜辛汤加减。喘加炙麻黄;咳即干呕加旋复花;胸痛加瓜蒌、薤白;浮肿加冬瓜皮、车前子,胸憋腹胀不得卧(往往伴胸腹水,心包积液)加葶苈子、厚朴;心慌、憋气、肢冷,加参苏饮、附片,重用桂枝;胸片阴影久不吸收加丹皮、桃仁等化瘀之品。痰多缓用黄芪,肿甚不用甘草。咳喘之因在于痰与热,咳喘不甚则不必刻意加减,病势退,咳喘自然缓解。若咳震胸痛,必是痰深不易咯出,可加瓜蒌皮、郁金、竹沥;咳甚选加黛蛤散、前胡、紫菀、款冬花、枇杷叶等;喘甚选加旋复花、苏子、厚朴等。气虚、阳虚为主是晚期糖尿病患者的体质特点,此时合并肺部感染,即使咳喘症状并不突出,也要格外重视控制病情,以防加重心肾病情,故当中西药联合应用。

(3)胆道感染　糖尿病性神经源性胆囊较多见,其收缩功能低下,故易发胆石症及胆道感染。胆道感染以胆囊炎最常见。胆汁滞留和细菌感染为其主要病因,而胆囊炎患者90%以上合并胆结石。结石填塞使胆汁郁积和浓缩,高浓度胆酸及其盐类损伤胆囊黏膜,加之细菌经血运、胆道、淋巴或邻近器官侵入胆囊造成炎症。多选用大柴胡汤,方中芍药多用赤芍；一般不用姜、枣；重用柴胡；大黄的用量及枳实与枳壳的选择据证处理。在主方基础上，配伍清热解毒药物（如银花、连翘、蒲公英、大青叶、龙胆草等）及祛湿药物（如厚朴、佩兰、苍术等），并辨明湿与热孰轻孰重；配伍排石中药（如金钱草、海金沙、芒硝等）；配伍利胆中药（如郁金、赤芍、栀子、茵陈等），治疗中注意通利大便非常重要。此外，急性胆囊炎，因其饮食受限，宜用液体和胰岛素控制血糖。

(4)泌尿系统感染　尿路感染无疑是糖尿病很常见的感染合并症。女性明显多于男性；血糖控制不佳、继发神经源性膀胱、尿潴留者，则更为常见。大多老年女性糖尿病患者合并尿路感染无自觉症状，必须依靠尿液常规检查和细菌培养才能明确诊断。合并尿路感染可加重糖尿病。对于无症状性细菌尿，则不必常用抗生素，而在这种情况下，中医药治疗更能发挥所长，其指导原则即是扶正祛邪。尿路感染属中医"淋证"范畴。其治疗按脏腑、八纲辨证立法，辅以五淋（血、气、膏、石、劳）专用药，疗效常优于西药。凡热象明显，有尿道刺激症，属湿热下注，大多选用八正散加减。若伴肝胆实热上扰（头痛、口苦、目胀、耳聋）则选龙胆泻肝汤加减，每每取得满意效果。但糖尿病患者所见的尿路感染很多是热象并不明显，而尿道刺激症状反复出现，缠绵难愈；甚至无自觉症状，仅尿检异常。中医治疗当从虚中夹实考虑，用药应虚实兼顾。其中最多见者为气虚，以补中益气汤加减效果最好；阳虚者可选济生肾气丸加减；血虚者选当归芍药散加减；阴虚者可用猪苓汤加减；膀胱气化不利用五苓散加减。以上五方适合于症状不明显，或发作间歇期应用。扶正的目的一方面在于调整气血阴阳，使其协调，有利于气化。以改善水液排泄的阻滞状态。另一方面在于提高机体抵御邪气侵袭的能力，减少复发率。但是在尿道、腰腹症状明显时，进行加减是很必要的，如尿频、尿急可选加蒲公英、野菊花、鱼腥草、苦参、栀子、连翘等；尿道涩痛选加木通、冬葵子、生甘草梢、琥珀粉等；血尿选加生蒲黄、白茅根、马鞭草、小蓟、三七粉、琥珀粉等；尿浊选加萆薢、土茯苓、茯苓、瞿麦等；蛋白尿选加石韦、白茅根、益母草、土茯苓等，伴结石选加金钱草、海金沙、滑石、鱼首骨、鸡内金等；发热、尿热选加柴胡、黄芩、竹叶、连翘等；大便干燥选加大黄、芒硝等。

(5)皮肤软组织感染　见多发皮肤软组织感染,且难以治愈,首先当除外糖尿病,可见二者关系之密切。糖尿病合并化脓性皮肤软组织感染,血糖常居高不下,且易发酮症。皮肤软组织感染分类很多,中医治疗,辨明寒热虚实之后,各种感染所用方药有一定的规律性。为临床方便,这里将糖尿病合并皮肤软组织感染分为4类:疔疮肿毒、癣、继发于瘙痒、继发于血管病。

1)疔疮肿毒:特点是红、肿、热、痛、脓,病位局限。包括疖(浅表局限急性化脓,属毛囊炎、汗腺炎),疔(形小,根深,病急,若毒邪扩散则入营攻脏腑,称为走黄,属西医之脓毒败血症),痈(结块成片,为皮肉之间的急性化脓性疾病),发(慢肿疼痛,继之红热结硬,逐渐变黑腐溃,属急性蜂窝织炎),疽(深部脓肿)。病名虽不同,其治疗大同小异。一般先看有无表证,有表证者以牛蒡解肌汤(牛蒡子、薄荷、荆芥、连翘、栀子、丹皮、石斛、玄参、夏枯草)合五味消毒饮加减;无表证者以仙方活命饮(银花、白芷、防风、赤芍、归尾、乳香、没药、穿山甲、皂角刺、贝母、天花粉、陈皮、甘草)合五味毒饮加减。中医治疗疮疡,简而言之,无非消散与排脓两端。早期消散对于遏制糖尿病的恶化非常有意义。而消散则必以疏通气血为前提,因此应着眼于有形之邪,仙方活命饮是其代表方剂,据证配合祛湿(如薏苡仁、赤小豆、半边莲等)、化痰(如浙贝、海藻、瓜蒌等)、行瘀(丹皮、赤芍、桃仁等)诸法是很重要的。大便干结者,必须通利大便。

2)癣:糖尿病合并皮肤感染中,真菌感染可达40%,最常见的是白色念珠菌感染,易感部位为会阴、肛门、腹股沟、乳房下褶襞处及指(趾)间。其他如手足癣、股癣、甲癣也较常见。主要表现为皮损和瘙痒。中医治疗以外用药为主,常用药物有土槿皮、苦参、白鲜皮、石榴皮、川楝子等;或配制外用药,或煎汤外洗。

3)继发于瘙痒的皮肤感染:皮肤瘙痒与湿疹为糖尿病反应性皮肤病,随着血糖得到控制而减轻。但在瘙痒明显时,抓搔后皮肤破损极易感染。这种情况在治疗时,应当瘙痒与感染兼顾。中医认为大多是湿热为患,临床以龙胆泻肝汤加减效果较好,同时依据见症可选加养血(如首乌、当归、白芍、鸡血藤、生地等)、祛风(如荆芥、防风、蝉衣、白蒺藜等)、燥湿(苦参、白鲜皮、黄柏、地肤子等)、凉血(丹皮、赤芍、紫草、水牛角等)、解毒(土茯苓、半边莲、赤小豆等)、安神(如夜交藤、龙牡、酸枣仁等)诸类药品。只要辨证准确,即使顽固性瘙痒症,亦能取得良效。

4) 继发于血管病的皮肤软组织感染:糖尿病性皮肤软组织病变临床表现复杂多变,分类尚无统一意见,有些病变的发病机制也并不明了,但是大多数均与代谢障碍和血管、神经损害,引起的皮肤、肌肉、脂肪组织营养不良有关。其中微血管病变是关键环节,故简称继发于血管病的皮肤软组织感染,这里讨论的是该类皮肤软组织病变的继发感染。这类皮肤软组织感染的治疗,要抓两端:其一,改善局部组织的营养状况(包括控制血糖、血脂,改善周围循环);其二,控制细菌感染。二者相辅相成。中医治疗,前者以益气养血为主(如当归补血汤加鸡血藤等),再据证合用化瘀通络(如活络效灵丹)、逐湿通络(如桂枝茯苓丸)、温阳通络(如当归四逆汤)等法;后者以清热、解毒、燥湿为主(五味消毒饮、四妙丸、四妙勇安汤等方是其常选)。针对以上各治法,统筹选药,组方并不困难。治疗过程中提出两点经验供参考:不见肢冷、畏寒等阳虚之象时,选择用药可远温近凉。如化瘀选赤芍、丹皮、桃仁、山甲、没药等;逐湿(伴浮肿者必用)选车前子、木通、防己、冬瓜皮等。反之,若内外一派寒象,选药又宜远寒近温,如化瘀选川芎、当归、莪术、刘寄奴、红花等;逐湿则当配伍通阳助火之品,仿五苓散或真武汤等方义;解毒则可选土茯苓、赤小豆、全蝎、蜈蚣等。如果见肢端冷痛、畏凉,也不能据此认定是寒证,必须参照舌、脉。舌红、舌黄腻、脉滑,则应先考虑清热化湿通络。所以然者,肢凉是宿疾,即先病为本,后病为标,此时应急治其标,兼顾其本(益气养血通络)。清热解毒燥湿中药煎汤外洗,效果颇佳。如黄柏、苦参、蒲公英、紫花地丁、败酱草、马齿苋等。配合内服药,特别是对内寒(阳虚)外热(感染部位痛热)的患者,分而治之,可解决内服药的组方矛盾。

2. 精神因素

神经系统与内分泌系统的关系至为密切,神经系统功能稳定是保持血糖代谢正常的先决条件之一。由于神经失调的影响导致血糖升高,其临床表现多偏于兴奋。这一类疾病从古今辨治经验看,正气重视心、肝、肾阴血；邪气重视痰火、实热。

（1）失眠　睡眠不好者很少有晨起空腹血糖控制满意的。其表现形式一是入睡难，二是眠不实（易醒、多梦）。因疼痛、瘙痒、憋气、尿频、低血糖反应等原因导致少寐者，其治疗应除其病因，另当别论。特别是有心理障碍的，药物治疗必须配合语言疏导。临床见症往往虚实错杂，辨治时以正气为本，邪气为标。相对而言，祛邪比扶正迅捷些，故重视顺序为痰火、实热、阴血不足。痰火症见（脉滑、舌红、苔黄腻），则必先清化痰热；实热与阴血不足也可以着眼于心肾不交或血虚肝旺，正邪兼治。见痰火证仿黄连温胆汤方义组方，大便燥结配合当归龙荟丸或礞石滚痰丸。实热辨肝火（烦躁易怒、头目胀痛）、心火（舌糜、心烦、尿赤）。肝火仿丹栀逍遥散、沈氏清肝汤（白芍、川芎、当归、柴胡、栀子、丹皮）；心火仿犀角地黄汤、黄连解毒丸方义。阴血不足者，心肝不足补血，仿黄连阿胶汤、酸枣仁汤；肾虚滋阴，仿二至丸、麦味地黄汤。在以上辨证选主方的基础上，再选加安神、潜镇药物。常用的安神之品，有酸枣仁、夜交藤、合欢皮（花）、五味子、柏子仁、菖蒲、远志、白芍、百合、水牛角、徐长卿、茯苓（神）、淮小麦、秫米、莲肉等。常用的潜镇之品有龙骨（齿）、牡蛎、磁石、珍珠母、石决明、紫贝齿、琥珀、紫石英等。

（2）内伤头痛　内伤头痛最常见的证候是肝血不足、肝阳上亢、痰瘀阻络。肝血不足（目视昏暗、绵绵作痛）仿金鉴补肝汤（四物汤加枣仁、木瓜、炙草）、归芍地黄汤、酸枣仁汤等。肝阳上亢（头目胀、痛、热）仿天麻钩藤饮、镇肝息风汤、知柏地黄汤等。痰瘀阻络（痛有定处、痛甚于胀），以舌、脉辨痰与瘀，则苔腻、脉滑为痰；舌黯、脉涩为瘀。偏痰阻（舌胖、苔白）仿半夏天麻白术汤；属痰火（舌红、苔黄）仿龙胆泻肝汤、黄连温胆汤；偏瘀阻仿通窍活血汤、活络效灵丹等。痰瘀头痛需加虫类药搜风、开痰、通络，常选用者如僵蚕、蝉衣、地龙、全虫、蜈蚣、土鳖虫、水蛭等。若证非热而属阴寒（疼痛喜温畏寒、肢凉、舌淡），诸如制川乌、细辛、吴茱萸等散寒之品，亦可酌情选用。

（3）心悸　有阵发性心动过速、频发早搏的患者，其紧张、恐惧的心理状态，也是影响血糖稳定的干扰因素之一。精神紧张与心悸又形成恶性循环，故治疗时应重视患者情绪，消除恐惧心理，并配合安神潜镇之品,如程氏安神定志丸(茯苓、茯神、人参、菖蒲、远志、龙齿)就是一个代表方。属正气不足(伴乏力、头晕、舌淡、脉细数无力),仿炙甘草汤(心气虚)、天王补心丹(心血虚)、生脉饮(气阴两虚),各有偏重。证属痰火扰心仿黄连温胆汤、小陷胸汤。属心阳不振,痰饮为患(心下逆满而悸)者,可以苓桂术甘汤化裁。属瘀血阻络者仿血府逐瘀汤、冠心Ⅱ号(丹参、赤芍、川芎、红花、降香)等。

在中药治疗心律不齐的现代研究中,有些受到重视的药物可为借鉴,但要依证选用,如丹参、玄参、延胡索、羌活、苦参、麦冬、生铁落等。

(4)烦躁易怒 烦躁易怒一症轻重程度悬殊,严重者可接近狂症,可因于烦躁而昼夜不得眠。中医认为其证多郁、多火,多责之于肝、心。心肝为患,风火相煽,常不能截然分开,但辨证时还是要分别主次以施方药。重度烦躁多见于妇女,在治疗上还要注意月经情况及年龄差异,以顺肝之用,因势利导。凡情绪不能自制者要考虑痰火为患。火由气血蕴郁而作,痰由火烁津液而致,故古代医家治疗痰火证,多主张先顺气、降火。所谓顺气即是顺应肝脏疏泄条达之性,在养肝血的基础上疏肝解郁,而并非专赖辛燥之品行气;降火是在护心阴的基础上清心安神,需防苦燥伤阴,不可不知。但是也要注意急则治标的问题,痰火扰心近于狂躁,则非重剂清痰、豁痰、堕痰,则不足以取效。

心火炽盛(舌糜、尿赤)仿清心凉膈散(黄芩、栀子、生石膏、连翘、竹叶、薄荷、桔梗、生甘草)、导赤散。肝郁化火(头目胀痛)仿丹栀逍遥散、清肝汤;兼湿热下注可先仿龙胆泻肝汤。痰火扰心(不寐、情绪不能自制、苔黄腻、脉滑数)仿黄连温胆汤、生铁落饮(天冬、麦冬、贝母、胆星、橘红、远志、石菖蒲、连翘、茯苓、茯神、玄参、钩藤、丹参、辰砂、生铁落)。大便燥结必须通便,可配伍礞石滚痰丸,或径取承气辈。潜镇之品的选用可参考前"失眠"。

(5)多汗 汗出过多也是自主神经功能紊乱的表现。中医认为汗症是由于阴阳失调,营卫不和,腠理开合失常所致。汗症据其临床表现可有自汗、盗汗、阵汗、黄汗、脱汗、战汗、部位多汗之分。糖尿病患者自述的时段性多汗,或伴乏力、心慌,首先要除外低血糖反应,低血糖的出现是影响血糖稳定的敏感因素。在应用降糖药或胰岛素时,如果忽略了低血糖的存在,则会越调越乱,发生危险。再有一种情况是更年期或绝经妇女的频发阵汗,其血糖很难调治,属阴阳失调,当在滋补肝肾的基础上以二仙汤和之。这里仅讨论与本文相关的自汗、盗汗。糖尿病患者多汗以虚证为主,或兼实热。气虚多汗(乏力、困倦、畏风、舌胖嫩)仿玉屏风散、补中益气汤。阴虚多汗(咽干、喜凉畏热、舌红瘦、苔少)仿麦味地黄汤、大补阴丸(知母、黄柏、熟地、龟甲)。气阴两虚仿生脉饮、参芪地黄汤。桑叶、白芍、酸枣仁、绿豆衣、夜交藤、龟板、鳖甲等滋阴养血作用的药物也有很好的敛汗作用,可依证选用。不兼实邪,可配合收涩敛汗之品,牡蛎散为其代表方。常用药如煅龙骨、煅牡蛎、浮小麦、糯稻根、麻黄根、仙鹤草、金樱子、五味子、山萸肉等。兼有实热者,当归六黄汤是其代表方。

二、医案荟萃

1. 糖尿病高血糖(一)

患者,女,50岁。于1999年5月20日初诊。

患者有糖尿病病史6年,长期口服消渴丸,但控制尚好。1周前因下岗生气而病情反复,消渴丸增至10粒tid(每10粒消渴丸内含优降糖2.5mg),但仍不能控制病情而来诊。刻下症:口渴,多饮,多尿,心烦,易怒,阵发烘热汗出,血压偏高,BP 180/90mmHg,FBG 12mmol/L,PBG 20mmol/L。

[辨证] 肝郁化火犯肺胃。

[治法] 清肝泻火。

[处方] 丹栀逍遥散加减。

丹皮10g 栀子10g 柴胡10g 白芍12g 当归10g 石膏20g 知母10g 天花粉20g 菊花10g 苦瓜30g 14剂,水煎服,每日1剂,每剂分2次服用。

处理:停服消渴丸,改为优降糖2.5mg,每日2次。

药后口渴等症消失,FBG 8.9mmol/L,PBG 17mmol/L,BP 160/90mmHg。再予6剂,另服卡托普利25mg,每日3次,控制血压。

药后复诊:症状基本消失。BP 140/85mmHg,FBG 6.1mmol/L,

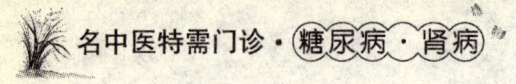

PBG 10mmol/L。

[按] 患者为中年女性,肝气易郁滞,肝郁化火伤阴,消渴由生。《灵枢·五变》曰"怒则气上逆,胸中蓄积,血气逆留……血脉不行,转而为热,热则消肌肤,故为消瘅"。思虑多怒,致木气郁遏,气逆化火,内火自燃,消灼阴津,故患者口渴,多饮,多尿,心烦,易怒,阵发烘热汗出。方中丹皮、栀子、菊花清泻肝火;柴胡疏肝解郁;当归、白芍养血柔肝;患者口渴多饮,加天花粉生津止渴,石膏清泻胃火,亦可止渴;知母清郁热伤阴之虚火,配石膏又加强清胃火之力;当归之芳香可以行气,味甘可以缓急,更是肝郁血虚之要药;佐以食物苦瓜清胃热,而不伤胃气。诸药相配共奏清肝疏肝泻热之效。

2. 糖尿病高血糖(二)

患者,女,65岁。于1997年1月9日初诊。

患者4年前在体检时发现糖尿病,当时三多症状不明显,空腹血糖>12mmol/L(具体数据不详),经饮食控制、增加运动量、口服优降糖等药,血糖时有波动。刻下症:少腹胀满时痛,口干欲饮,饮食控制主食300g/d,小便较多,舌淡、苔薄白,脉弦。查空腹血糖13.2mmol/L,尿糖(一)。

[辨证] 肝气郁滞。

[治法] 疏肝解郁。

[处方] 柴胡疏肝散加味。

柴胡10g 川楝子10g 荔枝核12g 姜黄10g 赤芍12g 白芍12g 苍术12g 白术12g 川芎10g 木香10g 当归12g 枳壳10g 薄荷10g(后下) 14剂,水煎服,每日1剂,每剂分2次服用。

患者服用12剂后少腹疼痛胀满、口干渴等症状明显减轻,继服10剂,症状基本消失,查空腹血糖8.1mmol/L,尿糖(一),病情基本控制,无异常感觉。

[按] 患者为中年女性,天癸竭,肝气郁结,刘河间在《三消论》中指出:"消渴者……耗乱精神,过违其度,而燥热郁盛之所成也。此乃五志过极,皆从火化,热盛伤阴,致令消渴。"即五志过极,化火伤阴,可致消渴。肝气郁滞,则肝经所过之少腹胀满疼痛,郁热伤阴则口干欲饮。方

选柴胡疏肝散疏肝解郁,元·朱丹溪《丹溪心法·消渴》中有用顺气散(川楝、枳壳、赤芍、大黄)治疗消渴的记载,柴胡、川楝子、川芎、木香、枳壳疏肝行气;明·李时珍《本草纲目》中云:"荔枝止渴,益人颜色","荔枝核入厥阴,行散滞气"。现代药理研究荔枝核有显著的降糖作用。广木香、香附、五灵脂、赤芍、当归等疏肝调气化瘀。诸药合用,12剂后症大减,再10剂则症消。魏教授攻治消渴数载,据脉证属肝郁者,以川楝子、荔枝核、姜黄、柴胡、郁金、当归等加减,屡获良效。

3. 糖尿病肾病(一)

患者,男,61岁。于2006年5月4日初诊。

有糖尿病病史20余年,已诊断糖尿病肾病、肾功能不全、肾性贫血等,1周前无明显诱因出现恶心、呕吐、发热,无腹痛,面色不华,头晕,纳差,乏力,视物模糊,无四肢水肿,大便3天未行,急查血肌酐升高(具体不详)。舌胖边有齿痕,苔淡薄白,脉细弦。

[辨证]气血虚弱,升降失司,浊邪上泛。

[治法]补气养血,升清降浊。

[处方]补中益气汤加减。

生黄芪30g 土茯苓30g 生地20g 桑叶20g 鸡血藤20g 当归15g 党参15g 苍术12g 白术12g 姜黄12g 山萸肉12g 川牛膝12g 陈皮10g 生军10g(后下) 僵蚕10g 蝉蜕10g 砂仁3g(后下) 14剂,水煎服,每日1剂,每剂分2次服用。

2周后复诊:患者恶心、呕吐、发热、乏力等症状明显减轻,继服调理,诉无不适,病情稳定,肾功能未进一步恶化。

[按]魏子孝教授认为糖尿病肾病后期肌酐升高,甚至大便不行、恶心、呕吐等,关键在于脾胃虚弱、清阳不升、浊阴上泛,治疗主要在于补中益气、升清降浊。糖尿病肾病病情较重者,常出现纳差、恶心、呕吐、大便不行等症状,辨证属脾气虚弱、升降失司,魏子孝教授常用补中益气汤加减治疗,如上方,补中益气汤原方以升麻、柴胡升清阳,使清升浊降。而糖尿病肾病患者出现恶心、呕吐、大便不行,是浊邪内盛,甚至上泛清阳之象,单用升、柴恐力量不足,故以升降散、川牛膝、土茯苓等并用代之,加强升清降浊之力,且生军后入使邪从下走,是釜底抽薪之

举;砂仁温中止呕;生地、鸡血藤助当归补血,加山萸肉、桑叶以滋肾养肝、明目。若出现水肿,可酌加益母草、车前子、冬瓜皮等加强利水之力;小便不畅,酌加冬葵子利下窍而不伤阴。

4. 糖尿病合并胃肠功能紊乱

患者,女,68岁。于2001年10月12日初诊。

患者有糖尿病病史10余年,口服降糖药治疗(具体不详),血糖控制不佳,查空腹血糖:12.0mmol/L。近五六年出现大便干燥,排便无力,皮肤干燥等,上腹部及两胁偶有不适(腹部彩超示:肝脏慢性病变)。舌略黯红、苔薄白,脉细稍弦。

［辨证］脾虚气滞,兼有肝郁血瘀。

［治法］健脾益气,疏肝活血。

［处方］补中益气汤加减。

生黄芪30g　太子参20g　当归15g　枳实15g　丹参15g　赤芍15g　白芍15g　昆布15g　槟榔15g　苍术12g　白术12g　柴胡12g　郁金12g　荔枝核12g　陈皮10g　升麻10g　7剂,水煎服,每日1剂,每剂分2次服用。

1周后复诊:患者诉上腹部不适感缓解,排便无力有所改善,大便仍偏干。上方加芒硝10g(包),继服14剂,大便通畅,每日1行。

［按］补中益气汤既可以健脾益气,又能调理中焦气机升降,因此魏教授常用本方治疗糖尿病、甲状腺功能减退、甲状腺功能亢进等疾病引起的胃肠功能紊乱。本例是在补中益气汤升清降浊的基础上,合枳实、槟榔,加强调理中焦气机之力。魏教授临床遣方用药非常灵活,斟酌方剂的药味、剂量,从而适应不同的病症。方中荔枝核、丹参、郁金、赤白芍、昆布主要是针对肝郁血瘀而设。大便干燥明显者,可加芒硝或大黄粉冲服;兼有腹胀者,可加大腹皮行气消胀;腹泻者,可去枳实,加山药、莲子肉、葛根等。

5. 糖尿病自主神经病变汗液分布异常(一)

患者,男,68岁。于1999年4月21日初诊。

患者有糖尿病病史20年。合伴有糖尿病肾病、糖尿病性视网膜病变及末梢神经炎史。使用胰岛素控制血糖,日用量为48IU,近1年来汗出异常。曾服玉屏风散、当归六黄汤、补中益气汤、三仁汤、归脾汤等治疗,也服用过血府逐瘀汤,均不效而来诊。刻下症见:易汗出,动亦汗出,夜卧自汗,阵发而来,与气候环境无关,烦则汗出更甚,伴见烦扰,眠不实。血糖不降,舌质淡红,苔白,脉细弦。

[辨证]肝血不足,心神失养。

[治法]养血安神,敛肝止汗。

[处方]魏子孝教授经验方。

桑叶30g 白芍30g 夜交藤30g 生龙骨30g 生牡蛎30g 山萸肉30g 蝉蜕10g 荆芥6g 当归10g 太子参12g 酸枣仁10g 仙灵脾6g 6剂,水煎服,每日1剂,每剂分2次服用。

药后汗出大减,夜眠安好,然动则气短,有久汗伤气之象,前方再入黄芪15g,6剂后诸症平。血糖得以控制,胰岛素日用量减至40IU。

[按]患者年逾八八,天癸绝,阴阳失调,肝肾两亏;荣卫不和,腠理稀疏,表气不固而汗出淋漓;肝阴虚则阴虚阳亢,内热蒸腾,津液逼迫而出则汗出多;汗出则阴虚更甚故汗出烦躁;阴虚,阴不敛阳则眠不实。舌淡红,脉细弦均为肝肾阴虚之象。方中桑叶清肝虚热,当归、白芍、山萸肉、酸枣仁养血柔肝,实肝阴;阴阳互生,阴伤日久必伤阳气,太子参气阴双补定神志,仙灵脾温补阳气,寓意阳生阴长,阳中求阴;生龙牡清热镇静安神;荆芥、蝉蜕疏泄肝风。药证相对,6剂而汗出大减,夜眠安好,效不更方,加黄芪顾护肌表,实腠理,诸症得消。

6. 糖尿病自主神经病变汗液分布异常(二)

患者,男,72岁。于2009年6月25日初诊。

患者患2型糖尿病、高血压20余年,存在糖尿病肾病、糖尿病周围神经病变等并发症,既往检查尿常规:尿蛋白(++)。目前使用胰岛素控制血糖,福辛普利钠、氨氯地平控制血压,血糖、血压控制尚可,但近日头晕、盗汗明显,白日亦常汗出,左腹部偶胀痛,大便偏干。查舌胖边有齿痕略红,苔薄白,脉滑稍数。

[辨证]肾阳不足,气化失衡。

[治法]温补肾阳,升清降浊。

[处方]青娥丸合升降散加减。

桑寄生15g　杜仲12g　川牛膝12g　怀牛膝12g　补骨脂12g　蝉蜕10g　益母草30g　白芍15g　土茯苓30g　芫蔚子15g　车前子(包)15g　芡实15g　金樱子15g　桑叶30g　龟甲30g(先煎)　28剂，水煎服，每日1剂，每剂分2次服用。

2009年7月23日二诊：患者诉多汗减轻，腹胀痛已不明显，唯劳累后胸闷，大便偏干，查舌胖略黯淡红，苔薄白，脉滑稍数，调整上方去芡实、桑叶、龟甲，加决明子30g，继服28剂。

2009年8月20日三诊：诉多汗及胸闷已不明显，二便如常，唯略感头晕（血压正常），查舌胖有瘀斑稍黯红，苔薄白，脉弦，尿常规正常，予7月23日方去芡实、金樱子、桑叶、龟甲，加川芎12g，菖蒲15g，葛根15g，玉米须30g，以巩固疗效，兼以改善头晕。

[按] 患者有糖尿病、高血压病史20余载，素有阴虚阳亢之证，且年至古稀，存在糖尿病性肾病、糖尿病周围神经病变等多种并发症，以"阴阳互根"理论，其阴虚日久必损伤阳气，肾之阴阳必损无疑，故盗汗、自汗并存；肾虚气化失衡，失其泌清别浊之功，故清阳不升、浊阴不降，而见头晕、蛋白尿；气机不畅，可见腹部胀痛；阴虚内热，则见大便干。治当温补肾阳，兼以滋阴、升清降浊，方选青娥丸合升降散加减。方中补骨脂、杜仲、牛膝、桑寄生滋肾壮阳，益筋补骨；蝉蜕、益母草、芫蔚子、车前子、土茯苓等仿升降散之意升清降浊、通和内外，增强补阴益阳之效果；另配芡实、金樱子、桑叶、龟甲以滋阴养血、敛阴止汗。全方恰中病机，故患者服用上方28剂汗证明显减轻，复诊时汗证已不明显，则去收敛滋阴之品，而仍以青娥丸合升降散调治。

7. 糖尿病自主神经病变汗液分布异常（三）

患者，女，66岁。于2010年3月10日初诊。

患者近年来头汗明显，睡眠一般，手足凉，后背畏寒冷，纳食可，二便调。既往糖尿病史10余年，近查各项指标均可。查舌体胖边有齿痕略黯红，苔薄淡黄，脉略滑。

[辨证] 阳虚漏汗证。

[治法] 温阳补气，固表止汗佐以安神定志。

[处方] 桂枝加附子汤合定志丸加减。

桂枝 15g　白芍 20g　附片 15g(先煎)　大枣 6 枚　炙甘草 6g　党参 12g　茯苓 12g　茯神 12g　煅龙骨 30g(先煎)　煅牡蛎 30g(先煎)　栀子 10g　7 剂,水煎服,每日 1 剂,每剂分 2 次服用。

1 周后复诊:服药后患者头汗、背畏寒症状明显减轻,睡眠良好,嘱再进原方 7 剂。

[按] 桂枝加附子汤出自《伤寒论》第 20 条,其原文:"太阳病,发汗遂漏不止,其人恶风,小便难,四肢微急,难以屈伸者,桂枝加附子汤主之。"条文阐述了因太阳病发汗过多,而致表阳虚汗漏不止的证治。本案患者以头汗为主要表现,舌象略显热象,但考虑其有手足凉、背畏寒等阳虚典型症状,且消渴日久,阴损及阳,故可舍舌从证,仍诊为阳虚漏汗证。治从补气、补阳入手,以桂枝附子汤合定志丸加减。方中桂枝汤调和营卫肌表,加附子温经复阳,使汗不外泄。定志丸出自《备急千金要方》,由人参、茯苓、菖蒲、远志组成,有益气养心、定志宁神之效。本病人睡眠尚可,心神不宁之症状不著,故去菖蒲、远志,仅以人参、茯苓、茯神益气养心、安神,并加煅龙牡收敛止汗;另考虑其舌象略有热象,佐以栀子清热。全方精练,效专力宏,故用之获佳效。

8. 糖尿病皮肤瘙痒(一)

患者,男,54 岁。于 2010 年 3 月 24 日初诊。

近 2 个月来,患者皮肤瘙痒,双足麻木明显。既往有 2 型糖尿病病史 10 余年,曾诊断 2 型糖尿病周围神经病变,目前使用胰岛素控制血糖,血糖控制情况一般。查皮肤干燥脱屑,多处搔抓痕,有血痂,双足浅感觉袜套样减退。舌胖边有齿痕略黯淡红,苔薄白,脉弦略数。

[辨证] 血虚风燥。

[治法] 益气养血祛风。

[处方] 黄芪桂枝五物汤加减。

生黄芪 30g　白芍 30g　丹皮 12g　桃仁 10g　红花 10g　地龙 12g　桑枝 15g　白蒺藜 12g　白鲜皮 12g　防风 10g　徐长卿 20g　7 剂,水煎服,每日 1 剂,每剂分 2 次服用。

1 周后复诊:患者皮肤瘙痒之症有所缓解,但局部皮肤仍有干燥、脱屑,嘱原方再进 7 剂。

[按]糖尿病周围神经病变伴见瘙痒症者,在治疗时须兼顾控制血糖、营养神经等治疗,往往瘙痒症状也可得到一定程度缓解。中医理论认为,皮肤、毛发皆属体表,与肺卫相合,若其病,治当以祛风为则。在治疗瘙痒时,注意辨清有无热象,注意养血祛风。本案病人消渴病久,存在周围神经病变等并发症,湿、热之象不甚明显,故治疗时选用药性平和之黄芪桂枝五物汤加减。方中黄芪益气实卫;白芍养血柔肝,且不滋腻,不影响气血运行,故均重用之。将原方桂枝易桑枝以通经络,合黄芪、白芍补气养血通络;另配以丹皮、桃红、地龙活血、通经络;白蒺藜、白鲜皮、防风、徐长卿等药物祛风止痒。另外,白芍味酸,有仿过敏煎(防风、银柴胡、乌梅、五味子)之意;地龙经现代药理研究发现有抗过敏作用,故参以用之。

9. 糖尿病皮肤瘙痒(二)

患者,男,64岁。2009年9月10日初诊。

患者近来周身皮肤瘙痒明显,抓痕红色,有渗出,纳食、饮水一般,二便调。既往有糖尿病病史8年,4年来消瘦明显,目前服用格列吡嗪片、阿卡波糖控制血糖。血压、血脂控制较好,尿蛋白(一)。查舌红,苔黄腻,脉弦。

[辨证]湿热伤阴,阴虚风燥。

[治法]清热化湿,凉血祛风。

[处方]犀角地黄汤合四妙散加减。

苍术12g 黄柏10g 川牛膝12g 薏苡仁30g 生石膏30g(先煎) 升麻12g 大青叶15g 紫草12g 丹皮12g 赤芍15g 白蒺藜12g 白鲜皮15g 荆芥10g 苦参10g。7剂,水煎服,每日1剂,每剂分2次服用。

2009年9月17日二诊:患者身痒有所减轻,近查空腹血糖6.8mmol/L,餐后血糖10.9mmol/L,舌红,苔黄腻,脉滑。继予前法,原方去川牛膝、荆芥,加龙胆草10g,全蝎6g,乌梢蛇15g。

2009年9月24日三诊:患者诉仍身痒,但程度较前明显好转,另有不得眠,余无特殊。查舌红,苔黄腻,脉沉。上方去薏苡仁,加白芍15g,徐长卿20g,夜交藤15g。继服7剂以善后。

[按] 四妙散出于《丹溪心法》，方中苍术、黄柏、川牛膝、苡仁可清热化湿，擅治湿热下注之证；犀角地黄汤源于陈延之所撰《小品方》之芍药地黄汤，后见于北宋林亿校勘本《备急千金要方》，专为热入营血而设。魏教授在治疗血热生风之证时常以生石膏、升麻、大青叶代犀角以清热凉血，此为其一特色；配以紫草、丹皮、赤芍凉血活血、和营泄热、凉血散瘀，配以白蒺藜、白鲜皮、荆芥祛风止痒，苦参渗湿止痒，全方共奏清热化湿、凉血息风止痒之效。患者再诊时痒症减轻，说明药已中的，去川牛膝、荆芥，加用龙胆草清热化湿，全蝎、乌梢蛇搜风止痒，兼以抗过敏。三诊时，诸症好转，唯有睡眠障碍，故调整处方，再去化湿之薏苡仁，加白芍以养血和血，徐长卿以祛风止痒，夜交藤以养心安神。全方立法直中病机，照顾全面，故能获效。

10. 糖尿病周围神经病变（一）

患者，男，76岁。2009年4月24日初诊。

患者有糖尿病病史20余年，长期服用二甲双胍0.5g，每日3次；3个月前加用阿卡波糖50mg，每日3次。监测空腹血糖（FBG）波动于9～12mmol/L，餐后2h血糖（2h PPG）10～15mmol/L。刻下症见：双下肢麻木，无疼痛发凉，视物模糊，无口渴、多饮、消瘦症状，纳眠可，二便调，舌体胖边有齿痕色淡红有瘀斑，苔薄白，脉细涩。入院查糖化血红蛋白（HbA1c）8.6%。肌电图示：右正中神经感觉传导速度减慢，右腓总神经运动传导速度减慢。

[辨证] 气血不足夹瘀。

[治法] 益气养血，活血利水。

[处方] 补阳还五汤加减。

生黄芪30g　陈皮10g　当归12g　白芍30g　鸡血藤15g　川牛膝12g　泽兰12g　茺蔚子15g　桃仁10g　红花10g　地龙12g　丹参20g　7剂，水煎服，每日1剂，每剂分2次服用。

1周后复诊：服上方7剂后，双下肢麻木症状明显改善，嘱其继服原方7剂，并配合甲钴胺片0.5mg，每日3次，巩固疗效。

2周后随访，患者诉双下肢麻木基本消失。

[按] 患者年逾七旬，且久病耗气伤血，双下肢麻木，视物模糊，为

气血两虚,血不充养四肢清窍,气虚血行不畅滞而为瘀所致。舌体胖边有齿痕,色淡红有瘀斑,苔薄白,脉细涩。均为气虚血瘀之象,故选方补阳还五汤加味,补气活血。生黄芪补气行血,重用为君药,魏教授经验配伍陈皮,补气行气,使气补而不滞;桃仁、红花、地龙、丹参活血化瘀为臣药;当归、白芍养血,加鸡血藤活血补血同步而行,使瘀血去而新血生;泽兰活血利水;茺蔚子补肾明目,兼具活血之功;川牛膝活血强腰膝。方证相应,7剂而症减。

11. 糖尿病周围神经病变(二)

患者,女,53岁。2009年4月30日初诊。

患者有糖尿病病史10余年,2006年左足背起一小疖肿,继发感染,后渐至足跟疼痛不能着地,下肢下垂则发红肿胀,小腿肌肉渐渐萎缩。2008年11月因左下肢肿胀疼痛明显在某院行左侧腓总神经、胫后神经、腓深神经显微减压术。就诊时见:左足不能着地,由轮椅推入门诊,左下肢肌肉萎缩,皮肤颜色稍黯,皮温较低,双手发麻,左下肢发凉,足部无溃疡,舌略黯红苔薄白,脉弦细。患者既往在多家西医院以DPN诊治,效果不佳。就诊时血糖控制可,但足跟部肿胀疼痛仍无减轻。

[辨证] 寒湿阻络。

[治法] 舒筋活血,通络止痛。

[处方] 鸡鸣散合四妙勇安汤加减。

槟榔15g 木瓜10g 桑枝15g 益母草30g 赤芍15g 白芍15g 川芎12g 银花15g 当归12g 玄参15g 生甘草10g 苦参10g 木香12g 7剂,水煎服,每日1剂,每剂分2次服用。

服7剂后复诊,患者拄拐杖步入诊室。诉服上方后大便溏泄,每日3~4次,自觉便后舒适,可依赖拐杖坚持行走20米左右,左下肢皮肤颜色有所恢复,后脚掌红肿胀痛较前明显减轻。其间因进食羊肉出现口腔上颚溃疡,舌脉同前。魏教授认为患者服药后溏泄正如鸡鸣散所述"当下黑粪水,即肾家所感寒湿之毒气",效不更方,在原方基础上加生薏苡仁30g,继服7剂;并予苦参12g、黄柏10g、厚朴12g、生甘草10g,2剂,煎汤漱口治疗口腔溃疡。

2个月后随访,患者诉一直常规控制血糖,继服上方14剂,平时加强锻炼,不用拐杖已基本可行走。

[按] 古医籍所载脚气病多因久立湿地感受风毒邪气所致,魏教授认为其与DPN的病因虽区别较大,但在治疗方面有较大借鉴意义。方中用槟榔,质重性坠,直达下焦,行气逐水。桑枝、木瓜舒筋活络,并能祛湿。金银花清热解毒,能清气分之热,又能解血分之毒,为主药;辅以当归、白芍、川芎活血养血,行血气之凝滞,祛瘀而生新;玄参清热滋阴,泻火解毒,软坚散结,助金银花以解热毒,合当归以和营血;甘草生用,取其泻火解毒之作用,为佐使,配金银花以增强清热解毒之功。诸药合用行气活血养血,清除下焦湿热之邪。

12. 糖尿病周围神经病变(三)

患者,男性,71岁。于2005年1月6日以"双足趾起泡,红肿溃疡2周"为主诉入院。

患者既往有糖尿病20年,慢性支气管炎40年。近年来常感双下肢凉麻,2周前无明显诱因出现双足大趾、右足次趾及足底部水泡,局部红肿破溃,并有脓性分泌物。1日前出现呕吐、腹泻,来我院治疗。患者形体消瘦,舌质黯淡,苔黄腻,脉弦滑。入院血压140/70mmHg,血糖9.1mmol/L,尿常规:尿糖(++),尿酮体(++)。入院后先给予消酮治疗,酮体消失后于皮下注射胰岛素控制血糖,静脉应用阿莫西林、克林霉素等抗生素控制感染,口服拜阿司匹林、辛伐他汀、甲钴氨等药物。局部清创,藻酸钙敷料换药每日1次。

[辨证] 病消日久,正虚染毒,湿热毒瘀,热壅肉腐。

[治法] 滋阴清热,化瘀排毒。

[处方] 四妙勇安汤、四妙散合五味消毒饮化裁。

苍术15g　黄柏10g　土茯苓30g　川牛膝10g　忍冬藤15g　当归12g　玄参12g　生甘草6g　野菊花10g　蒲公英15g　败酱草15g　红藤15g　蜈蚣1条　皂刺12g　7剂,水煎服,每日1剂,每剂分2次服用。

上方服药7剂后,患者双足趾溃疡脓液减少,红肿症减,压痛减轻,双足温度改善。去黄柏、红藤、蜈蚣,加鸡血藤20g。

再服 10 剂后三诊,患者足部溃疡结痂,无渗液,双足皮温正常,无压痛。前方去败酱草、皂刺,加丹参 20g,生黄芪 30g,陈皮 10g,续服 10 余剂,患者溃疡愈合良好,随访半年无复发。

[按] 糖尿病周围神经病变属中医"消渴"、"血痹"、"脉痹"等范畴。大多由于病人缺乏科学的合理用药及饮食调控,致使血糖长期处于较高的状态而造成微血管病变及周围神经损伤。该病以阴虚为本,燥热为标,但二者互为因果,日久则阴损及阳,致阴阳俱虚。阳虚则推动血运之力不足,气虚血瘀,脉络失养,出现肢体麻木、疼痛等诸症,故以"滋阴清热,化瘀排毒"之法治疗。诸药合用,清燥热不伤阴,祛瘀不伤正,则气阴得充,燥热内清,痰消瘀散,经脉畅通,麻木、疼痛等诸症自除。

参 考 文 献

1. 王智明,魏子孝. 从肝论治消渴(糖尿病)的临床体会. 中国中医基础医学杂志,2001,7(3):65~66
2. 王智明. 从肝论治消渴(糖尿病)的理论探讨[J]. 中国中医基础医学杂志,1999,5(4):34~35
3. 程汉桥. 肝气郁结与消渴病关系的理论研究. 江苏中医,1997,18(9):35
4. 李良. 糖尿病的中医治疗. 北京:光明日报出版社,1986
5. 程益春. 消渴平片治疗糖尿病 333 例临床总结. 山东中医学院学报,1985,9(3):7
6. 祝之明. 代谢综合征病因探索与临床实践. 北京:人民军医出版社,2005
7. 王文健. 代谢综合征的中西医结合防治. 中西医结合学报,2004,9:390
8. 郑金. 肝气郁结与消渴病关系的理论研究. 江苏中医,1997,18(9):35~36
9. 钟学礼. 临床糖尿病学. 上海:上海科学技术出版社,1989:265
10. 魏子孝. 关于中医药抗高血糖治疗的探讨. 第四届国际中医糖尿病大会论文汇编,26~30
11. 魏子孝. 糖尿病辨治体会. 中国医学报,1995,10(2):41~43
12. 魏子孝. 糖尿病性肾病的中医治疗体会. 世界中医药,2007,2(1):29~31
13. 魏子孝. 魏子孝辨治亚急性甲状腺炎的经验. 北京中医药,2010,29(8):592~593

14. 袁敏.魏子孝教授诊治糖尿病经验.四川中医,2011,29(2):14～16
15. 李宏红,张广德.魏子孝教授治疗脱发经验.世界中西医结合杂志,2011,6(1):78～79
16. 李宏红,张广德.魏子孝治疗糖尿病多汗症经验.北京中医药,2010,29(11):834～836
17. 许曼音.糖尿病学[M].上海:上海科学技术出版社,2003:445
18. 李宏红,张广德.魏子孝治疗糖尿病皮肤瘙痒症经验.辽宁中医杂志.2011,38(5):840～841
19. 袁敏.魏子孝治疗糖尿病用药特点分析.北京中医药,2011,30(2):96～98
20. 张北华.魏子孝治疗糖尿病周围神经病变经验.北京中医药,2010,29(1):23～25
21. 王钧,夏城东.魏子孝治疗糖尿病足溃疡经验撷要.四川中医,2009,27(7):17～18
22. 黎敬波,马力.中医临床常见症状术语规范[M].北京:中国医药科技出版社,2005
23. 黄卫宁,卢浩锵,张宾岳,等.男性型脱发的临床表现与血清DHT水平的动态监测[J].中国医药导报,2010,7(3):20～21
24. 徐峰,杨勤萍,盛友渔,等.男性雄激素性秃发患者雄激素受体基因和5α还原酶基因多态性研究[J].中华皮肤科杂志,2006,39(12):699～702

(张　敏)

仝小林

仝小林，1956出生，主任医师，教授，博士生导师，博士后合作导师，973计划项目首席科学家。中国中医科学院广安门医院副院长、中国中医科学院首席研究员，中华中医药学会糖尿病专业委员会主任委员，国家中医药管理局内分泌重点学科带头人。享受国务院特殊津贴。主要研究方向为中西医结合治疗糖尿病、肥胖、代谢综合征等内科杂病。承担国家科技部973计划项目、国家"十一五"攻关课题、国家自然科学基金课题、科技部863、卫生部等课题30余项。

一、医论医话

糖尿病相当于中医"消渴"的范畴，历代医家论述颇丰。仝小林教授在继承前贤经验的基础上融会贯通，积极创新，对糖尿病又提出了自己独到的见解和体会，而且治疗效果颇佳。

（一）糖尿病的病因病机

仝小林教授提出由于长期情志不舒或暴怒伤肝导致肝失条达，气机郁滞，生热化燥，或因长期过食肥甘厚味，脾运化功能损伤，胃中积滞，蕴热化燥，燥热复必伤阴，阴津不足又能化生燥热，因此肝胃郁热证是糖尿病早期的重要证型；并提出肥胖型糖尿病其发病缘于以食郁为先导的六郁，郁而化热，肝胃郁热。非肥胖型糖尿病病因可能是遗传因素，其成因可能是由于情志伤肝，气郁血滞，郁而化热，消烁肌肤。

病机演变：多种病因相互为变，变证多端。"脾不散精"，脾气虚馁，虚而不化，加重痰浊；肝郁化热，上耗心阴肺津，下伤肾水，又伤本脏；胃热肝火，耗气伤阴，则气阴两虚，久之阴损及阳。痰浊入于血脉，痰浊、痰瘀均可化热,伤脉伤血,伤阴耗气,变证丛生。按照食、郁、痰(浊)、热(虚热、实热)、虚(气虚、阴虚)、瘀(痰瘀、浊瘀)、损(气血阴阳)自然过程演变和发展。

瘀血贯穿始终:阴虚血脉运行涩滞,气虚鼓动无力,痰浊阻滞"血脉不利"等都可形成瘀血,瘀血贯穿糖尿病始终,是糖尿病发生和发展的病理基础。

(二)糖尿病的演变规律

仝小林教授长期从事糖尿病的研究,具有丰富的临床经验,对糖尿病的认识和治疗有自己独到的见解。仝教授认为古今的糖尿病是有所不同的。阴虚燥热是古代糖尿病的主要病机,这是由于血糖过高而"三多"(多饮、多食、多尿),长此以往,无论原来体质如何都会变成"一少"(消瘦)。而现代降糖西药的出现使糖尿病的自然病程发生了很大的改变,中医辨证也应随之发生变化,现代糖尿病以2型糖尿病为主,而2型糖尿病患者中又以肥胖者居多。这类患者常过食少动,体质多为痰湿、痰浊、痰热、痰瘀,当血糖升高出现"三多"症状后,降糖西药的介入很快控制了高血糖,改善了"三多"的症状,因此也阻断了"一少"的出现,从而就保持了患者原来的体质类型。所以,现代糖尿病初发阶段的主要病机不再是单纯的阴虚燥热,而是食、郁、痰、湿、热、瘀交织为患,病机演变基本按照以郁、热、虚、损4个阶段发展。发病早期多情志失调,痰浊化热伤阴,以标实为主,此后为气阴两虚,最后则阴阳两虚,兼夹痰浊瘀血,以本虚为主。

(三)"治未病"的学术思想

中医一直倡导"治未病"的学术思想,《素问·四气调神大论》言"是故圣人不治已病治未病,不治已乱治未乱,此之谓也。""治未病"思想是中医学理论体系重要组成部分,其精神实质有两方面含义:一是"未病先防",即在未病之前采取多种措施积极预防,防止疾病的发生;二是"既病防变",即已病之后运用多种手段防止疾病的发展、传变。糖尿病微血管并发症是糖尿病的特异性损害,严格控制血糖可降低糖尿病微血管并发症发生的风险,由于诸多原因,血糖达标率很低。仝教授运用中医"治未病"思想,抓住糖尿病络脉瘀阻这一根结,在治糖的同时积极治络,通过大量的临床观察及科学实验研究证实,积极运用有效的活血通络药物对糖尿病前期、糖尿病早期进行干预,能够起到较好的微血管保护、防治糖尿病早中期的微血管并发症的作用。此外经研究证实,活血通络药物有独立于降糖药物以外的络脉保护作用,糖尿病病程中微血管的保护贵在早,甚或在发病之前。

（四）"糖络并治"的学术思想

仝教授认为2型糖尿病的病机是因多种原因损伤脏腑,导致气化失调,痰浊瘀内生,蕴而化热生燥,外象表现为血糖异常增高,而身体内部则络脉不畅,故其治疗既要重视降糖又要重视调畅络脉,即"全程治络"。仝教授认为络脉的病理改变经历3个阶段:络滞→络瘀→络闭→络损。络滞为血液运行不畅,重在活血;络瘀为血液瘀滞,重在化瘀;络闭、络损为血瘀有形之邪固定,络脉闭阻,络脉损伤,重在通经活络。络以通为顺,故治络贵在通。叶天士指出"络以辛为泄","攻坚垒,佐以辛香,是络病大旨"。糖尿病之络损多由郁而致,初期气血郁滞,贵在辛通,如姜黄、桃仁。仝教授治疗2型糖尿病临证经验总结以开郁泄络。《血证论》云:"新血日生,瘀血无处可留,迫之不得不去"。"知此则以去瘀为生新之法,并知以生新为去瘀之法"。故可合用四物汤,以生新活血化瘀。糖尿病络损中期,血流瘀滞,则重在化瘀通络,宗《素问·至真要大论》"结者散之,留者攻之","疏其血气,令其调达,而致和平"之旨。瘀血较轻可用桃红四物汤养血与逐瘀并行。若血瘀较重则应选桃核承气汤,方中大黄用量需注意,仲景原方中大黄用四两,且伍以桂枝辛温之品以通行血脉,考虑糖尿病患者体质因素,应中病即止。络脉血瘀日久而正气渐消,则应选桂枝茯苓丸。糖尿病后期络脉闭阻,治宜开通,重在虫类药的应用。《临证指南医案》指出:"其通络方法,每取虫蚁迅速飞走诸灵,稃飞者升,走者降,血无凝著,气可宣通。"可选用含虫类药的大黄䗪虫丸、抵当丸,以通络祛瘀。

(五)辨证经验

1. 重视膏人、肉人、脂人概念

肥胖三分法,首见于《灵枢·卫气失常》曰:"人有脂,有膏,有肉。黄帝曰:别此奈何?伯高曰:肉坚,皮满者,脂;肉不坚,皮缓者,膏。皮肉不相离者,肉。膏者,多气而皮纵缓,故能纵腹垂腴。肉者,身体容大。脂者,其身收小"。即把肥胖病患者分为"脂人"、"膏人"、"肉人"3种类型,仝教授认为此分型对2型糖尿病临床治疗仍有指导意义。《黄帝内经》分型与现代医学分型的关系:①膏人:肥而大腹垂腴,肌肤质地绵软,脂肪分布以腹部为主。属现代医学中"腹型肥胖病"。并发症较多,疗效较好。②脂人:肥而腹不大,肌肤质地中等,脂肪分布均一。属现代医学中"均一性肥胖病"。并发症较少,疗效一般。③肉人:皮肉相等,肥大而壮实,脂肪与体重相称,不属"病态"。现代医学仅属体重超标,不属现代肥胖病范畴。常见于运动员、重体力劳动者。根据不同的分型采用特异的治疗方法,临床均能取得良效。

2. 重视舌底

判断糖尿病络脉损伤的程度仝教授特别注重舌底络脉的观察。他认为糖尿病患者的舌底脉络形色的改变,对提示糖尿病的病程、病情的虚实有重要意义。舌下脉络的观察,包括两个方面:其一为脉络之形,其二为脉络之色。脉络若充盈,或迂曲,甚则成片,常见于实证,为痰或瘀血内阻。若脉络塌陷、细短,则为虚证,多为气血阴阳不足。舌下脉络颜色变化可反映病之寒热与轻重。舌下络脉色红,提示病情轻或为寒证,若脉色发紫,提示病情较重或热重,若出现瘀点或瘀斑,则病情甚。舌色、舌下络脉瘀滞与患者年龄有密切关系,随着年龄的增长,会出现络脉的闭塞,在舌则表现为瘀点或瘀斑。眼底检查作为糖尿病血管病变检查的一部分,可直观地显现眼络的生理病理变化,舌下络脉诊法在判断病期中应与眼底互参。

3. 分阶段辨证论治

仝教授认为糖尿病的病因和发病机理十分复杂,不能单纯用一两个因素满意地解释全部机理。同时2型糖尿病"三多"症状有的同时存在,有时甚至无明显症状存在。临床按传统的"三消辨证"理论难以掌握,加之2型糖尿病的治疗并非单一改变症状,其重要目的是为消除或缓解其并发症的发生。故仝教授在临床上打破了传统的"三消辨证"理论,认为2型糖尿病的发展阶段可用郁、热、虚、损4个阶段来概括,郁有胃郁、肝郁、脾郁之分;热有肝热、胃热之别;热久消耗气津,故有肺胃之津伤及肺脾之气伤;虚久伤及脉络,耗损阴阳,使肝肾之阴、脾肾之阳受损。

(1)"郁"的阶段　郁的阶段就是糖耐量低减阶段,此时可无症状,是糖尿病的前期。因饮食不节,或过食肥甘,多滞中焦之气,形成脾气郁结;或情志不舒导致肝气郁结。脾胃是气机升降的枢纽,主运化,脾气受滞,胃气难降,食积不化;运化不健,则水湿不化,津液不布,为湿为痰。肝主疏泄,调畅气机,肝气不畅,则血行不利,津液运行受阻,可为痰为湿。所以糖尿病发病初期以气、血、痰、火、湿、食六郁为主,病位多在肝、脾(胃)。治疗上胃郁可予柴胡舒肝散,脾郁予越鞠丸。

(2)"热"的阶段　热的阶段就是达到糖尿病的诊断标准而无并发症者。郁久则化热,饮食不节生胃热,情志不遂生肝热,热盛伤津生肺热,大便秘结生肠热。此阶段以肝胃郁热证最为常见,患者多有形体肥胖、面红、口苦口干、大便干结、舌红苔黄等表现。在这一阶段虽有热盛伤阴耗气的情况,但并非主要表现。治疗上肝热可选用当归芦荟丸或龙胆泻肝汤,胃热用平胃散,此阶段重在清热。

(3)"虚"的阶段　虚的阶段为糖尿病患者合并1~2个较轻并发症阶段。这一时期是临床最常见到的阶段,病机也最为复杂。前一阶段燥、热未除,壮火食气,燥热伤阴,气阴两伤,阴损及阳,阴阳两虚,表现为肺胃津伤、肺脾气虚、气阴两虚、肝肾阴虚、脾肾阳虚等多种证型,但多虚实夹杂,可夹热、夹痰、夹湿、夹瘀等。治疗上肺胃之津虚,可用益胃汤;肺脾之气伤可用白虎加人参汤。此阶段在养气阴同时还应注意有无内热,有内热时还应同时清热。

(4)"损"的阶段　当合并有心、脑、大血管及眼底、肾脏、末梢神经损伤时则进入损的阶段。这一阶段相当于糖尿病的慢性并发症期。如《证治要诀·三消》所说:"三消久之,精血既亏,或目无视,或手足偏废如风疾,非风也。"或因虚极而脏腑受损,或因久病入络,络瘀脉损而使脏腑器官功能失调,机体正气更虚,体内各种代谢失衡,从而促进糖尿病各种并发症的发生发展。此阶段的治疗,肝肾之阴损可予六味地黄汤加减,脾肾之阴损可予金匮肾气丸加减。此阶段应根据其并发症不同加减治疗,合并心、脑、大血管病变者可加用桃红四物汤及抵当汤等,合并肾损者可加用金樱子、芡实等以固涩蛋白,减少蛋白丢失。

(5)瘀血贯穿始终　瘀血贯穿于糖尿病的全程,并随着病情发展,致瘀因素越来越多,瘀血越来越重。如气郁气滞可以致瘀,燥热内灼可以致瘀,津亏可以致瘀,阴虚可以致瘀,气虚可以致瘀,阳虚寒凝亦可致瘀,临床患者多首先表现为舌下络脉的瘀滞,甚至瘀点、瘀斑,根据络脉损伤的程度分为络滞、络郁、络瘀、络闭、经伤。糖尿病的治疗全程都要兼顾活血化瘀通络,防止并发症的发生和发展。

4. 提倡用证素指导临床用药

仝小林教授认为证素是以主证为中心,通过对证候(症状、体征等病理信息)的辨识来确定的辨证要素,是辨证的核心与关键;证素直接指导临床用药,不同的证素有不同的治法。此外,仝教授还强调对疾病整体"候"的判断,直接关系整个疾病的治疗。仝教授提出证素即细化的症状和体征。临床治疗时应首先把握证候,继而确定证素,由此立法,并采用相应的方药治疗。如:脾虚胃热证,其证素:中焦、脾虚、胃热,用干姜黄芩黄连人参汤;胃肠实热证,其证素:胃热、肠热,用大黄黄连泻心汤;阴虚水热互结证、阴虚火旺证,二者证素皆为阴虚;临床上,若患者兼有舌红少苔、双下肢水肿即为阴虚水热互结证,猪苓汤主之;若患者兼有失眠、烘热、心烦等症状,则为阴虚火旺证,黄连阿胶汤主之。仝教授认为糖尿病是复杂性疾病,证候量化和证候疗效评价标准研究较困难,利用证素指导临床能够揭示糖尿病辨证的普遍规律,提高中医糖尿病辨证的准确性、一致性和可重复性,便于临床操作。

(六)具有特色的辨治方法

消渴以多饮、多食、多尿、身体消瘦为特点,古人根据三消症状的主次,将消渴分为上、中、下三消进行诊治。现代中医临床学者发现,典型的三消症状仅出现在 1 型糖尿病和部分 2 型糖尿病的某一时期,临床上许多 2 型糖尿病患者症状并不典型或无明显症状。"阴虚燥热"仅是本病病程中某一阶段的病理表现,并非包括全部病程,无法体现疾病的发展趋势和阶段。因此根据糖尿病的病机特点和临床表现,采用病因辨证、气血津液辨证、阴阳辨证、脏腑辨证等方法对糖尿病进行动态综合辨证分型,突破了传统的三消辨证施治。仝小林教授根据糖尿病患者的不同体质和不同发展阶段的特点将其分为肥胖型糖尿病和非肥胖型糖尿病,分为郁、热、虚、损四大发展阶段,并且认为络脉的损伤在确诊前就已经存在并贯穿疾病全程,根据络脉损伤的程度分为络滞、络瘀、络闭、络损。

仝教授提出运用三大医学思想,即生态大系统医学思想、个体化医学思想和治未病医学思想这些中医的特色和优势指导糖尿病的治疗有十分重要的意义,在临床实践中总结出七大治疗特色:

(1)"苦酸制甜"治其标,此法直接针对高血糖,"气味辛甘发散为阳,酸苦涌泄为阴"。苦为甜的对立,酸为甜的中和。苦能泄热,苦能燥湿,苦能坚阴;酸能收敛,酸能软化,酸能解脂。苦酸配伍,泄热毒而敛气阴。苦以三黄汤为基础,一般黄连必用,通常剂量每日 30g,糖尿病酮症则有用至 180g,降糖迅速、疗效可靠,还可酌加龙胆草、苦参、栀子等;酸药可选择乌梅、石榴皮、白芍、酸枣仁、山茱萸等。

(2)"釜底抽薪"清热源,此法基于阴由热耗、气由热损论,用玉女煎之石膏、黄连配青黛、连翘清胃热;泻肺散、清气化痰丸之黄芩配石膏、桑白皮清肺热;当归芦荟丸配夏枯草、黄芩清肝热;增液承气汤清肠热;大柴胡汤清肝胃肠热并存。

(3)"辛开苦降"畅气机,肥胖 2 型糖尿病患者病在中焦,胃肠郁滞,使中焦大气不转,宜辛开苦降,调畅气机。常用半夏泻心汤及其类方以及陷胸汤、左金丸、连朴饮、大柴胡汤、黄连汤、栀子干姜汤、升降散等方。

(4)活血通络贯全程,糖尿病的络脉损伤是诸多并发症的根源,其形成和发展有着漫长的过程。治疗要早期介入,在糖尿病早期就要应用活血通络之药,预防并发症。

(5) 扶正要求衡,在糖尿病中、晚期患者治疗中扶正补虚要注意生理状态下的平衡,不可妄补。

(6) 善用经方,还原仲景原方剂量,郁、热、虚、损是糖尿病发展的4个阶段,经方应用于疾病不同阶段疗效甚佳。然经方收效的关键是其剂量重用,溯本求源,回归经方本源剂量,是提高临床疗效的关键。

(7) 结合现代药理研究成果,仝教授提出中药药理研究成果的临床回归是提高辨病疗效的关键,不仅可以提高临床疗效,同时也是成果验证的最佳途径。药理研究基于现代医学的病理生理开展,针对疾病明确,为辨病论治提供了有力武器。通过对现代研究的有效成分、组分所属的原药材进行临床回归,临床中探索原药材的有效剂量,即可将辨病、辨证、现代药理、传统药性整合于现代中药临床诊治思维中,进而提高辨病治病疗效。

(七) 两大治则

1. 全程治络

仝小林教授认为糖尿病的络脉损伤是诸多并发症的根源,其形成和发展有着漫长的过程。"久病入络",《临证指南医案》就指出"经主气、络主血";"初为气结在经,久则血伤入络。"《黄帝内经》论及消瘅也有"血脉不行"的病机。故有人认为,凡久病、久痛诸症多因络脉瘀阻所致。如《医林改错》就认为"久病入络为瘀"。唐容川《血证论》亦有"瘀血发渴"之论。现代研究也证实,糖尿病血管病变存在瘀毒阻络的病理改变。由此仝教授认为,络脉瘀阻是糖尿病血管病变的基本病机,并贯穿糖尿病的始终。治疗要早期介入,从发现糖尿病那一天起即给予活血通络之药,预防并发症。仝教授临床擅长运用活血化瘀通络药:如水蛭粉、复方丹参滴丸等对糖尿病早期微血管并发症(DR、DN)进行干预。

2. 开郁清热

此法基于阴由热耗、气由热损论。临床经常遇到这样的病人,长期服益气养阴之药效果不显。查其辨证无误,病人确有倦怠乏力、口干口渴等气阴两虚之证,为何无效? 盖因热未除故也。饮食不节则生胃热;

情志不遂则生肝热；饮酒之人助阳生热；慢性感染之人则生毒热；便秘之人则生肠热等等。热耗气，热伤阴，热邪不去，气阴安得复常？故治病必求其本。治疗的整体原则是有热必清，故临证须详审热源，有热当先清热，热清气阴自生。用玉女煎之石膏、黄连配青黛、连翘清胃热；泻肺散、清气化痰丸之黄芩配石膏、桑白皮清肺热；当归芦荟丸配夏枯草、黄芩清肝热；增液承气汤清肠热；大柴胡汤清肝胃肠热并存。在此基础上酌用黄芪、太子参、南沙参、天花粉等益气养阴，配石榴皮、乌梅、白芍以敛气敛阴，往往收效甚佳。

（八）五大治法

1. "辛开苦降"畅气机

辛开苦降法，亦称辛开苦泄法，是在中医四气五味药性理论指导下，运用辛温和苦寒两种不同性味的药物巧妙配伍，治疗疾病的一种独特方法。《素问·阴阳应象大论》提出了"气味辛甘发散为阳，酸苦涌泄为阴"。《素问·至真要大论》云："阳明之复，治以辛温，佐以苦甘，以苦泄之，以苦下之"。辛开苦降法代表方药有：张仲景的半夏泻心汤及其类方以及陷胸汤；朱丹溪的左金丸；王孟英的连朴饮；另外，大柴胡汤、黄连汤、栀子干姜汤、升降散等方均蕴有辛开苦降法之意。

2. "消膏降浊"治其本

肥胖是非酒精性脂肪肝、2型糖尿病、血脂异常、高血压、冠心病等诸多疾病的"共同土壤"，乃一因多病。从"膏"、"浊"论治肥胖及其相关疾病可使防治重心大大前移，体现了从源头控制，"未病先防、既病防变"的思想。以消膏降浊法指导下组成的消膏降浊方组成为：大黄、山楂、藏红花、虎杖、五味子。大黄，性味苦、寒，归脾、胃、大肠、肝、心包经。《神农本草经》中记述：大黄主积聚、留饮宿食，有荡涤肠胃、推陈致新、祛瘀降浊、调中化食、凉血解毒、安合五脏之功效，故为君药。山楂，酸、甘、微温，归脾、胃经。具有消食化积、活血化瘀之功效，《本草纲目》谓之能"化饮食、消肉积、痰饮、滞血痛胀"；藏红花，性味甘平，入心、肝经，能活血化瘀，通经活络、调和气血、散瘀开结。《纲目拾遗》言："藏红花……干之可治诸痞。"《本草正义》认为"西藏红花，降逆顺气，开结消瘀"。故两者合用,而为臣药。虎杖,性味微寒微苦,归肝、胆、肺经,有祛风利湿、散瘀定痛之功。现代药理研究表明:五味子具有护肝解毒降酶之效,故作为使药。全方共奏消膏降浊、祛瘀排毒之功效。

3. "开郁清胃"清其热

仝教授认为消渴发病与肝胃密切相关,尤其是消渴发病前期及发病早中期,从肝胃论治是从因从本之治。由于消渴病是一个慢性消耗性的渐进过程,故消渴从肝胃论治必须明辨虚实,谨护其阴,细察其变,随其深浅而治。在糖耐量低减期及糖尿病发病中早期多以肝胃郁热为主,治疗重在开郁清胃;消渴进一步发展,虚象比较明显时,仍需兼顾开郁清胃,由于津因热伤,气因热耗,内热不除,气阴难复,"必伏其所主,而先其所因",故临床上仍要疏泄肝胆郁热以治本,郁热既除,气阴自复。

4. "苦酸制甜"治其标

此法直接针对高血糖。糖是甜味,甜之对立为苦,甜之中和为酸。苦能泄热,苦能燥湿,苦能坚阴;酸能收敛,酸能软化,酸能解脂。苦酸配伍,泄热毒,敛气阴。仝教授提出在降糖选方用药上要"苦酸制甜",苦以三黄汤为基础,还可酌加龙胆草、苦参、苦丁茶、山栀子等。黄连清胃热,黄芩、龙胆草清肝热,黄柏清肾热,大黄、芒硝清肠热。可根据热之部位、毒之盛衰而酌用苦寒药。酸药可选择乌梅、石榴皮、白芍、酸枣仁、山茱萸等。

5. "辛香疏络"通瘀滞

仝教授主张邪气袭络,闭阻络道,痞塞不通,多用辛甘发散之品,如桂枝、薤白、葱韭及酒类之属。叶天士提出"络以辛为泄","病在脉络,为之辛香以开通","久病在络,气血皆窒,当辛香缓通",辛香者宣,横贯穿透,壅塞不通,宣而散之。辛香者,如麝香、桂枝、降香、小茴香、香附、橘核、川楝核、橘红、丁香之属;并主张"不投燥热敛湿呆补","药不宜刚","勿投燥热劫液",多用阴柔之品,通过辛咸柔润之品以达"辛润宣通"之功。多选用旋复花、清葱管、柏子仁、杏仁、胡麻等药,濡养络脉,宣通瘀滞。

(九)擅用经方

仝小林教授认为:对于2型糖尿病的治疗,现代医学在降糖方面有较大优势,但由于2型糖尿病本身的复杂性,还有一些问题没有得到很好的解决,诸如患者体质的改善、症状的缓解、并发症的防治、血糖难控因素的调治等。仝教授在临床擅用经方,均能取得良效。

1. 经方在糖尿病不同阶段的应用

对于糖尿病病机的认识,古今文献多从阴虚、燥热着眼,"阴虚为本,燥热为标"已经成为对糖尿病病机认识的一种定式,但从糖尿病病机复杂、终身难愈的特点而言,在其缓慢的发展过程中,病机不可能是一成不变的,因此必须抓住其病机的动态演变规律,才能做到灵活施治,证变药亦变。将糖尿病从未病到出现变证直至死亡的整个过程概括为"郁、热、虚、损",因郁而热,热耗而虚,由虚及损,形成糖尿病发生、发展的4个阶段。

(1)郁证阶段 包括食郁、气郁、痰郁、湿郁、火郁、血郁,其中以食郁为核心,在饮食过量,脾胃不能正常运化的基础上产生气滞、血瘀、痰阻、水湿、内热等其他郁证表现。代表方:厚朴三物汤。运用要点:消导为法,直击其本,清理胃肠。若气郁明显可合四逆散,若兼痰湿郁滞则合小陷胸汤,兼血瘀则合抵当汤。

(2)热证阶段 在临床中,肝胃郁热、热瘀互结是主要证型。

1)肝胃郁热证:常见形体壮实、面色隐红、口干、口渴、口苦、口臭,多饮、多食,急躁易怒、两胁胀满,小便黄赤、大便干结,舌质红、苔黄,脉弦实有力。代表方:大柴胡汤。运用要点:开郁清热,柴胡疏肝解郁,配合芍药,一散一收,调理肝气;柴胡、黄芩清泄肝热,大黄、枳实通腑以泄胃肠之热,半夏、生姜配合黄芩、大黄开畅中焦,辛开苦降。

2)热瘀互结证:此证除了前证的热象外,还有一些早期瘀血的表现,如舌质黯红或隐紫,可有瘀斑瘀点,舌底脉络瘀滞等。代表方:泻心汤合抵当汤。运用要点:病程较长者此证更为多见,两方合用共奏清热活血之效。泻心汤清肝、胃、肠之热,抵当汤化瘀通络。这一阶段尚有其他一些证型,肺胃热盛者,可用泻心汤;痰热较重者,可用小陷胸汤;

后期气由热耗,出现虚实相兼时,用枳术丸。

(3)虚、损阶段　本阶段病机复杂,脏腑功能衰退,气血阴阳不足,痰、浊、瘀日甚,终致脉损(大血管病变),络损(小血管病变),变证百出。所以治疗上只能把握其本虚标实的核心病机,根据侧重点不同,在益气、温阳、滋阴、养血的基础上,清化痰浊,活血通络。气阴两虚证代表方:麦门冬汤合百合地黄汤合瓜蒌牡蛎散。运用要点:麦门冬汤益气养阴,百合地黄汤滋阴清热,瓜蒌牡蛎散生津散热,三方伍用,对糖尿病气阴两虚证的气、津、热均能兼顾。阴阳两虚证代表方:金匮肾气丸。运用要点:糖尿病之阴阳两虚证,阳虚程度常有很大差异,可根据阳虚程度调整附子和肉桂用量。阳虚证代表方:大黄附子汤。运用要点:糖尿病患者发展到以阳虚为主的阶段,多伴随严重的瘀浊,大黄附子能温阳化瘀祛浊,常以本方加减保留灌肠治疗糖尿病肾病晚期尿毒症患者。脉损和络损:是糖尿病的最终归宿,瘀是其根本。代表方:抵当汤、大黄䗪虫丸。运用要点:抵当丸中水蛭、大黄,疏通已狭窄堵塞之脉络,清除污血,保护脉络。大黄䗪虫丸运用多种虫类药,配合地黄、芍药、甘草益气养阴,通荣并举,缓中补虚,是治疗糖尿病血瘀证的一剂良方。

2. 经方在糖尿病并发症中的运用

仝教授认为,糖尿病并发症的防治关键在于活血化瘀通络贯彻其始终。实验研究显示,在不控制血糖情况下的糖尿病模型大鼠,抵当丸干预组在病程 6 个月时的眼底病变相当于模型组病程 3 个月的眼底病变。为活血化瘀通络中药具有独立于降糖之外的微血管保护作用提供了有力的证据。

(1)糖尿病肾病　代表方:金匮肾气丸合抵当丸。运用要点:糖尿病发展到肾病阶段,不但肾虚情况显著,而且均出现严重的瘀血证候,突出表现为舌底脉络的迂曲、怒张、青紫,所以治疗时应补肾化瘀并举。阴虚显著者可配伍猪苓汤;发生尿毒症后浊毒上逆,可以合大黄附子汤、橘皮竹茹汤、小半夏加茯苓汤、半夏厚朴汤。五苓散、防己黄芪汤、葶苈大枣泻肺汤、牡蛎泽泻散也常常用到。

(2)糖尿病视网膜病变　代表方:柴胡半夏加瓜蒌汤合抵当丸。运用要点:眼病从气郁、血瘀论治,故以柴胡半夏加瓜蒌汤疏郁清热,合抵当丸化瘀通络。

(3)冠心病　代表方:瓜蒌薤白半夏汤合抵当汤或炙甘草汤合桂枝茯苓丸。运用点:痰瘀重者,宜瓜蒌薤白半夏汤合抵当丸;虚损重者,宜炙甘草汤合桂枝茯苓丸。

(4)脑梗塞　代表方:风引汤合抵当汤。运用要点:风引汤清肝益阴,潜阳息风;抵当汤化瘀通络,适宜脑梗塞肝热、肝阳较盛者。

(5)下肢动脉病变　代表方:芍药甘草汤合抵当汤、黄芪桂枝五物汤。运用要点:本病常见肢冷症状,但病因是因瘀致塞,故宜抵当汤逐瘀,芍药甘草汤舒筋缓急痛。再考虑瘀血的原因,属气虚血瘀者多,故黄芪桂枝五物汤常用到。本病多见动后小腿酸困,加木瓜、当归、鸡血藤有效。

(6)糖尿病皮肤病变　代表方:大黄䗪虫丸。运用要点:本方对糖尿病皮肤病变肌肤甲错、缺血性溃疡、营养不良性皮肤溃疡均有很好效果,但必须长期坚持服用。本病常伴有顽固的瘙痒,用苦参汤、蛇床子散外洗效果很好。

(7)糖尿病周围神经病变　代表方:抵当丸合黄芪桂枝五物汤。运用要点:血不通则木,气不通则麻,此二方合用气血并治,配合麻黄汤去杏仁、胶艾四物汤去阿胶外洗,常能收到很好的效果。

(8)糖尿病胃肠病变　代表方:附子理中汤、黄芪建中汤或旋复代赭汤。运用要点:胃寒怕凉甚者,用附子理中汤;剧烈胃痛性质属虚者,用黄芪建中汤;恶心者予橘皮竹茹汤、旋复代赭汤。

(9)反复低血糖　代表方:金匮肾气丸合黄芪建中汤。运用要点:糖尿病自主神经病变引起反复低血糖,中医辨证属脾肾两虚,故以此二方加减治疗。

(10)反复泌尿系感染　代表方:当归贝母苦参丸。运用要点:糖尿病反复泌尿系感染,多属阴血不足兼湿热,以当归补血,苦参祛湿热,贝母宣肺润燥。

3. 经方在血糖难控因素中的运用

多数糖尿病患者都有这样的体会,在某个阶段,即使降糖药物的种类和剂量不断增加,血糖仍居高不下,除了药物因素(如继发性磺脲类药物失效)、饮食因素、运动因素之外,常可找到严重干扰降糖治疗的诱因。这些诱因包括便秘、失眠、抑郁焦虑、感染、过劳、月经不调等,我们称为"血糖难控因素"。运用经方治疗难控因素,可以取得良好的效果。

(1)便秘　便秘影响降糖药物的吸收,使血药高峰浓度降低,胰岛素分泌高峰延迟是降糖药物继发失效的原因之一。同时,严重便秘的病人,往往影响情绪和睡眠,使胰岛素拮抗激素分泌增多,血糖难以控制。代表方:大柴胡汤合小陷胸汤或麻子仁丸。运用要点:大柴胡汤适合体质偏实、气郁痰阻较重的患者;体弱者宜详审气血阴阳的亏虚,再以麻子仁丸加减治疗。大承气汤、小承气汤、调胃承气汤、厚朴三物汤、厚朴七物汤、大黄甘草汤等都可辨证选用。

(2)失眠　失眠引起胰岛素拮抗激素分泌增多,血糖失控。失眠的病机多是阴虚火旺,虚火扰心。代表方:黄连阿胶汤合百合地黄汤。运用要点:在实际运用中常常不拘舌脉,抓住心烦、失眠的主症即可应用,即使形体肥胖的病人,配合小陷胸汤即可使用。同类及加减方:酸枣仁汤,百合地黄汤,栀子豉汤。

(3)抑郁焦虑　抑郁焦虑、精神紧张都引起交感神经兴奋,生长激素、肾上腺皮质激素、胰高血糖素分泌增加,抵抗胰岛素,使血糖升高。其病机主要为思虑过度、气郁胸胁与郁热扰心。代表方:柴胡加龙骨牡蛎汤合百合知母汤。运用要点:柴胡黄芩疏郁清热,龙骨牡蛎镇心安神,使气机畅达,精神安定,抑郁焦虑可以减轻,但同时必须做好患者思想工作,解除疾病顾虑,必要时还要进行心理治疗。

(4)夜尿增多　夜尿增多往往严重影响睡眠、心情烦躁而使胰岛素拮抗激素分泌增多、血糖升高,其病机是肾气衰弱,开阖失司,缩泉无能。代表方:金匮肾气丸合文蛤散。运用要点:本方适宜肾之阴阳两虚患者。阴虚患者宜去附子、桂枝,老年男性前列腺增生者多兼气滞血瘀湿热,宜合抵当丸及牡蛎泽泻散。

(5)月经不调　糖尿病自主神经紊乱,可使神经营养障碍,微循环障碍,卵泡供血供氧不足,发育受阻而致月经不调,而月经不调又可负反馈性影响下丘脑垂体功能,导致肾上腺素、去甲肾上腺素、皮质醇、生长激素分泌增多,引起血糖升高。代表方:月经减少类月经不调,用小陷胸汤、当归芍药散合下瘀血汤、四逆散；月经增加类月经不调，用当归散合百合地黄汤。运用要点：糖尿病引起的月经增加类月经不调常与肥胖引起的气滞血瘀痰阻有关，故予四逆散行气，小陷胸汤化痰，当归芍药散活血利水，下瘀血汤去胞宫瘀血，则月经复常。糖尿病引起的月经增多类月经不调，常与阴虚热郁有关，故以当归散养血清热，以百合地黄汤养阴清热。

4. 巧用药对

在糖尿病治疗中，仝小林教授运用了大量行之有效的药对。在该病的治疗上，存在着诸多血糖难控因素如失眠、便秘、疼痛等，仝小林教授运用中医药或者中西医结合的方法，均可使该病病情逐步缓解，明显改善患者的生活质量。药对的配伍与药物的七情密切相关，由此可归纳为两大配伍原则：相使相须，相畏相杀。以下为仝小林教授临床常用药对。

(1)黄连干姜，辛开苦降　干姜可制黄连苦寒伤胃之毒，二药参合，共达辛开苦降、寒热并调之功。二药伍用，出自《伤寒论》干姜黄芩黄连人参汤，乃仝小林教授利用"辛开苦降法"降血糖之经验药对，临床应用时气虚者可用人参、党参，气阴不足者可用西洋参、太子参。

(2)黄柏知母，清泻肾火　二者相须为用，为清泻肾火之良剂，共奏降低血糖之功。二药伍用，出自《兰室秘藏》通关丸，又名滋肾丸、滋肾通关丸，仝教授将其用于治疗由下焦肾火引起的小便不利。

(3)黄柏苍术，清热燥湿　二药参合，一温一寒，相互制约，相互为用，清热燥湿的力量增强。二药伍用，出自《丹溪心法》二妙散，仝教授认为：此药对用于湿热并重，舌苔厚腻的患者，临床以湿为主，热不显者，可用薏苡仁；化湿用苍术、佩兰；渗湿当用云苓。

(4)大黄黄连，清泻实火　二药同为苦寒之品，相须为用，清泄胃肠实热之力增强，二药伍用，出自《伤寒论》大黄黄连泻心汤，仝教授将其用于治疗有胃肠实热，无明显津伤的患者。

(5)石膏知母，清热泻火　二药配伍，相互促进，清泻气分大热之力增强。二药伍用出自《伤寒论》白虎汤，仝教授将其用于治疗阳明经热盛，或温热病气分热盛，燥已伤津的患者。

(6)黄连肉桂,交通心肾　二药伍用,出自《韩氏医通》交泰丸,仝教授将其用于治心火独亢,舌质红、舌体不瘦、舌不少津、不少苔的失眠患者;在糖尿病的治疗上,仝教授认为失眠乃血糖难控的一个重要因素,此药对可明显改善患者睡眠质量,从而达到更好调整患者血糖的目的。

(7)黄连阿胶,养阴清热　二药相合为用,一清一补,一泻一补,养阴清热。二药伍用,出自《伤寒论》黄连阿胶汤,治疗心中烦,不得卧者。仝教授将其用于治疗阴分不足,舌质干、舌体瘦、苔少或无苔的失眠患者。

(8)炒枣仁五味子,安定心神　二药伍用,内收外敛、除烦安神之力增强,用于"苦酸制甜法"降糖、改善睡眠之经验要对。

(9)炒枣仁夜交藤,养血安神　二药伍用,相互促进,共达养血安神、通经活络之效,仝教授认为:失眠、疼痛均为血糖难控因素,此药对不仅能改善糖尿病患者的睡眠质量,还能减轻因糖尿病并发周围神经病变所致的四肢疼痛、发凉等症状。

(10)锁阳肉苁蓉,温阳通便　二药伍用,相互促进,补益肝肾、温阳通便之功增强,适用于阳虚便秘的老年性糖尿病患者。仝教授认为:便秘乃血糖难控重要因素之一,保持大便通畅可改善糖尿病患者的血糖状况。

(11)当归生首乌,养血通便　二药合用,相须为用,甘温养血、润肠通便之功增强,仝教授将其用于血虚便秘的妇女更年期糖尿病患者。

(12)玄参生地,滋阴润肠　二药伍用,共奏清热凉血、滋阴润肠之功。仝教授将其于治疗因肠燥津枯所致便秘的糖尿病患者。

(13)煅龙牡浮小麦,收敛止汗　二药伍用,相互促进,一起固表,收敛止汗之功强。仝教授将其用于治疗糖尿病自主神经病变出汗较多的患者。

(14)怀牛膝地龙,降低血压　二药伍用,补益肝肾、通经活络之功增强。仝教授认为气有余即是火,气降即火降,怀牛膝有较好的引热、引气下行之功,与地龙配伍,清热止痉、平肝息风之力增强,故将其用于治疗糖尿病性高血压患者,大剂量使用时降压效果尤其明显。

(15)天麻钩藤,平肝息风　二药配伍,平肝息风、通络止痛之功增强。二药伍用出自《杂病证治新义》天麻钩藤饮,仝教授将其用于治疗糖尿病合并动脉硬化的患者。

(16)五谷虫红曲,消膏降浊　二药伍用,寒热并用,相辅相成,加强健脾消食之功。仝教授将其用于治疗血脂紊乱的糖尿病患者。仝教授认为:肥胖糖尿病患者治疗的重点在于"消膏降浊",五谷虫最能化浊,红曲降浊,不归正化者即为浊,还于正化者即为降浊。

(17)五味子山豆根,保护肝脏　二药伍用,苦酸并用,共达补益肝肾、保护肝脏之功。仝教授将其用于治疗由脂肪肝引起的肝炎,能保护肝脏,临床亦可配合有清肝热之效的田基黄、夏枯草等。

(18)白芍甘草,缓急止痛　二药配伍,有酸甘化阴之妙用,共奏敛阴养血、缓急止痛之效用。二药伍用,出自《伤寒论》芍药甘草汤,仝教授将其广泛用于治疗各种拘挛、疼痛,有显著疗效,尤其对糖尿病引起的腿脚拘挛、肩背肌肉僵硬有良效。

(19)葛根白芍,柔筋缓急　二药伍用,加强柔筋缓急止痛之功。仝教授将其用于治疗颈椎病。

(20)葛根松节,柔筋止痛　二药配伍,共奏祛风除湿、活络止痛之功。二药伍用乃仝教授治疗颈椎病伴有颈项拘急的经验药对,临床应用确有良效。

(21)黄芪云苓,益气健脾　二药伍用,益气健脾补脾之功增强。仝教授认为:中气、大气下陷时,用大剂量云苓可避免低血糖;特别严重的低血糖,中气下陷(如小腹下坠)者可用补中益气汤;胸中大气下陷,气短不足以息者可用升陷汤。

(22)桑枝桑叶,温通经络　桑叶以散为主,桑枝以通为要。二药伍用,疏散风热、通利关节,相得益彰。仝教授认为此药对温通经络作用较弱,但有良好的降糖作用。

(23)桑枝桂枝,温阳通络　二药伍用,温阳通络之功增强。仝教授将其用于治疗糖尿病并发周围神经病变四肢发凉者。

(24)乳香没药,行气止痛　乳香以行气活血为主,没药以活血散瘀为要。二药参合,气血兼固,共奏活血祛瘀、通经活络、消肿止痛之功。仝教授将其用于治疗糖尿病并发周围神经病变四肢疼痛者,因容易引起胃部不适,故一般建议患者饭后服用汤药,每种药剂量不超过 9g。他认为"络滞"乃糖尿病的核心病机之一,贯穿疾病发展始末,治疗强调早期、全程治络,以辛香类药、藤类药、虫类药为主,其中辛香类药以降香、桃仁为代表,藤类以鸡血藤、首乌藤为代表,虫类药以水蛭、地龙为代表。

(25)降香桃仁,辛香疏络　二药伍用,共奏辛香疏络、辛润疏络之功。仝教授将其用于治疗糖尿病并发周围神经病变四肢麻木、疼痛者。

(26)鸡血藤首乌藤,养血活血　二药伍用,相互促进,共达养血活血、通经活络之功。仝教授将其用于治疗糖尿病并发周围神经病变四肢疼痛者。

(27)水蛭地龙,活血破瘀　二药伍用,共奏活血破瘀通络之功。仝教授将其用于治疗糖尿病并发周围神经病变四肢麻木、疼痛者。

(28)金樱子芡实,收敛固涩　二药伍用,益肾固精,补脾止泻,缩小便的力量增强。仝教授将其用于改善糖尿病患者的尿频症状,女性更年期阴伤较重者,可用金樱子、女贞子,小便量多者可用桑螵蛸、白果加强收涩之功。

(29)黄芪山萸肉,益气固涩　二药伍用,益气固涩之功增强。仝教授将其用于治疗肾亏虚所致小便量多的糖尿病患者。

糖尿病发展到晚期,并发症较多,病情复杂,治疗比较困难。中医用药对治疗可发挥其增效减毒优势,相须、相使配对,发挥协同作用以增强疗效;相畏、相杀配对,消除毒副反应,优势互补。仝小林教授在糖尿病的治疗中,将药对与中药现代药理学研究成果巧妙结合,常采用多个药对联合使用,以发挥其整体作用提高疗效,对糖尿病诸多血糖难控因素如失眠、便秘、疼痛,及其并发糖尿病性血压、血脂紊乱、周围神经病变等的治疗均取得良效。

5. 方小力宏

仝小林临床遣药制方,谨遵法度,"方从法出",配伍轻灵,方小力宏。临床组方用药少则四味,多则十余味,少有超过十六味者。仝教授临床所用方剂,方选精当,药味不多,但方中主药却每每用量较大,使整个方剂效专力宏,切中主要病机,临床每每取得良效。其曾用 90g 黄连配合白虎汤、小陷胸汤治疗糖尿病酮症患者,7剂汤药后,患者的尿糖由开始的50mg/dl转为阴性。

(十)重视现代研究中药降低血糖的作用

目前研究认为中药降低血糖的机制主要有以下几个方面：①修复和刺激胰岛细胞释放胰岛素。②使胰岛素受体数目增加或提高其亲和力,改善胰岛素抵抗。③抑制糖原异生,增强周围组织及靶器官对胰岛素的利用。④减少胰岛素拮抗激素的分泌。⑤抑制α-葡萄糖苷酶,延缓葡萄糖在肠道的吸收。仝小林教授认为中药降糖主要通过3个途径：①直接降糖。现有研究显示有60余种中药具有降低血糖的作用,包括黄连、大黄、黄芩、葛根、山茱萸、枸杞等。②治疗血糖难控因素。血糖难控因素是指除了饮食、运动、药物外引起血糖升高或持续不降的原因,主要包括失眠、便秘、情绪波动、过劳、急慢性感染、月经不调、疼痛。血糖难控因素通过血糖浓度生物调节系统影响血糖,即这些因素多通过神经、内分泌的反馈调节升高胰岛素拮抗激素的水平,从而使血糖升高。因此,消除这些因素后,胰岛素拮抗激素也随之下降,高血糖从而得以改善。③辅助降血糖。通过中药调理改善体质,提高机体对降糖药物的敏感性,消除药物的继发失效。最终,通过上述这些方式达到降低血糖、减少降糖西药的种类和剂量的作用。

二、医案荟萃

1. 糖尿病肾病(一)

患者,女,57岁。于2007年4月16日初诊。

患者于1989年无明显诱因出现甲亢,检查时发现血糖升高,空腹血糖8.7mmol/L,诊断为2型糖尿病,开始口服药物达美康、诺和龙等。近1年使用诺和灵30R,日用量26IU,拜唐苹早、晚各1片,午2片。现血糖控制范围：空腹血糖7～9mmol/L,餐后2h血糖10～11mmol/L,血糖控制效果尚可。刻下症及四诊情况：怕凉,头晕间作,胸闷,气短,胃痛,腹胀,四肢冷,手足麻木,腰痛时作,饮食正常,睡眠正常,二便调。空腹血糖12.4mmol/L,餐后血糖11.2mmol/L,甘油三酯

5mmol/L,胆固醇 8.4mmol/L,高密度脂蛋白 1.5mmol/L,低密度脂蛋白 5.3mmol/L,极低密度脂蛋白 2.3mmol/L,白蛋白肾清除率 53.4μg/min,糖蛋白 14.3mg/24h。眼底检查视网膜病变。

[辨证]气虚络损,湿瘀互结。

[治法]益气通络,化湿祛瘀。

[处方]黄芪桂枝五物汤加减。

黄芪 30g 茯苓 30g 川桂枝 30g 桑枝 30g 桑叶 30g 炙川乌 9g(先煎) 炙草乌 9g(先煎) 黄连 30g 干姜 6g 益母草 30g 泽兰 15g 泽泻 15g 神曲 15g 红曲 9g 14剂,水煎服,每日1剂,每剂分2次服用。

2007年5月17日复诊:患者遵医嘱服上方14剂,手足凉消失,左侧手足麻木减轻80%,头晕脑涨明显减轻,两目干涩。空腹血糖 8.3mmol/L,糖化血红蛋白测量 9.4%,甘油三酯 2.8mmol/L,胆固醇 6.8mmol/L,极低密度脂蛋白 1.3mmol/L,白蛋白肾清除率 42.15μg/min。辨证属脾虚胃热证,湿瘀阻络证,治以健脾清胃,化瘀祛湿通络,处方以干姜黄芩黄连人参汤加减:干姜 6g,黄连 30g,黄芩 30g,太子参 15g,葛根 30g,天花粉 30g,桑枝 30g,桑叶 30g,水蛭粉 6g(分冲),生大黄 3g,生山楂 30g,红曲 6g,苍术 30g,7剂,水煎服。

2007年7月5日三诊:患者手足麻木减轻,腰隐痛,睡眠正常,二便调,血压不稳定。舌略黯,苔薄,舌下静脉增粗,脉象弦滑。血压:150/70mmHg,空腹血糖 9.4mmol/L,餐后血糖 5.3mmol/L,白蛋白肾清除率 11μg/min,糖蛋白 7.92mg/24h。辨证属阴虚内热,肝阳上亢证,治以滋阴清热、平肝息风,处方以知柏地黄丸合并干姜黄芩黄连人参汤加减:知母 30g,黄柏 30g,黄连 30g,干姜 6g,怀牛膝 30g,地龙 30g,钩藤 30g(后下),夏枯草 30g,14剂,水煎服。

以上方加减治疗2个月,诸症好转。

[按]过食肥甘厚味导致脾失健运,胃失和降,水谷无以化精微,谷反为滞而成痰湿之证,痰浊壅于肺,肺失宣发,不能输津于口,故口干口渴。痰湿内阻,脾气更虚,肾气受损,部分精微物质既不能上归于肺,又不能停积于脾,而随浊阴下流,出现脾肾两虚,尿浊尿甜。久则气阴两

虚,阴损及阳,精微外泄增多。本例患者气短,四肢冷,手足麻木,为气虚络损之证,方取黄芪桂枝五物汤之意,黄芪益气固卫,桂枝、桑枝通络,川草乌祛寒止痛,又以黄连、干姜配伍,取辛开苦降以降糖,益母草、泽兰活血。同时患者血脂较高,可见痰湿之邪较盛,故加茯苓、泽泻以健脾利湿,同时用神曲、山楂降脂。二诊时四肢冷、手足麻明显好转,说明气虚络瘀已减,而血糖控制尚不理想,故用干姜黄芩黄连人参汤,方中黄芩、黄连苦寒清热,干姜辛温散寒,佐入人参补中益气,使痰热得消。四肢冷消失,说明寒闭脉络之证已杳,故去川、草乌,而加葛根、天花粉降糖,水蛭加强通络之功。三诊时患者腰部隐痛,血压不稳,为热郁日久,耗伤阴液,肝肾受损之象,故以知柏地黄丸合并干姜黄芩黄连人参汤加减治疗以收功。

2. 糖尿病肾病(二)

患者,男,67岁。于2007年4月2日初诊。

患者于1997年体检时发现血糖升高,具体数值不详,诊断为2型糖尿病,未予治疗,运动控制,后口服二甲双胍、糖微康、降糖通脉宁,血糖控制在餐前7mmol/L左右、餐后11～15mmol/L左右。刻下症:自汗,睡眠正常,夜尿3～5次,小便有泡沫,大便1～3日1行。双足趾麻木,双膝关节以下皮肤瘙痒。舌黯,舌略颤,舌下脉络瘀滞,脉弦硬滑数。空腹血糖8.1mmol/L,餐后血糖13.1mmol/L,糖化血红蛋白测量7.5%,白蛋白肾清除率250.54μg/min,糖蛋白26.6mg/24h。既往史:高血压史15年,血压控制一般。前列腺增生史10年。

[辨证] 阴虚火旺,肾气不固。

[治法] 养阴清热,固涩缩泉。

[处方] 知柏地黄丸合水陆二仙丹加减。

黄连 30g　干姜 6g　黄柏 30g　知母 30g　芡实 30g　金樱子 30g　怀牛膝 30g　地龙 15g　首乌藤 30g　鸡血藤 30g　生大黄 2g　水蛭粉 6g　7剂,水煎服,每日1剂,每剂分2次服用。

2007年7月12日复诊:患者皮肤瘙痒消失,足趾麻木减轻,自汗,盗汗,饮食正常,少寐,尿频,夜尿4～5次,大便干,2～3日1行,排便困难,舌黯,苔黄厚腻。糖化血红蛋白测量6.1%,白蛋白肾清除率

18.8μg/min，糖蛋白 25.86mg/24h。辨证属湿热互结证，治以清热利湿，处方以三仁汤加减：杏仁 9g，白豆蔻 9g，生薏米 30g，滑石 30g(包煎)，生石膏 30g，天花粉 30g，煅龙骨 30g(先煎)，煅牡蛎 30g(先煎)，炒枣仁 30g，30 剂，水煎服。

2008 年 5 月 5 日三诊：患者偶有口臭，盗汗，右足趾麻木，夜尿 4～5 次，大便干，排便困难，大便频次 1～2 日 1 行。舌体胖大，苔黄厚腻，舌下脉络瘀闭，脉象沉略弦滑数。空腹血糖 6.5mmol/L，餐后血糖 11mmol/L，糖化血红蛋白测量 6.8%，白蛋白肾清除率 18.8μg/min，糖蛋白 25.9mg/24h。辨证属痰热互结，湿阻络瘀证，治以清热化痰，利湿通络，处方以小陷胸汤加减：黄连 30g，清半夏 15g，瓜蒌仁 45g，桃仁 15g，水蛭粉 15g(包煎)，生大黄 15g(包煎)，鸡血藤 30g，首乌藤 30g，党参 30g，云苓 30g，14 剂，水煎服。

以上方加减治疗，病情一直平稳。

[按] 患者年老体衰，且病程迁延日久，伤及于肾，肾主水，司开阖，消渴病日久，肾阴亏损，阴损耗气，而致肾气虚损，固摄无权，开阖失司，尿频尿多，尿浊而甜。处方以知母、黄柏配伍应用，为滋肾泻火之良剂。又加水陆二仙丹益肾滋阴、收敛固摄。"水陆"，指两药生长环境，芡实生长在水中，金樱子长于山上，一在水而一在陆。"仙丹"谓本方之功效神奇。两药配伍，能使肾气得补，精关自固。以大黄、水蛭合用取抵当汤之意，同时配伍鸡血藤、首乌藤合用，养血活血通络；黄连、干姜辛开苦降以降血糖；地龙、怀牛膝降压。二、三诊时，虽仍有夜尿频多等肾虚表现，但此时患者舌苔黄厚腻，排便不畅，为湿热内阻之候，若此时再一味滋补，必有闭门留寇之虞，故先后以三仁汤、小陷胸汤加减，以清热化湿通络，石膏、花粉清热生津以降糖，同时煅龙骨、煅牡蛎、炒枣仁敛汗安神，诸药合用，湿热自上中下三焦分消，且使汗得敛，神得安。后以小陷胸汤清热化痰，同时加入党参、云苓健脾利湿，以杜痰湿生化之源，桃仁、大黄、水蛭、鸡血藤、首乌藤以化瘀通络。

本病辨证时，辨小便是一个很重要的内容，从小便的量、色、泡沫、气味辨别病情轻重及性质(寒、热、虚、实)。如果小便后上面浮着一层细小泡沫，长时间不消失，可能是蛋白尿，如果泡沫较大或大小不一，边尿边消散，则蛋白尿的可能性较小，为气尿。通常来说，泡沫越多，蛋白越多，但是泡沫减少要根据病情仔细判断，因为在糖尿病肾病晚期，尿量短少，肾功衰竭，蛋白已经漏不出去了，此时的蛋白减少为病情加重。另外，如果尿气味特别大，要考虑是否合并泌尿系感染，女性患者还要同时考虑是否有阴道感染。

3. 糖尿病肾病（三）

患者，女，60岁。于2004年1月10日初诊。

患者主诉：夜尿增多6~7年，刻下症：患者近六七年来无明显诱因出现夜尿增多，夜尿4~5次且量多，自测全天平均尿量为2200ml，而夜间尿量竟达1200ml，无尿急、尿痛。平日常感腰酸乏力，夜间口干，眠差，食纳正常，大便正常。舌色紫黯，苔白略干，舌底瘀斑明显，脉沉细。既往史：发现糖尿病1年，血糖控制欠佳，空腹血糖8.16mmol/L，餐后2h血糖10.99mmol/L。现口服糖适平、拜唐苹。否认高血压、冠心病病史。化验：尿常规：尿比重1.015，尿蛋白（一）；尿镜检：白细胞2~6/HP，上皮细胞5~10/HP，尿NAG酶42.8/g·Cr（正常值<21/g·Cr），尿微量白蛋白（一），内生肌酐清除率50.15ml/min，血肌酐0.72mmol/L，血清甘油三酯8.83mmol/L。诊断：老年肾功能减退，2型糖尿病。

[辨证] 肾元亏虚，络脉瘀阻。

[治法] 补肾缩尿，活血通络。

[处方] 缩泉益肾煎加减。

生黄芪30g 金樱子20g 桑螵蛸15g 芡实20g 大熟地10g 山茱萸10g 枸杞子10g 女贞子15g 生大黄2g 水蛭3g 地龙10g 桃仁10g 14剂，水煎服，每日1剂，每剂分2次服用。

服上方14剂后，患者夜尿已由每晚4~5次减至1~2次，复查尿常规（一）。但仍诉夜间口干，腰酸乏力，大便干。上方加生地黄30g，肉苁蓉20g，桑寄生、炒杜仲各15g。继服1个月后，患者每晚仅起夜1次，且白天、夜间尿量均明显减少，腰痛乏力、夜间口干、大便干燥等证均明显改善。复查尿NAG酶为20.5/g·Cr，已恢复正常。内生肌酐清除率升至51.6ml/min，在西药降糖药用量未变的情况下，空腹血糖降至 4mmol/L,餐后 2h 血糖 5.7mmol/L,均恢复正常。

[按] 该患者初次来诊的目的是治疗糖尿病,经补肾缩尿、活血通络治疗后,不仅血糖恢复正常,夜尿亦明显减少,考虑与以下两方面因素有关:①患者经治疗后夜尿次数减少,睡眠质量得到改善,血糖难控因素得以消除,因而血糖随之降低;②补肾培源、活血通络法在治疗老年肾功能减退的同时,还具有调节糖代谢,减轻胰岛素抵抗、降低血糖的作用。仝小林教授认为无论何种原因引起的老年肾功能减退,肾虚络瘀始终是中医辨证的基础病机,补肾培源、活血通络法的运用应贯穿于治疗的始终。

4. 糖尿病肾病(四)

患者,女,63岁。于2008年12月1日初诊。

患者 8 年前行"子宫切除术"时,发现血糖升高,空腹血糖 13mmol/L,服多种降糖西药疗效不佳,现注射诺和灵 30R,早 32IU、晚 24IU,中午口服艾汀 15mg,血糖控制尚可。11 月 30 日查空腹血糖 5.8mmol/L,餐后 2h 血糖 6.3mmol/L。1 周前查生化:血清肌酐 (SCr) 145μmol/L,血尿素氮 (BUN) 15.38mmol/L,血尿酸 (UA) 461μmol/L。有高血压病史 8 年,血压最高为 200/100mmHg。就诊时症见:乏力,下肢发凉、疼痛,大便干,2~3 天 1 行,夜尿 3 次,眠安,舌淡苔厚腻,舌底瘀,脉弦硬细数。血压 180/80mmHg。

[辨证] 肾阳不足,瘀浊内阻。

[治法] 温肾助阳,化浊祛瘀。

[处方] 附子泻心汤加减。

附子 15g(先煎 8h)　酒大黄 20g(单包)　黄芪 60g　丹参 30g　生山楂 30g　红曲 9g　威灵仙 30g　川牛膝 30g　钩藤 30g(后下)　天麻 15g　肉苁蓉 30g　锁阳 30g

上方加减服用 2 个月,患者乏力及下肢凉、痛显著好转,大便调,每日 1 行,SCr 130μmol/L,BUN 13.33mmol/L,24h 尿蛋白定量 2520mg,血压 190/100mmHg,舌淡,脉弦硬。前方去生山楂、威灵仙,加地龙 30g,1 个月后复诊,血压降为 145/80mmHg,SCr 124μmol/L,BUN 9.62mmol/L,24h 尿蛋白定量 1800mg,乏力基本消失,下肢凉十去其七,疼痛减轻一半,夜尿2次。

[按]本例患者糖尿病8年,血压长期处于较高水平,就诊时已见肾功能衰竭表现,辨为肾阳不足、瘀浊内阻证,同时又有浊热腑实之症,若治邪而遗正,瘀浊腑实不去则阳气难复,若单纯补阳,则邪实愈增,故以附子泻心汤加减以温肾助阳、化浊祛瘀。方中附子、黄芪温补脾肾阳气,大黄入血分散瘀滞并降浊通腑,余药共奏祛瘀导滞之功,使清浊复位,肾阳得温,选用熟附子,使辛热之药发挥温经扶阳之作用,故浊毒去而本阳复生。正如尤在泾所说:"寒热异其气,生熟异其性,药虽同行,而功则各奏,乃先圣之妙用也。"本方的煎服法应注意,选用制附子,并用文火久煎,口尝以不麻为度,以防中毒。

5. 糖尿病肾病(五)

患者,女,48岁。于2008年5月8日初诊。

患者17年前因头晕去本地医院检查发现血糖升高,诊断为糖尿病。口服降糖药物治疗,效果不佳,后改用胰岛素治疗,血糖控制仍不理想。现用诺和灵R:早6IU,中6IU,晚8IU;诺和灵N晚11IU。症见:双腿水肿,眼睑肿,面色萎黄,咳嗽有痰,痰中带血,腰酸痛,怕冷,左手麻木,眠差,多饮多尿,夜尿8次,大便调。查:餐后血糖18.2mmol/L,酮体(+ +),HbA1c 7.3%,UAER 33.31mg/min,BP 130/80mmHg。舌黯苔干少,舌底滞,脉细弦。

[辨证]阴阳两虚。

[治法]温阳化气,补肾滋阴。

[处方]金匮肾气丸加减。

附子15g 肉桂3g 熟地黄30g 山萸肉30g 茺蔚子30g 泽兰30g 泽泻30g 芡实30g 金樱子30g 水蛭粉6g 生大黄2g 黄连30g 干姜9g 知母30g 天花粉30g 14剂,水煎服,每日1剂,每剂分2次服用。

患者服上方13剂后复诊,双腿水肿症状显著改善,仍咳嗽但已无痰,上方加怀山药30g,葛根30g,续服28剂。

7月16日三诊查:空腹血糖3.8mmol/L、餐后血糖7.2mmol/L、HbA1c 6.8%、UAER 24.17mg/min、BP 110/70mmHg,双腿水肿症状

基本消失,夜尿 4 次/日,眠可。

[按]患者年逾七七,肾本不足,加之患病多年,久病及肾,肾气亏虚,统摄无力,则水泛为肿;封藏失司,则夜尿频多;其府不荣,则腰酸冷痛。肾之阴阳,互根互用,阳气之亏如此,其阴必不足。故用附、桂、地、萸,以阴阳双补,化气摄水。佐以茺蔚子、泽泻、泽兰利水活血消肿;芡实、金樱子补肾固脱摄尿;生大黄、水蛭粉活血通经利肾络。以上诸药共用,肾气得复,水循常道,夜尿减,水肿消。然水液旁蓄,久则浊气内生上泛,聚于中焦化热伤津,热聚津伤,血糖突升,查餐后血糖竟达 18.2mmol/L 之高。用连、姜、知、粉以泻火滋阴降糖,中焦热解津复,则糖得降,胃腑和顺,而眠得安。

6. 糖尿病肾病(六)

患者,女,69 岁。于 2007 年 7 月 12 日初诊。

患者 12 年前因呕吐住院治疗时发现血糖升高,诊断为 2 型糖尿病,开始口服达美康、糖适平、艾丁等药物,血糖控制不佳,空腹血糖9～10mmol/L,餐后血糖 10～11mmol/L。症见:双下肢水肿疼痛,全身乏力困倦,汗多而黏,睡眠可,二便调。查:生化:Glu 7.9mmol/L,Cr 75μmol/L,UA 199μmol/L,TG 1.7mmol/L,LDL 3.3mmol/L。肾功:UAER 13.61mg/min,TH 11.9mg/L,HbA1c 6.3%。双下肢中度凹陷性水肿,舌黯红、苔黄厚。

[辨证]血瘀气滞水泛。

[治法]活血利水行气。

[处方]当归芍药散加减。

当归 30g　川芎 12g　益母草 30g　泽兰 30g　泽泻 30g　怀牛膝 30g　地龙 30g　鸡血藤 30g　生大黄 2g　14 剂,水煎服,每日 1 剂,每剂分 2 次服用。

患者服药 14 剂后复诊,诸症状变化并不明显,但辨证同前,故仅于上方加黄芪 20g、黄柏 30g,续服 7 剂。

8 月 2 日三诊,患者双下肢疼痛及乏力有所改善,水肿明显减轻。

[按]水液不寻常道,溢于肌表,聚则为肿,散则为湿,故见水肿疼痛、乏力困倦、汗多而黏。患者年近七旬,肾本当亏,然合参四诊,其本

虚之象不显,而标实之症尤著,故先治其标。水蓄日久则经脉不利,经脉不利则血行不畅,患者舌黯苔黄厚亦为水蓄血瘀之据,治疗当突出水血并治。当归、川芎活血和血化瘀;益母草、泽泻、泽兰、怀牛膝利水活血消肿;地龙、鸡血藤通经活血通络。再加少量大黄,使药物之浊邪不能滞留肠腑,药得其用而腑得其安。二诊之时,水蓄更久,已化热伤气,但主症同前,故加芪、柏以图兼顾。

7. 糖尿病合并风湿性心脏病

患者,男,74岁。于2007年10月25日初诊。

患者主诉:发现血糖升高5年,伴心悸4年余。2002年体检发现空腹血糖8.0mmol/L,诊断为2型糖尿病,口服格华止、诺和龙,血糖控制不理想。发现风湿性心脏病、二尖瓣狭窄、间断房颤4年余,未系统治疗。刻下症见:胸闷心悸,易汗,眠差,梦呓或梦游,大便干结,1~2天1行,夜尿2~3次,行走无力,踩棉花感,左足前掌麻木疼痛,皮肤瘙痒,双腿偶尔抽搐,双下肢水肿,舌红少苔,脉结代。既往有高血压病史4年,血压波动在120~140/90~100mmHg之间。

[辨证] 肝肾不足,下焦湿热。

[治法] 补益肝肾,清热利湿。

[处方] 交泰丸加味。

生地黄45g 火麻仁30g 黄连30g 肉桂15g 天花粉30g 生牡蛎30g(先煎) 女贞子30g 猪苓30g 泽泻30g 金樱子30g 首乌藤30g 鸡血藤30g 土茯苓30g 川萆薢15g 威灵仙30g 秦皮15g 14剂,水煎服,每日1剂,每剂分2次服用。

二诊(11月22日):服药后足麻、下肢水肿好转,双下肢胫外侧偶有刺痛,视物不清,上午偶有心悸,服速效救心丸缓解,大便偏干,1~2天1行,小便可,夜尿2次,眠可,舌红少苔,中有裂纹,舌下青筋增粗色黯,脉结代。处方:玄参30g,生地黄30g,山萸肉30g,制首乌30g,猪苓30g,泽泻30g,天花粉30g,生牡蛎30g。14剂,水煎服。

三诊(12月25日):药后双下肢浮肿大减,足部发麻、疼痛均减轻,大便仍偏干,头晕,舌嫩红少苔,脉结代。血压130/90mmHg。处方:生地黄45g,山萸肉30g,火麻仁30g,郁李仁30g,猪苓60g,泽泻30g,

葛根30g,怀牛膝30g,地龙30g,天花粉30g。14剂。泡足处方:生麻黄30g,川桂枝30g,透骨草30g,生艾叶30g,川芎30g,生姜50g,大葱2根。用开水煮沸,凉至30℃,熏、蒸、洗双下肢。

四诊(2008年1月17日):药后头晕、静脉炎减轻,双下肢麻木减轻,夜尿2～3次,大便已正常,眠可,舌红,苔渐生,脉结代。现口服卡博平、诺和龙。查:空腹血糖6.1mmol/L,餐后2h血糖9.6mmol/L,UA 556.5mmol/L。处方:炙甘草45g,生地黄60g,火麻仁45g,阿胶珠9g,太子参30g,桂枝15g,秦皮30g,威灵仙30g,生姜3片。泡足处方:白鲜皮30g,地肤子30g,生麻黄30g,川桂枝30g,透骨草30g,艾叶30g,川芎30g,制草乌30g,制川乌30g。

五诊(2月21日):药后双足麻感减轻50%,双腿抽搐未见明显缓解,夜尿2～3次,大便每日1行,眠差,舌红苔薄,脉结代。四诊口服方去秦皮,加白芍45g,琥珀粉2g(冲),朱砂粉1g(冲),炙甘草改为15g。14剂。外洗方加白矾15g,樟脑15g。备用蜡矾丸。

六诊(5月8日):药后头晕、双足麻十去其八,舌红苔薄,脉结代,舌底黯红,舌下络脉怒张。查:空腹血糖7.8mmol/L,餐后2h血糖9mmol/L,BP 125/80mmHg。四诊方去秦皮、威灵仙,加天花粉30g,生牡蛎30g(先煎),鸡血藤30g,首乌藤30g,改为丸药调理。

后患者多次复诊,血糖控制平稳,胸闷、心悸症状基本消失,仅偶有发作,查心电图较前有改善。

[按] 本案体现了仝小林教授治复杂病分阶段的治疗特色。患者眠差、大便干结、血尿酸增高,均是导致血糖难以控制的重要因素,故为首诊调治要点。方选交泰丸交通心肾,现代药理研究表明黄连、肉桂不仅降血糖,还治疗心律失常;生地、麻仁滋阴通便;牡蛎重镇安神,收敛止汗,瓜蒌宽胸通痹;猪苓、泽泻、萆薢、土茯苓、威灵仙、秦皮,清化下焦湿热,消肿,降尿酸。二诊时,舌红少苔中有裂纹,选用生地、玄参滋补肝肾,增液行舟,生地、山萸肉相配,不仅可滋补肝肾,亦能降低血糖。三诊时,头晕、血压偏高,仝教授习用葛根、牛膝、地龙等调治。现代药理研究,葛根能直接扩张血管,有明显的降压作用,同时还能降低血糖。四诊时,重点治疗胸闷心悸、脉结代等风心病症状。按仲景所论,选用

炙甘草汤加减。其中生地、阿胶、麻仁,有润经益血、复脉通心之功,生姜、桂枝辛温走散,温心阳,通血脉,使气血流畅以助脉气接续,阴阳相合,共奏复脉之功。重用甘草(45g),生地黄(60g)能迅速养阴复脉。仝教授自拟泡足方皆为辛香温通之品,令局部发汗,改善下肢麻木不仁症状。后期若出现脚挛急,则用芍药甘草汤,酸甘化阴,收敛肝风。五诊用琥珀安神,朱砂泻心经邪热,镇心定惊。

8. 糖尿病合并早搏

患者,男,47岁。于2007年12月13日初诊。

患者主诉:发现血糖升高7年余,伴心悸5年余。2000年体检发现空腹血糖12.5mmol/L,口服二甲双胍、万苏平,血糖仍高。刻下症见:心慌心悸,足大趾麻木,视物模糊,右耳鸣响,阴雨天腰腿痛,小便淋漓不尽,时有口干口渴,有汗,舌黯,苔花剥,脉弦滑略数。既往有前列腺肥大史,嗜烟酒史。查心电图:频发室性早搏。空腹血糖9.2mmol/L,餐后2h血糖14mmol/L,HbA1c 9.4%。

[辨证]下焦湿热,阴分不足。

[治法]清热化湿,养阴生津。

[处方]当归贝母苦参丸加减。

当归15g 贝母15g 苦参9g 五味子9g 知母30g 黄连30g 葛根30g 天花粉30g 14剂,水煎服,每日1剂,每剂分2次服用。

二诊(2008年3月6日):药后饮水减少,小便次数减少,饥饿感明显改善,视物模糊明显好转,手脚关节疼痛减轻,但夜间身热感,时有心悸,心慌难忍,便稀,小便不畅,舌黯少苔,脉微滑数。查HbA1c 7.3%。处方:黄连30g,苦参15g,知母45g,黄柏30g,天花粉30g,生牡蛎30g(先煎),葛根30g,车前子30g(包)。14剂,水煎服。

三诊(4月10日):药后咽干好转,饮水量减少,关节痛消失,心悸、心慌缓解,大便转调,小便通畅,舌下有裂纹,脉弦。查HbA1c 6.8%。二诊方去车前子,苦参改为30g,加生姜5片,琥珀粉3g(冲)。14剂。

四诊(7月21日):5月开始服上方后腹泻,胃脘不适,胃胀,恶心欲吐。舌胖大色黯,苔腻,脉弦滑数。处方:黄连30g,苦参15g,干姜9g,黄芩45g,太子参30g,车前子30g(包)。7剂。

五诊(8月25日)：上方服后腹泻停止，胃脘不适消失，心悸明显缓解，自觉偶有早搏，夜间1～2次，舌黯苔薄，脉弦。查心电图：偶发室性早搏。四诊方去苦参、车前子，加制川乌、草乌各15g，川芎30g，麝香0.2g，制水丸，9g/次，3次/日。

后多次复诊，早搏未再发生，血糖控制理想。

［按］黄连、苦参相配是仝小林教授治疗早搏的常用药对；牡蛎、天花粉治疗糖尿病阴分不足；知母、黄柏配伍治疗更年期烘热(包括男性)。首诊中当归贝母苦参丸可化痰散结、清热燥湿、活血化瘀，治疗前列腺肥大。二诊用知母、黄柏坚阴泻火，治疗虚热。四诊以干姜黄芩黄连人参汤加减，治疗脾胃升降失常、脾寒胃热格拒，仝教授用此方治疗体瘦型糖尿病，黄连、黄芩苦寒燥湿和胃，佐干姜以防其寒中之患。五诊用川乌、草乌补火助阳，因其早搏发生在夜间，为阴盛阳不足以抗邪之故。

9. 糖尿病合并冠心病

患者，女，76岁。于2007年10月18日初诊。

患者主诉：发现血糖升高伴胸闷加重2月余。患者于2007年8月无明显诱因出现乏力，于当地医院检查时发现血糖升高，空腹血糖6.37mmol/L，餐后2h血糖13mmol/L，诊断为糖尿病。口服优降糖，但血糖控制不佳。刻下症见：胸闷气短，头晕，目胀，眠差，无口干、口渴，无手足麻木，夜间双下肢轻度浮肿，小便频数，大便可，舌下脉络淤滞，脉弦细湿数。既往冠心病30余年，现服复方丹参片；有高血压病40余年，现服硝苯地平。

［辨证］络脉瘀阻，肝肾不足。

［治法］通络祛瘀，补益肝肾。

［处方］六味地黄丸加减。

降香12g　丹参30g　熟地30g　山萸肉30g　怀牛膝30g　地龙30g　黄连30g　干姜6g　益母草30g　泽兰15g　泽泻15g　炒酸枣仁30g　五味子9g　14剂，水煎服，每日1剂，每剂分2次服用。

二诊(11月1日)：药后眠差，仍头晕，目胀，双下肢浮肿减轻，小便频多，大便稀，舌黯，脉弦。方选：丹参30g，降香12g，肉桂9g，淡附片

9g,芡实 30g,金樱子 30g,熟地 30g,山萸肉 30g,怀牛膝 30g,地龙 30g,黄连 30g,干姜 6g,益母草 30g,泽兰 15g,泽泻 15g,炒酸枣仁 30g,五味子 9g。14 剂,水煎服。

后以上方加减长期服用,患者心脏体征平稳,胸闷气短缓解,仅偶尔出现,血糖控制理想。

[按] 本案主要体现了仝小林教授重用主药治疗疑难病的用药特色。丹参重用至 30g,能有效祛瘀止痛;降香辛散温通,化瘀行血止血,与丹参相配是仝教授治疗糖尿病合并冠心病的常用药对;黄连苦寒,少佐干姜,去其寒性,留其苦味,重用至 30g,降糖效果明显。怀牛膝、地龙皆重用至 30g,有降低血压作用;益母草、泽兰、泽泻活血利水,亦能降压;炒枣仁、五味子酸敛安神;炒枣仁用于失眠时,宜从 30g 始,不效渐加,仝教授最大曾用至 180g,效果明显。另外,二诊中肉桂、附子引火归元、温肾助阳,熟地、山萸肉滋补肝肾、滋阴养血,阴阳双调;芡实、金樱子,即水陆二仙丹,塞因塞用,能固摄尿蛋白。

10. 糖尿病合并心衰

患者,女性,44 岁。

患者患糖尿病 20 年。既往有糖尿病肾病、脑血栓、高血压、痛风。就诊时见:胸闷喘憋,心慌气短,不能平卧,眠差,不易入睡,双下肢浮肿、疼痛,腹胀,双目失明,大便干,排便困难,小便量少,舌淡有齿痕,苔水滑,舌下络脉瘀滞,脉结代、沉略滑。曾进行强心、利尿、扩血管等西医常规治疗诸症无缓解。血压:135/80mmHg。实验室检查:血糖(空腹)5.3mmol/L,血糖(餐后 2h)6.7mmol/L,甘油三酯 2.51mmol/L,胆固醇 6.86mmol/L,尿常规:尿蛋白(+++);B 超示:左室松弛功能降低,二尖瓣轻度反流。

[辨证] 肾阳衰微,水气内停,经脉痹阻。

[治法] 温肾健脾化气,通阳利水止痹。

[处方] 真武汤加减。

制附片 30g(先煎)　干姜 30g　茯苓 150g　炒白术 60g　川桂枝 30g　肉苁蓉 60g　酒大黄 15g(包煎)　丹参 30g　急煎 1 剂,嘱分 4 次服用。

次日气短明显好转,遂予原方再进 14 剂,每日 1 剂,每剂分 2 次服用。

再诊时已能平卧,胸闷喘憋减轻 50%,症见:全身乏力,双下肢肿,腹胀振水声明显,食欲不振,舌淡苔腻,舌下瘀滞,脉沉细数。血压:140/90mmHg。上方附子增至 60g,加入葶苈子 30g,怀山药 60g,芡实 30g,水蛭粉 6g(分冲),患者遵医嘱服上方 14 剂,诸症均缓。

[按] 仲景在太阳篇用真武汤治疗太阳病误汗,转入少阴,乃为救误而设,少阴篇则用于治疗肾阳虚衰,水气不化,阳衰而不用四逆,缘于阳虚夹水,水盛而重用温阳。本案患者久病体衰,肾气不足,命门火衰,气不化水,故呈阳虚水泛之证。仝教授用真武汤化裁以温肾壮阳益气,气化则水行,水行则肿消。方用大辛大热之附子温肾助阳,化气布津,干姜协附子温肾化气,茯苓、白术健脾运湿,另有附子配桂枝,桂枝温通经脉,通阳化气,能化阴寒,四肢有寒疾,非此不能达,附子配之,取桂枝附子汤之意,用于通阳止痛。

11. 糖尿病合并胃轻瘫(一)

患者,女,35 岁。1 型糖尿病 20 年,间断性恶心呕吐 8 年。患者 1988 年发生酮症酸中毒,在某医院确诊为 1 型糖尿病,一直注射胰岛素治疗,血糖控制不理想。2000 年 8 月因流产而出现恶心呕吐,持续半年余,确诊为"糖尿病性胃轻瘫",后服中药,病情好转。2005 年流产,病情又有反复,发作持续 1 年半,辗转山西、北京各地,治疗效果不佳。2008 年 1 月行胆囊息肉切除术,术后再次复发持续性恶心呕吐,于 5 月 13 日于广安门中医院治疗。就诊时症见:面色无华,神疲倦怠,形寒肢冷,恶心呕吐繁作,呕吐物为胃内容物,食欲不振,胃脘部怕凉,自觉有凉感从心下上冲至咽喉,腹胀,矢气多,排气后腹胀缓解,腹泻,日 3~4 次,眠差,舌黯淡,苔白腻,脉沉细略弦。5 月 16 日眼底检查:双眼糖尿病性视网膜病变增殖期前期。

[辨证] 中阳不振,胃气上逆。

[治法] 温中散寒,和胃降逆。

[处方] 附子理中汤合苏连饮加减。

黑附片 30g(先煎 8h)　干姜 15g　红参 6g　炒白术 30g　黄连

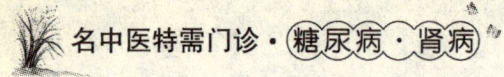

15g 苏梗6g 苏叶6g

患者服药3剂,即觉睡眠改善,呕吐停止,胃纳增加,精神转好,手足温,腹胀减,大便已2日未解,矢气多,胃脘部怕凉,仍觉有凉感从心下上冲至咽喉。观其舌质黯,苔微腻,舌底络瘀。续以原方加肉苁蓉45g,锁阳30g,水蛭粉9g(包煎)。

2008年5月26日三诊:患者胃凉及周身怕冷症状明显改善,大便1日1行,略干,腹胀亦较前缓解。上方肉苁蓉加至60g,水蛭粉加至15g,加川桂枝30g以加强温阳通便、温经祛瘀之力。

[按]本例患者恶心呕吐病时已久,脾胃运化功能已损伤殆尽,以致身体日渐消瘦,食欲不振,肢冷乏力,胃凉,腹胀泄泻,此乃脾肾亏虚,一派阳气衰败之象。故以附子理中汤之附子、干姜温中焦而祛里寒;红参补益脾气;白术健脾燥湿以止泻;合苏连饮以下气降浊,且干姜与黄连相伍,辛开苦降宣达结气,以消腹胀。需要注意的是,大剂量使用黑附片远超出常规剂量,黑附片有一定的毒性,常规用量为3~15g。叮嘱患者先煎足够长的时间,口尝没有麻木感再与他药同煎。长达8h的煎煮,黑附片的毒性被破坏,而温阳之性得以保留。此外配伍干姜、炙甘草、蜂蜜等均可以减轻其毒性,患者尽可放心服用。

12. 糖尿病合并胃轻瘫(二)

患者,女,38岁。于2008年4月28日初诊。

患者主诉:反复恶心、呕吐5年。患者于12年前无明显诱因出现多饮、消瘦、多尿,于某医院检查诊断为1型糖尿病,治疗药物诺和灵30R,日用量20单位,血糖控制一般。2002年开始出现恶心呕吐,反复发作,并诱发多次酮症酸中毒,严重时出现昏迷,诊断为糖尿病胃轻瘫,2003年10月开始带胰岛素泵治疗。就诊时症见:恶心,呕吐,反酸,腹胀,腹痛,喜热饮,纳差,眠差,舌质淡红,舌下脉络瘀滞,脉细弦涩。

[辨证]脾肾阳虚,胃失和降。

[治法]温补脾肾,和胃止呕。

[处方]附子理中汤合苏连饮加减。

淡附片30g 干姜30g 茯苓60g 苏叶9g 藿梗9g 黄连15g
白芍30g 炙甘草15g 红参15g 清半夏15g 14剂,水煎服,每日

1剂,每剂分2次服用。

2008年5月5日复诊:患者服上方14剂,效果明显,诸症好转。胃胀痛,喜按,喜热饮,反酸,口干,纳可,无呕吐,无腹胀,大便成形,2～3日1行。处方:黄芪建中汤加减。药用:黄芪45g,桂枝30g,白芍60g,炙甘草15g,附子30g,干姜30g,苏梗9g,藿梗9g,煅瓦楞子30g,14剂。

患者服上方14剂后,胃胀痛消失,无反酸,纳食正常,未出现呕吐、恶心等症状。

[按] 初诊时附子理中汤配苏连饮,即黄连与苏叶,黄连清降上冲之胃火;苏叶通降顺气,和胃降逆,加苏梗增强降逆之功,薛己在《湿热病篇》中曰:"肺胃不和,最易致呕。盖胃热移肺,肺不受邪,还归于胃。必用川连以清湿热,苏叶以通肺胃。"二方合用寒热并调,补泻兼施,使脾胃得和,升降复常,清浊归还本位,则呕吐、痞满得除。二诊时针对虚寒胃痛,予黄芪建中汤加减,温中补虚、缓急止痛,其治疗重点在于建中。

13. 糖尿病合并胃轻瘫(三)

患者,女,48岁。于2008年10月8日初诊。

患者主诉:发现糖尿病5年,胃气上逆半年。患者近半年胃脘部时常有气逆上冲感,常伴振水声,怕冷甚,大便不干,量少,多梦,腰酸,行走时间长则酸困难忍,无法继续行走,劳累后眼睑及下肢浮肿。舌质淡胖或舌边齿痕,舌苔白滑,舌底瘀滞,脉偏沉细无力。

[辨证] 脾肾阳虚,胃气上逆。

[治法] 温补脾肾,和胃降逆。

[处方] 附子理中汤。

附子15g(先煎4h)　生姜30g　茯苓60g　炒白术30g　红参6g(单煎兑入)　炙草15g　桂枝12g　服用7付,嘱疗效好则继续服用。

2008年11月19日服用上方28剂后,胃气上逆改善,振水声消失,浮肿乏力症状明显改善,大便不干,乳房胀痛甚,眼睑浮肿。2008年10月20日胃镜显示:反流性食管炎,慢性浅表性胃炎,病理显示:胃窦幽门型黏膜呈轻度慢性浅表性胃炎。10月8日方加入香附9g,佛手

9g,肉从蓉 15g,骨碎补 30g,补骨脂 15g,红参改为 9g,服用 14 剂,告愈。

[按] 阳虚不能蒸腾津液,气虚不能温化摄水,遂用温阳法健脾肾之阳、助气化祛水湿。取方附子理中汤,药用附子暖下,温肾阳,助气化,加桂枝为苓桂术甘汤之意,以助附子温阳化气利水。处方立意始终以扶下焦阳气和振奋脾阳为根本,故收效很好。二诊时加用肉从蓉、骨碎补、补骨脂以增强温肾助阳之力,加香附、佛手以助疏肝理气之功。

14. 糖尿病合并胃轻瘫(四)

患者,女,62 岁。2008 年 4 月 8 日初诊。

患者主诉:发现糖尿病 6 年,胃胀半年。近半年来胃胀、消瘦,遂来就诊。刻下症:胃胀半年,胃脘恶凉,无呃逆反酸,有排气,右眼视物模糊不清,纳可,睡眠可,大便不调,日 1 次,夜尿 1 次。脉沉滑,舌淡黯,舌体大有齿痕,舌底瘀。餐前血糖 7.4mmol/L,先后服用二甲双胍、拜唐苹等药物,血糖控制尚可,现已停药 1 年,明显消瘦,6 年间体重下降 15kg,现身高 160cm,体重 45kg。辅助检查:胃镜示慢性浅表性胃炎,HP(一),病理提示(胃窦)轻度慢性胃炎伴灶性腺体肠化。

[辩证] 脾肾阳虚,气滞中脘。

[治法] 温补脾肾,理气和胃。

[处方] 附子理中汤合枳术丸加减。

附子 9g　干姜 9g　炒白术 30g　枳实 10g　黄芪 30g　生薏仁 30g　黄连 3g　14 剂,水煎服,每日 1 剂,每剂分 2 次服用。

另予六味地黄丸每天 3 次,每次 1 丸含化。

2008 年 4 月 22 日二诊:患者诉大便较前好转,偶有大便不尽,现口略干,有上火感,咽部不适,有黄痰,胃胀同前,偶有呃逆,纳眠尚可。其脉数略弦,舌黯红,苔黄厚。患者服药后出现热证,稍有矫枉过正之嫌,故在上方基础上去附子,改干姜为 6g,黄连 9g,加槟榔片 9g,14 剂。患者服药后痊愈。

[按] 糖尿病胃轻瘫系指胃动力障碍、排空延迟,但不伴有机械性梗阻的一组综合征。临床症状为恶心、呕吐、上腹饱胀、嗳气、早饱、上腹痛、消瘦,严重影响患者的生活质量,常导致不可预测的血糖波动,加

剧病情恶化,中医多归属于"胃胀"、"痞满"、"呕吐"、"反胃"、"翻胃"、"胃缓"等范畴。附子理中汤为先后天并补之剂,方中以附子温补脾肾,人参补气益脾,白术健脾燥湿,甘草和中补土,干姜温胃散寒,人参微寒有刚柔相济之意,甘草调和上下最能缓中,五味相合,治疗中下焦虚寒,火不生土诸证。仝教授对于虚寒体质的糖尿病胃瘫患者,喜用附子理中汤加减化裁,且善将经方药对融会贯通,每获佳效。

15. 糖尿病性腹泻(一)

患者,男,34岁。因腹泻1年就诊。

患者有2型糖尿病病史6年,应用胰岛素治疗,平时空腹血糖控制在7mmol/L左右。1年前开始出现腹泻,每日大便1~5次,质稀,无臭秽,伴有腹中肠鸣,腰背冷痛,胃脘胀,喜热饮,纳差,阳痿,舌质黯,苔薄白,脉弦。

[辨证] 脾肾阳虚。

[治法] 温阳祛寒,益气健脾。

[处方] 附子理中汤加减治疗。

淡附片9g 干姜15g 红参6g(单煎) 炒白术15g 茯苓30g 枳实12g 葛根30g 怀山药30g

患者服药14剂后大便正常,余证均缓。

[按] 患者中虚有寒,升降失常,清浊相干,故致腹泻。健运失职,清气不升,浊气不降,气机阻滞,故胃脘胀,纳差。脾虚水液运化不利,留于胃肠则腹中肠鸣。脾阳虚衰,日久及肾,肾阳虚衰,命火不足,不能鼓动故而阳痿。肾阳虚,且腰为肾之府,故腰背冷痛。方中附子味辛,性大热,为补助元阳之主药,能升能降,能内达能外散,温通之中又具有收敛之力,善补命门相火,故治凝寒痼冷、肠冷泄泻。干姜大辛大热,温中祛寒;红参大补元气,补脾气之不足;白术燥湿健脾利水;枳实与白术健脾消胀;山药则益肾气,健脾胃,止泄痢;茯苓健脾利水;葛根鼓舞清阳之气上升;全方温补并行,使寒去阳复。

16. 糖尿病性腹泻(二)

患者,男,26岁。

有糖尿病病史5年,近1个月腹泻、胃脘痞满。患者平素怕冷,恶食生冷,且焦虑抑郁。近1个月劳累,工作压力大,出现腹泻,加重半个月,每日腹泻3~4次,服生冷刺激性食物时症状加重,伴胃脘痞满、腹中肠鸣、心烦失眠、面色㿠白,舌黯红,苔白,脉沉弦尺弱。

[辨证] 寒热错杂。

[治法] 寒热平调,健脾止泻。

[处方] 生姜泻心汤加减。

生姜30g　清夏15g　黄连15g　黄芩30g　诃子15g　炙甘草15g　茯苓60g

患者服药7剂后缓解而停药,3个月后复诊仍大便正常。

[按] 患者素体脾胃虚寒,怕食生冷,面色㿠白。由于劳累及情志不遂,忧思伤脾,进一步使脾胃功能失职,不能升清降浊,清浊不分,混杂而下变生泄泻。脾运化水液无权,水湿留于胃肠则腹中肠鸣,思则气结,日久化热,因脾胃居中焦,不能升降如常,故热聚于上,则心烦失眠。上下不通,升降失司,故胃脘痞满。因此治疗用生姜泻心汤加减平调寒热。方中生姜辛温,温胃和中散寒,宣散水气;半夏燥湿散结除痞;黄芩清热;黄连泻火燥湿;云苓健脾和胃,宁心安神,渗湿利水,利小便以实大便;诃子酸涩止泻,甘草缓急和中。全方苦辛并用以调节升降,补泻兼施,虚实兼顾。

17. 糖尿病性腹泻(三)

患者,女性,65岁。

患者发现糖尿病5年,未用任何降糖药物治疗,血糖维持尚可。大便次数多5年,就诊时大便每日1~3次,同时伴随怕热无多汗,自觉手足心热,口干乏力,头晕头痛,皮肤瘙痒,舌黯红,边有齿痕,苔薄白,脉沉细弦数。

[辨证] 湿热泄泻。

[治法] 清热利湿止泻。

[处方] 葛根芩连汤加减治疗。

葛根30g　黄连30g　黄芩30g　干姜6g　怀牛膝30g　天麻15g　地龙15g　柴胡9g

患者服药14剂后复诊,大便溏,每日2次,怕热、头晕头痛及皮肤瘙痒症状消失,予继用上方,黄连减为15g。

患者再服药14剂后大便正常。

[按] 患者脾失健运,水湿停聚,郁久化热,湿热之邪积于胃肠,使传化失常,故腹泻,舌黯红,边有齿痕,苔薄白,脉沉细弦数。热聚于内,易耗气伤津,故怕热,口干乏力,手足心热。热为阳邪,其性炎上,上扰神明,故头晕头痛。湿性黏滞,与热互结,留于肌表皮肤则皮肤瘙痒。方中葛根,味甘辛而性平,入脾胃经,既能解肌热,又能清肠热,还可升发脾胃清阳之气而止泻;柴胡亦能升阳,与葛根相配升阳而止泻;黄连味大苦,性寒而燥,如徐灵胎所说"黄连至苦而反至寒,则得火之味与水之性,故能除水火相乱之病,水火相乱者湿热是也……惟黄连能以苦燥湿,以寒除热,一举而两得焉。"黄芩味苦性凉,能清胃肠之热,坚阴以止泻;牛膝善引气血下注,能使浮越之热下行;天麻与牛膝相配可治阳热上扰之头晕头痛;地龙咸寒,可清热息风通络,治热邪上扰之头晕头痛。大队寒凉之品中用干姜则可顾护脾胃。

18. 代谢综合征(一)

患者,男,48岁。2007年5月3日初诊。

发现血糖升高1年,口服瑞格列奈片,疗效欠佳。既往有高血压病史10年,口服卡托普利片、硝苯地平缓释片降压,血压波动在232～144/100～90mmHg。就诊时症见:周身乏力,头晕,头重如裹,记忆力减退,睡眠可,口苦,纳差,小便可,大便略干,1～2日一行。舌质黯红,舌底络脉迂曲色黯,苔薄黄,脉沉细弦。化验检查示:尿酸466μmoL/L,肌酐83μmoL/L,尿素氮5.7mmoL/L,胆固醇6.57mmoL/L,24h尿蛋白定量1200mg/24h。尿常规示:尿糖、酮体(+),尿红细胞(+),尿蛋白(++)。

[辨证] 痰热互阻,气血壅滞。

[治法] 清热化痰,活血祛瘀。

[处方] 小陷胸汤合抵当汤加减。

瓜蒌45g 清半夏15g 生山楂45g 神曲9g 黄连45g 干姜9g 知母30g 黄芩30g 生大黄15g 水蛭9g 人参10g 茯苓60g

大黄用量依大便情况调整,并指导改变生活方式,西药治疗暂继续原方案。上方随症加减治疗1个月后复诊,体重下降约5kg,自感周身轻松,精力充沛,记忆力改善,食纳可,大便调,每日1~2次,无明显乏力、气短、口苦等,并自行停用瑞格列奈片,降压药继续应用,查空腹血糖5.4mmol/L,血压138/100mmHg,复查24h尿蛋白定量500mg/24h。

上方调整黄连用量至25g,加芡实30g,怀山药30g,金樱子30g。随症加减:如感胸胁不适、胃脘满闷,检查提示脂肪肝或胆汁淤积时加柴胡15g,枳实20g;头晕目眩,血压升高明显加怀牛膝20g,钩藤30g。

随访6个月,体重控制无反弹,糖化血红蛋白监测控制在5%左右,血压波动在128~138/90~100mmHg,血脂各项指标正常,血尿酸正常,24h尿蛋白定量500mg/24h以下,患者无明显头痛、乏力等不适主诉,自觉体力充沛,一般状况良好。

[按]代谢综合征患者多体态肥胖,古有"肥人多痰多湿,且多气虚",乃是中焦脾胃运化不健,水谷精微传输失常,多余的膏脂蓄积体内而成痰浊,痰浊壅塞而致肥胖。方选小陷胸汤合抵当汤加减,清热化痰、活血祛瘀。黄连、黄芩、大黄即三黄泻心汤直泻心肝之火,瓜蒌配半夏寒温并用、润燥相宜,共收清热化痰、宽胸散结之功;黄连与干姜相伍,辛开苦降,干姜防黄连苦寒败胃之弊;水蛭破瘀通经散结;生山楂、神曲合用消积化浊,减肥降脂;人参祛邪且兼顾本元。前后用药30余剂,随症调整大黄、黄连等苦寒之品用量,患者感神清气爽,且血糖、血脂、尿酸等各项生化指标正常。

19. 代谢综合征(二)

患者,男,39岁。于2009年9月7日初诊。

主诉:发现血糖升高1年,血尿酸升高半年。患者于2008年9月体检时发现FBG 7.46mmol/L,未治疗。2009年6月23日查FBG 11mmol/L,PBG 18mmol/L,口服比格列酮1片,每日1次,格列美脲4片,每日1次。现症见:乏力,偶有胃痛、胃胀,纳可,眠差,偶有失眠,二便调。舌质黯红,舌底滞,苔黄厚腐腻,脉沉滑。2009年8月30日查HbA1c 5.8%,FBG 5.4mmol/L,PBG 8.3mmol/L,UA 647mmol/L,TG 8.87mmol/L,CHO 4.51mmol/L。

［辨证］痰热互结,气滞血瘀。
［治法］清化痰热,行气活血。
［处方］小陷胸汤加减。

黄连 30g　清半夏 15g　瓜蒌仁 30g　枳实 15g　赤芍 30g　酒军 3g　炒枣仁 30g　红曲 15g　威灵仙 30g　生姜 3 片　30 剂,水煎服,每日 1 剂,每剂分 2 次服用。

2009 年 10 月 12 日二诊:服药 30 剂。患者停用西药,失眠明显好转,仍时有胃胀,纳可,二便调。2009 年 10 月 8 日查 HbA1c 5.3％,FBG 4.3mmol/L,PBG 6.03mmol/L,UA 480mmol/L,TG 2.93mmol/L,CHO 4.37mmol/L。上方去赤芍,加厚朴 15g,苍术 30g,30 剂。

2009 年 11 月 23 日三诊:服药 30 剂,胃胀消失,纳眠可,二便调。2009 年 11 月 9 日查 HbA1c 5.4％,FBG 3.87mmol/L,PBG 5.3mmol/L,UA 412mmol/L,TG 1.22mmol/L,CHO 4.31mmol/L。处方:黄连 45g,清夏 15g,瓜蒌仁 30g,生山楂 30g,红花 15g,红曲 30g,威灵仙 30g,酒军 15g,化橘红 30g,赤芍 30g。免煎剂,9g,每日 3 次,服 1 个月。

2009 年 12 月 28 日四诊:服免煎剂 1 个月。2 周内吃了 5 次海鲜,纳眠可,二便调。2009 年 12 月 18 日查 HbA1c 5.2％,FBG 4.07mmol/L,PBG 5.7mmol/L,UA 794mmol/L,TG 1.41mmol/L,CHO 3.94mmol/L。上方去赤芍、化橘红,红曲减至 3g,加秦皮 30g,免煎剂,9g,每日 3 次,服 1 个月。

2010 年 1 月 25 日五诊:服免煎剂 1 个月。无明显不适,纳眠可,二便调。2010 年 1 月 12 日查 FBG 5mmol/L,PBG 5.2mmol/L,UA 359mmol/L,TG 0.90mmol/L,CHO 4.15mmol/L。予大黄黄连泻心汤加减,酒军 30g,黄连 120g,红曲 30g,威灵仙 45g,生山楂 120g,红花 30g。水丸,9g,每日 3 次,服 3 个月。

后患者多次复诊,血尿酸及血糖一直稳定于正常水平。

［按］单纯血尿酸升高,中医文献无明确记载,目前普遍认为其好发人群肥胖多痰、嗜食肥甘厚味,致湿、热、痰、瘀、毒邪痹阻、沉积而形

成。仝教授认为患者早期过食肥甘厚味,碍胃滞脾,导致中满,以"食郁"为先导的六郁是中满转变为内热的基础,"郁"发展至一定阶段必然"郁而化热",故中满内热是基本病机,开郁清热为其治法。

20. 糖尿病合并不安腿综合征(一)

患者,女,61岁。

主诉:血糖升高14年,双下肢不适,抽搐不安1年余。于6年前开始胰岛素治疗,现以诺和灵50R早10IU、晚8IU皮下注射以控制血糖。初诊症见:双下肢不适感,抽搐,夜晚尤甚,天亮前腿部肌肉抽搐成团状,疼痛至哭,持续时间约30min,活动或按揉后减轻,四肢凉,此症状已持续1年余。双下肢发软,行动无力,头发易脱落。大便偏干,2~3日1行,小便可,夜尿1~2次,眠佳。脉偏沉细数,舌苔白厚腐,舌底瘀。吸烟30年,不饮酒。查:FBG 9.9mmol/L。

[辨证] 血虚寒凝,经络痹阻。

[治法] 温经通络,活血散寒。

[处方] 芍药甘草汤合黄芪桂枝五物汤、大乌头汤加减。

白芍30g 炙甘草15g 制川乌15g(先煎) 制草乌15g(先煎) 黄芪30g 川桂枝30g 鸡血藤60g 三七9g 酒大黄9g(单包)

二诊:服药1月后未再出现腿部肌肉抽搐,足趾可活动,四肢末端发凉明显改善,效不更方,继用芍药甘草汤合黄芪桂枝五物汤、大乌头汤加减。上方加黄连30g,干姜6g,三七15g,白芍、制川草乌、黄芪剂量调整为白芍45g,制川草乌各30g,黄芪60g。余药不变,守方继服1个月。

随访2个月,未出现腿部肌肉抽搐症状,继服中药控制血糖。

[按] 患者年逾六旬,加之久病,肝肾虚衰,气血不足,又逢风寒湿邪客于经脉,阻滞经络,阳气不得布达通行,筋肉失养,而见四肢凉、双下肢发软、乏力。寒主收引,寒邪侵犯筋肉则筋肉挛急、疼痛,活动后或按揉减轻。方用白芍养血敛阴、柔肝止痛;甘草缓急止痛、调和药性之功,二者配伍,酸甘化阴,敛阴血,缓急止痛;黄芪、川桂枝、鸡血藤、三七养血活血通络,为血痹虚劳之专方;黄芪益气健脾,川桂枝温阳通络,鸡血藤、三七既能养血,补血虚之弊,又有活血通络之功;制川草乌温经通

络,治寒凝经络,为肢体疼痛之要药;酒大黄活血通便,诸药合用,共奏益气养血、温经通络之效。二诊腿部肌肉抽搐消失,症状改善,效不更方,增加主药用量,并加黄连、干姜增强降糖之力。

21. 糖尿病合并不安腿综合征(二)

患者,男,37岁。

主诉:血糖升高4个月,左下肢静息痛半年余。现服用二甲双胍肠溶片2片,每日3次,阿卡波糖胶囊2粒,每日3次及中药治疗,血糖控制平稳。刻下症见:左下肢酸痛,左侧臀部酸痛,静息痛,行走时缓解,眠不实。大便干,2日1行,夜尿2～3次,夜间多汗。纳可,乏力,口周生小疮。脉沉略弦,舌质黯苔少,舌略胖。查 FBG 5.94mmol/L,PBG 9.5mmol/L。

[辨证]肝肾不足,血虚络痹,筋脉失养。

[治法]柔肝舒筋,养血通络,益气温阳。

[处方]芍药甘草汤合黄芪桂枝五物汤加减。

白芍30g 炙甘草15g 黄芪30g 川桂枝30g 鸡血藤60g 当归30g 黄连30g 生姜3大片

二诊:服药1个月后,左下肢疼痛、静息痛较前略有好转,乏力消失,自觉肌肉松弛。FBG 5.87mmol/L,PBG 6.4mmol/L。处方以芍药甘草汤合当归补血汤加减:白芍45g,炙草15g,黄芪30g,当归12g,知母15g,煅龙牡各30g(先煎),炒枣仁90g,肉桂30g,山萸肉15g。

三诊:左下肢痛好转100%,睡眠好转50%～60%,双下肢皮肤瘙痒、多汗好转100%。FBG 5.9mmol/L,PBG 6.4mmol/L,守上方重用炒枣仁120g,去煅龙牡、肉桂、山萸肉、知母,加白鲜皮30g,地肤子30g,黄柏30g,生姜5大片。

四诊:腿痛略有反复,眠佳,皮肤瘙痒基本消失,余无明显不适。FBG 6.7mmol/L。处方:白芍45g,炙甘草15g,当归15g,黄芪20g,黄连15g,黄芩30g,山萸肉15g,肉桂9g,生姜3片。

14剂后,腿痛消失,无明显不适。开始服水丸巩固疗效。随访3个月腿痛未犯。

[按]患者素体虚弱,肝肾不足,气血亏虚,失于濡养固涩则见乏

力,夜尿频多,夜间多汗。治宜柔肝舒筋,养血通络,益气温阳,以芍药甘草汤合黄芪桂枝五物汤加减治疗。糖尿病合并不安腿,证属本虚标实,燥热内结,营阴被耗,煎灼津液,气血亏虚,风寒湿邪乘虚而入,客于皮肤肌腠,阻膈脉络,气血瘀滞,肌肉经络失养而致小腿酸困不适、疼痛等症。临床主要特点为"抽搐挛急"、"疼痛"、"麻木感"以及小腿发凉等。临证时当根据其辨证要点,以芍药甘草汤为基础方,加减论治。仝教授在临床广泛用之于治疗各种拘挛、疼痛,白芍用量常达 30～120g,疗效显著,尤其对糖尿病引起的不安腿综合征,屡获良效。

22. 糖尿病末梢神经病变(一)

患者,女,71岁。于 2008 年 8 月 18 日初诊。

患者有血糖升高病史 20 余年,一直服用降糖西药控制血糖,2004 年开始使用胰岛素泵,糖化血红蛋白控制在 6%～7%。刻下:两足大趾瘀黑,阵发性疼痛,双下肢发凉,易感冒,时有心悸,胸闷,气短,头晕,健忘,口干欲饮,尿少,有泡沫,偶有手足麻木,手臂刺痛,舌淡,舌底瘀,苔白微腻,脉沉细。

[辨证]气阴两虚,络脉寒瘀内结。

[治法]益气养阴,温经通络,散寒祛瘀。

[处方]自拟泡脚方。

生麻黄 30g　桂枝 30g　艾叶 30g　透骨草 30g　川芎 30g　葱白 2 根　生姜 50g　14 剂,每日 1 剂,水煎泡脚,每日 1 次。

二诊:患者双足拇趾黑甲减轻,趾甲生长加快,疼痛消失,双下肢仍发凉,大便干结,夜尿 2 次,眠差。上方加制川乌、制草乌各 30g,连续泡脚半年。

三诊:双足拇趾黑甲大有好转,双下肢仍发凉、浮肿,乏力,大便干,需服通便药,夜尿 1～2 次。上方加桃仁 15g,葱白改为 4 根。连续泡脚 4 个月后,双足拇趾黑甲消失,留紫痕,双下肢发凉好转,双下肢浮肿好转。

[按]本案为气阴两虚、寒瘀阻络之证。患者因病久气虚,无力推动血液运行,致血行凝滞,脉道瘀阻;加之年老体衰,正气不足,风寒湿邪易侵,阻塞经络,气血运行不畅,故见两足大趾瘀黑、阵发性疼痛、下

肢凉,故治以益气养阴、温经通络、散寒祛瘀。方中麻黄温通发散,气味轻清,外可宣透皮毛腠理,内可深入积痰凝血;桂枝温经通脉、通阳化气;艾叶和葱白有温经通络散寒的作用;川芎可行气活血、祛风止痛。诸药合用,可疏通络滞、温经通络。二诊时患者络脉寒湿尚盛,故原方加入制川乌和制草乌。两药辛热,性猛力宏,可搜剔筋骨风寒湿邪,以温经祛寒止痛,与麻黄相伍,能加强祛风除湿、散寒止痛之效。

23. 糖尿病末梢神经病变(二)

患者,男,61岁。2009年3月4日初诊。

患者有血糖升高病史5年余。刻下:下肢麻木、皮肤瘙痒、稍肿,全身乏力,眼睛干涩,纳可,大便1~2次/日,舌淡紫,舌底瘀,苔薄黄,脉沉略弦数。肌电图示双足轻度糖尿病周围神经病变。

[辨证]脾气虚弱,痰瘀阻络。

[治法]益气养血,化痰通络。

[处方]黄芪桂枝五物汤合抵当汤加减。

黄芪45g 桂枝30g 白芍30g 鸡血藤30g 酒大黄3g 水蛭粉3g 黄连30g 生姜2片 水煎服,每日1剂。

同时,外用自拟泡脚方:

生麻黄30g 桂枝30g 生艾叶30g 透骨草30g 生姜15g 葱白4根 每日1剂,水煎泡脚。

患者服上方2月余及连续泡脚3月余后,下肢麻木和皮肤瘙痒好转,全身乏力好转,上半身汗多,眼睛干涩,纳眠可,大便黏。下肢血管B超示双足背动脉硬化伴斑块形成,右股静脉轻度反流。于上内服方加莪术15g,海藻30g。外用泡脚方不变。

继续治疗3月余后,下肢麻木及瘙痒好转,乏力改善。

[按]本案属脾气虚弱、痰瘀阻络之证。乃病久气虚,无力推动血行,血流瘀滞不通所致。仝教授运用自拟泡脚方与内服方结合治疗。内服方中黄芪大补脾气,可补虚通络;桂枝辛温,温经通络,更助黄芪温阳强卫;白芍养血敛阴、缓急止痛;桂枝与白芍相伍,辛酸并用,一散一收,开痹通络,发散而不伤正;鸡血藤养血活血通络,更助白芍濡络;水蛭粉和酒大黄活血通络。外用泡脚方疏通络滞、温经通络。复诊时B

超示下肢动脉斑块已形成,故内服方中加莪术破血逐瘀、海藻软坚散结。仝教授治疗痰瘀互结的糖尿病合并动脉斑块形成时,经常使用该药对,屡获效验。患者经内服和外用药治疗半年后,诸症改善。

参 考 文 献

1. 魏军平,周丽波.2型糖尿病患者体型与症候特点研究.中华中医药学刊. 2007,25(12):2653～2655
2. 《糖尿病中医防治指南》编写组.糖尿病中医防治指南.北京:中国中医药出版社,2007
3. 刘霞.仝小林教授治疗2型糖尿病临证经验总结.中医学专业硕士学位论文, 2009:24～48
4. 周水平,仝小林,徐远.络病的基本概念与病理特点探析.中医药学刊,2002, 20(6):724～727
5. 贾瑞馨,彭定国.仝小林治疗糖尿病经验.中医杂志.2010,51(10):141～142
6. 张晓英,牟善初.现代老年肾脏病学[M].北京:人民军医出版社,2002
7. 周强,仝小林.经方新用之仝小林教授运用半夏泻心汤医案四则.中医药信息.2010,27(4):11～13
8. 缪希雍.《先醒斋医学广笔记·吐血》.上海:上海科学技术出版社,1959
9. 周丽波,李敏.仝小林诊治2型糖尿病痰热互结证临证心得.辽宁中医杂志, 2010,37(8):1582
10. 仝小林,李洪皎.试论现代中药药理研究成果的临床回归.江苏中医药. 2008,40(3):16～17
11. 海莹宇,张建祈.中草药活性成分对实验性糖尿病降糖效果的研究进展.东南大学学报(医学版),2003,22(6):429
12. 贺玉琢译,大黄的药理药效[J].国外医学·中医中药分册,1992,14(3):17
13. 魏建冬,黎磊石.大黄治疗大鼠系膜增殖性肾炎的实验研究[J].中华内科杂志1997,36(2):87
14. 王启慈.糖尿病单味中药作用机理研究概述.安徽中医学院学报,1999,19 (4)55～61
15. 王霞.仝小林教授论老年肾功能减退的辨治思路.中医药学刊,2005,23 (11):1949～1950

16. 周丽波,潘秋.附子类方治疗糖尿病并发症验案举隅.辽宁中医杂志,2010,37(6):1130～1131
17. 周丽波,李宝珍.仝小林教授运用附子理中汤治疗糖尿病胃轻瘫验案举隅.第十二届全国中医糖尿病大会论文汇编:311～314
18. 周丽波,李宝珍.仝小林辨治糖尿病性腹泻经验.辽宁中医杂志,2009,36(8):1273～1274
19. 周丽波,李宝珍.仝小林教授治疗代谢综合征经验.河北中医.2009,31(5):645～646
20. 周源,夏乐.仝小林教授运用附子理中汤治疗糖尿病胃轻瘫验案举隅.第十二届全国中医糖尿病大会论文汇编:65～68
21. 赵林华,刘文科.仝小林辨治糖尿病合并不安腿综合征验案两则.中国中医基础医学杂志.2010,16(4):340～341
22. 金末淑.仝小林治疗糖尿病末梢神经病变验案举隅.中国中医药信息杂志.2011,18(2):93～94

(张　敏)

特诊 赵进喜

赵进喜，河北省肥乡人。医学博士、教授、主任医师、博士研究生导师。1989年至1992年，于天津中医学院第一附属医院攻读内科硕士学位，师从天津名医黄文政教授，从事中医内科肾脏病的临床和科研工作。1992年至1995年，在北京中医药大学攻读内科博士学位，师从著名中医内科学家王永炎院士、著名肾病糖尿病专家吕仁和教授和著名肾脏病理专家魏民教授，从事中医药治疗糖尿病肾病的临床和科研工作。1995年8月至今，在北京中医药大学东直门医院从事内科糖尿病肾病临床科研和教学工作。兼任世界中医药联合会糖尿病分会秘书长、中华中医药学会糖尿病学会副主任委员、《中医杂志》特约编审、《糖尿病之友》编委、《糖尿病天地》副主编。

一、医论医话

赵进喜教授主张应用张仲景三阴三阳辨证的方法治疗糖尿病及其并发症，结合体质学说，认为最容易发生糖尿病的体质类型当为阳明体质、少阴体质、少阳体质、厥阴体质、太阴体质，并提出辨体质、辨病、辨证"三位一体"辨证模式。赵进喜教授认为阴虚燥热是贯穿糖尿病病程始终的基本病机，络脉瘀结是糖尿病微血管并发症发生、发展的病理基础，治疗上强调协调肝脾肾三脏功能。赵教授尤善治疗糖尿病肾病，主张从痰瘀互结立论治疗糖尿病，并对糖尿病肾病进行分期分型辨证，基于"本虚定证型，标实定证候"的原则，把糖尿病肾病早期分为三型六候，中期分为三型八候，晚期分为三型十二候。

(一)体质"从化"辨治糖尿病

赵进喜教授在临床对于糖尿病及其并发症的辨证治疗特别重视体质辨证。早在《黄帝内经》时代,中医学就对体质与糖尿病及其并发症发生发展的关系有较深的认识。传统中医认为,糖尿病属于"消渴病"范畴,消渴病病机多阴虚为本,燥热为标。而《黄帝内经》论"消渴病"发生发展,则认为与体质因素、过食肥甘厚味、情志因素、药石所伤、风邪外感等多方面因素有关。《素问·奇病论》曰:"有病口甘者,病名为何?何以得之?岐伯曰:此五气之溢也,名为脾瘅……肥者令人内热,甘者令人中满,故其气上溢,转为消渴。"《灵枢·五变》云:"余闻百疾之始期也,必生于风雨寒暑,循毫毛而入腠理,或复还,或留止,或为风肿汗出,或为消瘅,或为寒热,或为留痹,或为积聚。"对于糖尿病发病,《黄帝内经》在强调过食肥甘,变生内热,可发生脾瘅,转为消渴的同时,更以匠人伐木做比喻,强调体质因素直接有关发病。而对于"消瘅",即糖尿病多种并发症,《黄帝内经》还有"肾脆则善病消瘅易伤"、"肝脆善病消瘅易伤"之论,提示不仅糖尿病发病与体质因素有关,既病之后,发生何种并发症,也与体质相关。

不同体质形成的原因缘于人体生理功能的不平衡。对于人群体质的分类方法,在《黄帝内经》就有两种分法。一是《灵枢·阴阳二十五人》以五行学说为指导,把人群体质划分为木、火、土、金、水 5 大类,是因为人体内五脏系统生理功能不平衡,决定了人群体质可划分为木、火、土、金、水 5 个类型。一是《灵枢·通天》以阴阳学说为指导,把人群体质划分为太阴、少阴、太阳、少阳和阴阳和平 5 大类,是因为人体内阴阳多少不同,构成了阴阳体质分类之异。张仲景《伤寒论》三阴三阳体质分类,则在《黄帝内经》阴阳体质分类思路启发之下,又有进一步发展。《道德经》有"道生一,一生二,二生三,三生万物"的说法,是"二生三"的思维方式。张仲景《伤寒论》论三阴三阳也是这种"二生三"的思路。在《伤寒论》一书中,张仲景基于阴阳学说,首先对人体生理功能,进行了一种不同于五脏五系统学说的另一层次的划分,把人体生理功能划分为三阴三阳 6 个生理系统。同时,又根据人体三阴三阳 6 大生理系统功能不平衡,把人群体质划分为三阴三阳6个类型。即太阳体质、阳明体质、少阳体质、太阴体质、少阴体质、厥阴体质。体质从化在外感病和内伤杂病发生发展过程中地位同样重要。中医学自古就非常重视体质在疾病发生发展中的重要作用,早在《黄帝内经》就有比较系统的认识。其后,医圣张仲景以及后世叶天士、薛生白、章虚谷等医家对体质现象均有大量论述。《伤寒论》云:"病有发热恶寒者,发于阳也;无热恶寒者,发于阴也。""发于阳"、"发于阴",即发于阳盛体质和阴盛体质之人。阳盛之人,感受外邪,阳气奋起抗邪,故发热恶寒;阴盛之人,感受外邪,阳气无力抗邪,故无热无寒,实际上就是在强调体质从化之理。认为体质不同,感受外邪后,外邪作用于人体,病邪从化也不同,所以临床表现不同,进一步发展,预后转归也会有别。即所谓"从化",就是指病情随体质而变化。章虚谷《医门棒喝》所谓"邪之阴阳,随人身之阴阳而变也",即认为六气之邪,有阴阳的不同,其伤人也,又随体质阴阳强弱变化而为病。清代名医薛生白《湿热病篇》基于《黄帝内经》"实则阳明,虚则太阴",论外感湿热病邪"实则随阳化随燥化而归阳明,虚则随阴化随湿化而归太阴",也是强调体质胃实和脾虚在湿热病发生发展过程中的重要地位。其实,外感病如此,糖尿病等内伤杂病也同样存在体质"从化"的问题。过嗜甘肥、情志失调、过嗜醇酒等致病因子作用于不同体质,由于体质"从化"不同,发生糖尿病后可表现为不同的中医证候,进一步发展则可能出现不同的并发症,包括大血管病变如冠心病,微血管病变如糖尿病肾病、糖尿病视网膜病变等。不同致病因子伤人,因体质而"从化",因体质而发病,而为不同证候,并表现为相应舌脉症征。此即所谓体质"从化"学说。现代中医论糖尿病治疗,或从脾论治,或从肾论治,或从肝论治,或从痰湿论治,或从血瘀论治,仁智各见。所以如此,除与医家知识领域、临床体会不同有关外,与缺乏糖尿病及其并发症中医证候学研究基础以及医家普遍对体质因素在糖尿病及其并发症发生发展中的重要作用认识不足也有关系。

长期以来,基于《黄帝内经》、《伤寒杂病论》相关认识,结合临床实际,赵进喜教授及其团队观察发现:糖尿病患者以阳明胃热、少阴阴虚体质较为多见,也可见于厥阴肝旺体质、少阳气郁体质、太阴脾虚体质。

不同致病因子,作用于不同体质的人,是因为体质"从化"不同,才导致了糖尿病发病后表现为不同的证候,出现不同的舌脉症征,同时还是因为体质"从化"不同,才导致了糖尿病进一步发展,发生不同并发症,并表现为不同证候。因为有这样的体质,才易患这种疾病,因为有是病,故而有是证。认为辨体质是辨病辨证的基础,辨病是辨证紧密联系的环节,辨证是决定选方用药的关键,此即所谓"辨体质、辨病、辨证三位一体"辨证模式。而张仲景《伤寒论》的三阴三阳辨证方法,就是在三阴三阳六系统病变基础上,参照患者体质类型所进行的方剂辨证,实际上就是一种"辨体质、辨病、辨证三位一体"辨证模式,所以最能突出中医学特色和优势。观察发现:阳明胃热体质发生糖尿病后,多表现为多食易饥、烦热口渴、大便干结等胃肠结热证,多为增液承气汤证、大黄黄连泻心汤证,进一步发展容易继发糖尿病胃肠病变等;少阴阴虚体质发生糖尿病后多表现为腰膝酸软、疲乏无力、夜尿频多等阴虚肾亏证候,多为六味地黄丸证、肾气丸证、生脉散证,进一步发展容易并发糖尿病肾病等;厥阴肝旺体质发生糖尿病则常伴有高血压,多表现为头晕目眩、头痛烦热、性急易怒等肝阳上亢证候,多为天麻钩藤饮证、建瓴汤证,进一步发展容易并发糖尿病脑血管病变、眼病等;少阳气郁体质发生糖尿病则常伴有高血压,多表现为头晕口苦、咽干烦热、胸闷抑郁等气郁化热证候,多为四逆散证、小柴胡汤证、逍遥散证等,进一步发展容易并发糖尿病视网膜病变、糖尿病胃轻瘫、妇女月经病等;太阴脾虚体质发生糖尿病,多表现为乏力体倦、肢体沉重、食少腹满、便溏等脾虚湿困或兼湿热中阻证候,多为参苓白术散证、芩连平胃散证、四妙丸证等。体质"从化"不同,决定了中医证候的不同和发生并发症的倾向性不同。所以,具体治疗方法和选方用药也不同。所谓辨体质、辨病、辨证三者实际上是相统一的。以其重视体质,最能体现"治病求本"的精神;重视辨病,强调糖尿病及其并发症发生、发展的基本病机;重视辨方证,强调有是证用是方,用药针对性强,最能突出中医治病个体化治疗的优势,临床用于糖尿病及其多种并发症的防治,常可取得较好疗效。特别是对于有可能发生糖尿病的人群,如果能根据具体体质类型,给予针对性的预防措施,更可以降低糖尿病发病率。如针对典型阳明胃热体质的糖尿病患者,常给予清泄方(黄连、大黄等),针对典型少阴阴虚体质的糖尿病患者,常给予清滋方(生地、黄连等),针对典型厥阴肝旺体质的糖尿病患者,常给予清降方(黄芩、珍珠等),针对典型少阳气郁体质的糖尿病患者,常给予清解方(柴胡、黄芩等),针对典型太阴脾虚体质的糖尿病患者,常给予清补方(苍术、黄连等)干预,观察治疗前后患者中医证候、血糖、血脂、胰岛素抵抗指数等检测指标的变化,确实具有较好疗效。而对于有可能发生心脑血管病、视网膜病变、糖尿病足并发症的患者,如果能参考具体体质类型,应用"辨体质、辨病、辨证三位一体"辨证模式,辨证选方用药,则可以降低糖尿病多种并发症的发病率。初步显示出了三阴三阳辨证方法和辨体质、辨病、辨证"三位一体"辨证模式的实际应用价值。正所谓"未病先防","既病防变","防治结合","寓防于治"。

(二)立足经典,结合临床,再探病机

1. 阴虚燥热是贯穿糖尿病病程始终的基本病机

口干多饮、多食易饥、多尿、消瘦是糖尿病的典型症状,为阴虚燥热证的常见症状。多数糖尿病患者在患病过程,尤其是血糖居高不下的情况下会出现上述症状。实际上,阴虚燥热病机贯穿糖尿病发生发展的始终,即使表现为阳虚者,见精神不振、面色淡白、畏寒肢冷、大便溏薄、小便清长、脉或沉或弱或迟而无力,往往也以阴虚为基础,先表现为舌红而少津液,或先出现五心烦热、消瘦盗汗、咽干口燥后出现畏寒肢冷、倦怠懒言、舌淡脉弱等症状。临床上常为两者兼见,表现为阴阳两虚证。应该注意的是:糖尿病存在阴虚燥热病机,不一定要表现出阴虚燥热证候,正所谓"有则求之,无则求之"。临床治疗中如过用辛温燥烈,往往导致病情加重,必须时时注意顾护阴液、养阴润燥。赵教授认为谨守糖尿病阴虚燥热病机常常是治疗取效的关键。

2. 壮火食气、邪毒伤正是引起糖尿病及其并发症发生、发展的重要环节

糖尿病患者在阴虚燥热证的基础上常表现出形体肥胖、倦怠乏力、少气懒言、腹胀纳呆等气虚症状,气虚证的产生多由于火热毒邪耗气伤阴所致，临床上气阴两虚证候非常常见，与现代医学的胰岛素抵抗综合征临床表现具有一定程度上的一致性。胰岛素抵抗伴随人们饮食热量摄入的增多和体力劳动的减少而患病率日益增多，在糖尿病尤其是2型糖尿病发生发展中，具有非常重要的作用。现代医学认为：胰岛素抵抗是糖尿病、高脂蛋白血症、高血压和肥胖的共同基础，高血糖和高胰岛素血症为其突出特点。胰岛素抵抗与中医热毒伤阴、阴虚火旺等证候在病情发展变化和临床表现方面具有相似的特点，高胰岛素血症、高血糖、游离脂肪酸增多损伤胰岛β细胞功能与中医学的"壮火食气"理论具有一定程度上的一致性。《内经·阴阳应象大论》"壮火食气……壮火散气"及《备急千金要方》"脯炙盐咸……不离其口……三焦猛热，五脏干燥……在人何能不渴"与消渴病由火毒内盛，伤阴耗气，致气阴两虚，阴阳两虚非常一致，从病程和临床表现上看，这一过程与高热量饮食—胰岛素抵抗—高胰岛素血症—糖脂代谢紊乱—糖脂毒性损害—糖尿病的进展过程非常近似，因此有理由认为"壮火食气、毒邪伤正"病机在糖尿病胰岛素抵抗的发病和病程进展中占有重要地位。糖尿病一旦诊断，持续高血糖的毒性作用可损伤胰岛β细胞功能，胰岛β细胞功能则将不断下降，直至失去功能，被迫接受胰岛素替代治疗。正所谓热毒伤正，壮火食气。糖尿病患者正气不足，更易合并感染，出现疮、疖、肿，常为内生热毒所致；也有合并糖尿病酮症、高乳酸血症，出现恶心、呕吐、嗜睡、昏迷，中医辨证则属燥热化毒；合并糖尿病肾病肾功能不全，出现水肿、恶心、呕吐、肢体抽搐、皮肤瘙痒、瘀血、心悸等症状，则为肾元虚衰，气化不行，浊毒内生所致。总之，可以认为壮火食气、邪毒伤正是引起糖尿病及其并发症发生、发展的重要环节。

3. 络脉瘀结是糖尿病微血管并发症发生、发展的病理基础

《黄帝内经》认为："血脉不行"是"消瘅"发生的基础。中医临床观察发现：糖尿病多种血管神经并发症，确实普遍存在血瘀证候。中西医结合学者利用血液流变学和微循环检测研究发现：糖尿病及其并发症患者，常见高血黏、高血凝，血小板聚集性、黏附性增高，微循环障碍等。说明糖尿病及其并发症中医血瘀证候，具有其物质基础。但糖尿病最典型的并发症是微血管并发症，无论是心脑病变，还是肾脏、眼底病变，抑或是糖尿病足,病变皆常以微血管损伤为重点,病变部位实在于"络脉"。络脉乃相对于经脉而言。经者,径也,路径之意,直行者为经,如十四正经;络者,络也,网络之意,横行者为络,如孙络、浮络,内络五脏六腑,外络四肢百骸。心有心络,脑有脑络,肾有肾络,目有目络,肢体有孙络、浮络。所以,络脉有病,分布广泛,常表现为心脑肾多脏器、多部位同时受累。赵进喜教授曾从其师吕仁和教授观察糖尿病肾病各期患者568例,临床证候学研究结果发现:糖尿病肾病乃消渴病治不得法,日久伤阴耗气、阴损及阳,致气阴两虚、阴阳两虚,久病入络,痰浊、邪热、血瘀、气郁互相胶结,形成"微型癥瘕",使肾体受损,肾用失司所致。进入临床糖尿病肾病阶段,常见气阴两虚证,也可见阴阳俱虚证,由于肾元受损,气化不行,浊毒内生,浊毒可更伤肾元,耗伤气血,阻滞气机升降出入,最终可表现为尿毒症"关格"危候。络脉瘀结乃是其发生、发展的病理基础。其实,糖尿病心脑血管病变、糖尿病视网膜病变、糖尿病足等,也具有同样的发病基础。这也正是提出糖尿病微血管并发症化瘀散结、活血通络治则的理论依据。具体到糖尿病肾病,早期治疗当在益气养阴,或滋阴助阳的基础上,行气、活血、清热、化痰,以化瘀散结。赵进喜教授主张临床糖尿病肾病阶段,治疗当在重视化瘀散结的基础上,突出化浊解毒、泄浊和胃,时刻以保护肾功能为要务。

(三)治病求本,协调肝脾肾

1. 糖尿病的临床表现反映了中医学肝脾肾三脏失调

现代医学认为糖尿病系因绝对或相对的胰岛素分泌不足所致,其病理生理影响非常广泛,但主要表现为糖、脂肪、蛋白质三大代谢的紊乱,这些物质按中医认识皆属于水谷之精微,靠脾的运化而布散全身,其不能正常代谢,应责之于脾的运化失职。糖尿病的典型症状是有糖自小便排出,按中医理论又当责之于肾的固摄失司。流行病学研究发现糖尿病具有明显的遗传易感性,不少实验研究证实糖尿病的发病与生长激素、皮质醇的异常分泌有关,而中医认为肾为先天之本,主生殖发育,故与遗传因素有关的疾病和与生长激素、皮质醇分泌有关的疾病的辨证当不离乎中医的肾。精神刺激是糖尿病的诱因之一,在精神刺激等应激状态下，可由于肾上腺髓质及皮质激素分泌过多、交感神经受刺激而诱发糖代谢紊乱，而中医认为肝主情志，故凡因情志因素而致病者必责之于肝。血液流变学检查证实糖尿病患者有高凝倾向存在；糖尿病患者血小板黏附性增强、血小板凝集率升高，证实其自始至终均存在着瘀血现象。而瘀血的发生与中医的肝失疏泄，不能调畅气机促进血液运行密切相关。有调查发现，糖尿病的发病率随年龄的增长而增长，尤以60岁以上的老年人发病率为最高，亦正与中医认为老年人肝肾虚衰，为病多责之于肝肾相合。近年来不仅研究证实糖尿病的发病与自身免疫失调有关，还证实了糖尿病患者存在细胞免疫功能的低下，而中医的益气养阴、健脾补肾可改善机体的免疫功能也愈来愈被临床和实验所验证。综上，赵教授认为从现代科学所观察的糖尿病的发病和临床特点可见，立足于中医的肝脾肾来辨治糖尿病，是有着现代医学的病理生理基础的。

2. 消渴病的病本在肝脾肾是中医学的传统认识

糖尿病虽不能等同于消渴病，但从中医学对消渴病的认识当中完全可以看出其对糖尿病的病因病机认识。早在最早的中医典籍《黄帝内经》中对消渴病因病机论述中就指出了过食肥甘、嗜酒房劳、情志失调、五脏柔弱等是消渴发病的主要原因，也正说明了糖尿病的发病与肝脾肾三脏的关系最为密切。糖尿病的致病因素主要有三：一为饮食不节，过食肥甘，损伤脾胃；一为情志不畅或精神刺激，郁怒伤肝；一为素体亏虚又房劳过度伤肾。脾主运化，脾胃被伤则运化失职，一方面清气不升、精气下流而正气日亏，一方面可因水湿不化蕴生湿热；肝主疏泄，肝伤则疏泄失司，既可影响脾的运化，又可气郁化火而耗伤阴津，还可因气机不畅致气滞血瘀；肾主封藏和固摄，肾精被伤则一方面可因阴虚生热而热更伤阴，一方面可因气虚不能固摄致精气外泄。笔者认为，从糖尿病的临床特点来看，无论是先伤于肝、脾、肾任何一脏，势必是渐次波及三脏致三脏同病，导致正虚与湿浊、血瘀、燥热互见而发为消渴。病先伤于脾者，脾失健运，既可因生化乏源而致肝血和肾精的亏耗，又可因中焦邪热或湿热之盛而侮肝乘肾益肝肾之精气，还可因脾气不足致肝气来乘或肾气来侮，从而致肝脾肾同病；病先伤于肝者，一方面因肝旺乘脾或肝虚脾侮而波及于脾，一方面因乙癸同源、子病及母而波及于肾，从而致肝脾肾同病；病先伤于肾者，一方面可水不涵木而波及于肝，一方面可火不生土或水虚土乘而波及于脾，从而导致肝脾肾同病。脾病则一方面可因气血生化乏源而正气日亏，一方面可导致湿浊内生或聚而成痰；肝病则疏泄失职，既可因疏泄不及而气滞血瘀，又可因阴血不足而肝阳偏亢；肾病则一方面可阴不制阳而燥热内生，一方面可气虚不摄而精微随尿而泄。因此，糖尿病的病机特点就是肝脾肾功能失调所导致的正气不足与湿浊、瘀血和（或）内热并见，临床糖尿病的表现总以疲乏无力、口干喜饮或多食善饥、头晕目花、急躁易怒最为常见，实验室检查又以血糖、血脂及血黏度均偏高和尿中有糖等为特点，正是反映了肝脾肾同病的证候特点。有鉴于此，对糖尿病的中医辨证治疗应抓住病本，根据肝脾肾三脏同病的特点，在动态中把握病机，在抓住肝脾肾功能失调的病本的基础上，把握痰浊、湿热、气滞血瘀等标证的主次先后及其与病本的相互关系而标本兼顾。从协调三脏关系入手，分清主次，求本而治。

（四）痰瘀互结，久病及肾

1. 消渴病肾病的病机

赵进喜教授主张从"痰瘀互结"立论治疗糖尿病肾病。瘀血指体内有血液停滞，包括离经之血存于体内、血运不畅阻滞经脉以及脏腑内的积血，而气滞、气虚、痰浊、寒邪、热邪、外力等因素均可导致瘀血形成；痰湿指因脏腑功能失调，水液代谢失常，以致津液气化失常，水湿停聚凝结于体内某些部位而成。而"痰瘀同病"、"痰瘀同治"的观点自古有之。《灵枢·百病始生》云："若内伤于忧怒，则气上逆，气上逆则六输不通，湿气不行，凝血蕴里而不散，津液涩渗，著而不去，而积皆成矣。"《黄帝内经》是痰瘀同源同病最早的论述，这里阐述了因气机不通、内生痰瘀而成的积。唐容川在《血证论》指出了"血积既久，亦能化为痰水"等瘀血生痰湿的病理演化过程。朱丹溪认为"自气成积，自积成痰，痰挟瘀血，遂成窠囊"，揭示了"痰瘀并存"、"痰瘀同治"的本质。清代叶天士提出了"久病入络"、"久痛入络"，使"痰瘀同病"、"痰瘀并治"的理论得到了进一步的发展。糖尿病肾脏疾病无明确中医病名,但据其病机证候可属于"水肿"、"虚劳"、"肾劳"、"肾消"、"关格"等范畴。其病因病机是从消渴病基础上发展而来,因此,可以称其为消渴病肾病。消渴病在体质因素的影响下,加之饮食不节,或情志郁结,或过服温燥,或房劳过度,或误用药石,或感受外邪等而成,是以阴虚热结为基本病机。上述因素在先天禀赋不足及久病消渴的基础上,势必不同程度地加速其并发症的发生与发展。消渴阴虚热结日久,灼伤津液,炼液成痰,且津血同源,津亏血少,瘀血痰浊内生;久之阴虚无以化气,气阴两虚,致痰瘀互结加重;若阴损及阳,精微外泄增多,可致尿浊,继续发展,肾元耗伤,气血逆流,痰瘀互结于络脉,浊毒内留,肾脏衰败,三焦阻滞。而痰浊、瘀血等成为病理产物后,可以作为糖尿病肾病的致病因素加重病情。《金匮要略》的"血不利则水肿"及《血证论》中的"瘀血化水,亦发水肿,是血病而兼水也",均说明水肿不仅常见于痰浊水湿滞于腠理,还可见于血瘀内停阻于脉络。此外唐容川有云:"瘀血在里则口渴……内有瘀血,故气不能通,不能载水津上升是以发渴,瘀去则不渴。"明确提出由于瘀血内阻,气不载津上承于口是口渴的主导因素之一。可见,瘀血作为一种病理产物,是加重消渴诸症的重要因素。以上论述均符合消渴病肾病的病因病机和发展转归。总之,糖尿病肾脏疾病在气阴两虚、阴损及阳的演变过程中,痰、瘀等病理产物不断产生,而成本虚标实之证,故痰瘀并治对后世治疗 DM 并发症,尤其是对于糖尿病肾脏疾病的治疗具有一定的指导意义。现代医学指出,在 DM 发展过程中存在脂代谢功能紊乱的问题,而高脂血症能影响肾脏局部血流动力学,同时加上血液流变学的异常、微循环障碍等,促进了肾小球、肾小管的硬化及肾小球基底膜增厚,系膜扩张及胞外基质增生,中医认为这些均属于"瘀血痰结"的表现。近代自施今墨提出益气养阴、脾肾双补的治本原则后,众多现代中医人在此基础上强调了活血化瘀、痰瘀并治的治疗标证的重要性。祝谌予认为,本病病机较复杂,早期病变多为气阴两伤,瘀血阻络,肾失封藏,日久则脾肾俱虚,阴阳两亏,同时夹有瘀血和水湿潴留,泛滥肌肤。黄文政认为气阴两虚、瘀血内结是早期糖尿病肾脏病的病机关键,指出此病属虚实夹杂,以气阴亏虚为本,瘀血、浊毒为标。彭万年提出,脾肾亏虚、水湿浊毒瘀是糖尿病肾脏病发生的根源。值得关注的是,吕仁和的"微型癥瘕形成"学说、吴以岭的"络病学"及南征的"毒损肾络"理论等更是丰富了痰瘀并治的运用,也由此显示出从痰瘀论治糖尿病肾脏病的重要性。从痰瘀论治糖尿病肾脏病以气阴两虚、阴损及阳为其基本病机,治疗以益气养阴、温阳益肾等。赵进喜教授根据《伤寒论》六经辨证,在人体出现阴阳脏腑失和,即各系统不平衡时,将其分为三阴三阳六类体质。他指出,消渴病肾病患者大多以阳明、少阴、厥阴体质多见,若在消渴病早期就加以防治,则能减轻和推迟消渴病并发症发生的程度和时间。因此,还需针对患者体质因素进行辨证论治,或填精补肾,或疏肝理气。同时除治疗糖尿病肾脏病本虚外,针对痰瘀标实之邪予以活血化瘀、化痰降浊至关重要。

2. 赵进喜教授将痰瘀同治法具体分为四型

(1) 疏通络脉、祛瘀化痰法 糖尿病肾脏疾病是 DM 慢性微血管并发症之一,主要因阴虚燥热日久,耗伤气血津液,脉中血行不畅生瘀,燥热灼液生痰,痰瘀互结,久病入络,阻滞肾脏络脉,伴随气滞气虚,水液内停,精微外泄,日久则出现蛋白尿、水肿等症状。络病学始于《黄帝内经》,在东汉张仲景的《伤寒杂病论》中初步形成络病证治方药,清初喻昌在《医门法律·络脉论》专篇讨论络脉理论,还强调了络脉学的重要性,直至叶天士才提出了"久病入络"、"久痛入络",形成了重要的病机理论,并以此指导治疗。目前,治疗方面针对肾络受损的病因病机,主以涤痰化瘀、疏通肾络法治标实。初期可予活血化瘀、通经活络等草木类药加以调理,如苏木、川芎、桂枝、葛根、鸡血藤等;而病久则痰瘀阻于肾络,痰伤肾气、肾阳,瘀伤肾体,从而肾之阴阳俱虚,阳动之气无以旋运,使瘀血凝痰,以致痼结难解,可用虫类药物,如水蛭、全蝎、地龙、土鳖虫等,以及选用胆南星、瓜蒌、云苓、陈皮、清半夏、白芥子等宽胸豁痰、散结通络药物。

(2) 软坚散结、祛瘀化痰法 赵进喜教授继承其师吕仁和的糖尿病肾脏疾病乃"微型癥瘕形成"的观点,他将消渴病分为消渴病前期、消渴病期及消渴病并发症期,即脾瘅、消渴及消瘅 3 期。至消瘅期时,因消渴病治不得法,阴津耗伤日久,无以化气,津血亏虚,炼液成痰,气血逆流,血脉瘀阻,痰瘀互结,微型癥瘕阻于络脉,伤及肾元,产生消渴病肾病。《医述·瘀血》云:"若素有郁痰,后因血滞,与痰相聚,名曰痰夹瘀血……消痰破血二者兼治。"因此,应在肾脏络脉微型癥瘕的病理基础上,除针对本病分型分期的证候类型辨证论治外,常选用三棱、莪术、鳖甲、穿山甲、海藻、昆布、水蛭、虻虫、大黄、桃仁、积雪草等以化痰破瘀、消癥散结。

(3)通络解毒、祛瘀化痰法　素体肾虚,加之 DM 病变日久,失治或误治,痰、湿、瘀、郁、热、毒等各种病邪不能及时化解,一方面可直接损伤经脉,另一方面病久则传化,毒邪藉其攻冲走窜、好入津血之性,常夹痰、夹瘀,循经入络,波及肾脏,依附、结聚,蕴结于局部,蚕蚀、损伤肾络,同时又聚集为害,致痰瘀毒等再生,形成恶性循环。通过长期临证,在毒邪学说和络病理论的基础上提出了糖尿病肾脏病是以毒损肾络为主要病机的新概念,强调将活血化瘀、解毒通络保肾综合治疗方法作为治疗糖尿病肾脏病的根本大法。同时,他根据叶天士提出的"久病入络"理论和辛味通络诸法,在解毒通络保肾基础之中灵活加用辛味药,恰到好处地用其所能,避其所短,通过辛行以调畅气机、辛化以解毒、辛通以通络、辛润以保肾、辛散以祛风,加强解毒通络保肾的作用。如:根据病情少酌川芎、香附、木香以舒畅条达肝之气机,或以辛味之苍术、藿香、佩兰配伍槟花、大黄、金银花、黄连增强祛痰湿浊之毒,或在保肾之枸杞子、黄芪、生地黄之中加入三棱、莪术、泽兰等辛通之品起辛润以补之功效。

(4)温阳利水、祛瘀化痰法　糖尿病肾脏疾病久病体虚,气阴两亏,劳倦伤阳,病及脾肾,脾不制水,肾不主水,小便不利,水邪泛滥而致水肿,继续发展可使水湿内停浊毒内生,三焦气机闭塞,出现尿少、胀满、呕吐等危急重症。久病入络,痰瘀互结,水寒之气不行,气机阻滞,痰饮、瘀血停滞,加重水肿。补阳药、利水药与通络药必须配合使用,达到补而不滞、通而不伤的目的。只补而不通则留积为患,只通而不补则耗气伤血,加重病情,故二者须配伍应用。临床常加用真武汤以增强健脾补肾、温阳利水之功,有人经实验研究证实,真武汤能在一定程度上防治大鼠急、慢性肾衰,降低血清肌酐、尿素氮,改善肾功能;并能减轻由肾小球萎缩、缺血所致的肾小管浊肿、囊性扩张、间质增生、炎性细胞浸润等一系列肾脏病理改变。另外还可加桂枝、黄芪、茯苓、白术、猪苓等以温肾通络、化气行水。

(五) 本虚定证型,标实定证候

赵进喜教授主张对糖尿病肾病进行分期分型辨证,基于"本虚定证型,标实定证候"的原则,把糖尿病肾病早期分为三型六候,中期分为三型八候,晚期分为三型十二候。本虚证分三型:阴虚型、阳虚型、阴阳俱虚型,以肾气虚为共同特点。早期标实证的六候为血瘀证、气滞证、痰湿证、热结证、郁热证、湿热证,中期标实证八候为早期六候加水湿证、停饮证,晚期十二候为早中期八候加湿浊内留证、肝风内动证、浊毒动血证、浊毒伤神证。

早期分为本虚证3型,标实证6型治疗。本虚证:①阴虚型,多伴有气虚证,包括肝肾气虚阴虚证、肺肾气虚阴虚证等。治以益气养阴,祛瘀护肾,方用六味地黄丸、四君子汤、参芪地黄汤、二至丸、清心莲子饮等加减。②阳虚型,亦多伴气虚证,包括脾肾气虚阳虚证、心肾气虚阳虚证等。治以益气温阳,祛瘀护肾,方用济生肾气丸、人参汤、水陆二仙丹、五苓散等加减。③阴阳俱虚型,多气虚、阴虚、阳虚诸证并存,包括肝脾肾阴阳俱虚证、心脾肾阴阳俱虚证等。治以益气、滋阴、助阳、散瘀结、保肾元,可选用黄芪汤、金匮肾气丸、右归丸、二仙汤、五子衍宗丸等方加减。标实证:①血脉瘀结型,治以化瘀散结,方用桃红四物汤、下瘀血汤、丹参饮等加减。②气机郁滞型,治以理气解郁,方用四逆散、五磨饮子、柴胡疏肝散等加减。③痰湿阻滞型,治以化痰除湿,方用二陈汤、指迷茯苓丸、白金丸等方加减。④胃肠热结型,治以清泄热结,方用黄连解毒汤、增液承气汤、升降散等加减。⑤脾胃湿热型,治以清热化湿,方用芩连平胃散、三仁汤、四妙散、茵陈蒿汤等加减。⑥肝经郁热型,治以清解郁热,方用小柴胡汤去法半夏加天花粉,结实者可用大柴胡汤。早期患者普遍存在气虚、肾虚证,治疗时应注重益气和祛瘀。

中期分为本虚证3型(同早期),标实证8型(即早期6型加水湿泛溢型和饮邪内停型)。水湿泛溢型治以利水渗湿,方用五苓散、五皮饮等加减。饮邪内停型治以通阳化饮,方用五苓散、真武汤等加减。

晚期分为本虚证3型(同早期),标实证12型(即中期8型加湿浊停滞型、浊毒伤血型、虚风内动型、浊毒伤神型)。湿浊停滞型治以泄浊和胃、化湿解毒,方用苓桂术甘汤、茯苓甘草汤、二陈汤、木防己汤、葶苈大枣泻肺汤等加减。浊毒伤血型治以泄浊解毒,凉血止血,方用犀角地黄汤、大黄黄连泻心汤等加减。虚风内动型治以养血柔肝,平肝息风,方用芍药甘草汤、桂枝加龙骨牡蛎汤等加减。浊毒伤神型治以泄浊解毒,醒神开窍,方用大黄甘草饮子、菖蒲郁金汤、玉枢丹等加减。

(六)消渴病合并急性感染中医证治

赵进喜教授通过长期临床及总结前人经验,系统提出了消渴病合并急性感染的中医证治。糖尿病患者非常容易合并各种感染,包括呼吸道感染、泌尿系感染、胆道感染、皮肤软组织感染、牙周病等,感染可诱发或加重糖尿病。糖尿病合并的呼吸道感染包括肺炎即中医的"风温肺热"、"肺炎喘嗽",肺结核即中医的"肺痨",渗出性胸膜炎即中医的"悬饮"。泌尿系感染即中医的"淋证"。胆道感染可表现为中医的"黄疸"、"胁痛"。皮肤软组织感染相当于中医的"痈"、"疽"、"疔"、"疖"、"无名肿毒"等。牙周病相当于中医的"牙痛"、"牙宣"等。急性感染继发的脓毒败血症、引发的糖尿病酮症、高渗综合征等,则属于"疔疮走黄"之类,古代外科专著对此论述颇多。糖尿病所以容易合并感染,按照中医学的观点,与消渴病的基本病机特点有关。消渴病的基本病机是内热阴虚,《黄帝内经》说"壮火食气",消渴病内热不但伤阴,而且耗气,日久必然导致气阴两虚甚至阴阳俱虚。正虚之处,便是容邪之处,所以特别容易感受外邪,而且,阴虚内热也可内生邪毒,而变生百病。邪毒有风热、温热、湿热之分,"风伤于上,湿伤于下",不同性质的邪毒,容易导致呼吸、消化、泌尿不同系统的感染性疾病。在上可表现为"感冒"、"风温肺热",感染痨虫,则为"肺痨";在中胆道感染最为多见,病因多湿热内结;在下则常见湿热下注,则为"淋证";热毒内郁,气血淤滞,化腐为脓,则可成"痈"、"疔"、"疮'、"癣"之类。至于牙周感染"牙痛"、"牙宣"等,也是糖尿病最常合并的感染,都必须给予充分重视。

1. 呼吸道感染中医辨证论治要点

糖尿病合并呼吸道感染,临床最为常见。糖尿病合并上呼吸道感染者,邪犯肺卫证最为多见,外感风热发热为主者,可选银翘散,以咳嗽为主症者,可选用桑菊饮加味。糖尿病合并肺炎,相当于中医学的"消渴病,风温肺热",病位在肺,所以清肺、宣肺、降肺治法,是基本治法,但肺与大肠相表里,通腑治法对于肺气的肃降,也具有重要意义。另外,古人有"五脏六腑皆能令人咳"的说法,治疗肺炎咳喘,有时还要调肝,少阳肝经郁热犯肺导致咳喘者,则必先清解少阳郁热,调肝理肺。糖尿病所以容易合并肺结核,主要是因为糖尿病多阴虚,而阴虚之下,瘵虫宜伤,相当于中医学的"消渴病,肺痨";结核性胸膜炎胸腔积液,则相当于中医学的"消渴病,悬饮"。糖尿病合并肺结核的辨证治疗,阴虚内热者,治当滋阴清热,方可用百合固金汤、青蒿鳖甲汤等方。气阴两虚者,治当益气养阴,方药可用月华丸等方,重视清热、滋肾的同时要注意健脾。应随证加用黄芩、连翘、百部、夏枯草等有效药物。饮邪内停者,治当解郁清热、泻肺化饮,则可用柴陷汤、葶苈大枣泻肺汤等方化裁。

2. 胆道感染的中医辨证论治要点

糖尿病合并胆道感染,可以胁痛、黄疸为主症,相当于中医学的"消渴病,胁痛""消渴病,黄疸"等。其辨证要点关键在于明辨湿热与寒湿。湿热内结者,治当清利湿热、通腑泻胆,方药可用大柴胡汤、茵陈蒿汤。寒湿内结者,治当散寒破结、通腑泻实,方药可用大黄附子汤。总以泻实为主,乃"六腑以通为用"之宗旨。兼见胃肠热结、气机阻滞者,还常可加厚朴、枳实、槟榔、炒莱菔子等,以通为法。

3. 泌尿系统感染的中医辨证论治要点

泌尿系感染,相当于中医学的"消渴病,淋证"。包括糖尿病继发的尿道炎、膀胱炎、肾盂肾炎等。急性膀胱炎尿血者,多心火下移,治当养阴清心、导赤通淋,导赤散、当归贝母苦参丸是对证之方。而阳明体质的患者,多为湿热蕴结实证,治当清利湿热泻实,方剂可选用八正散方化裁。木通有肾毒性,可用通草代之。但临床所见,急性泌尿系感染更多见热郁少阳之证,所以小柴胡汤、柴苓汤等方临床更为常用。决不能一见到泌尿系感染,就只想到八正散。至于慢性泌尿系感染患者,多气阴两虚、湿热留恋,临床应用《太平惠民合剂局方》清心莲子饮每取佳效。

4. 皮肤软组织感染的内治与外治疗法

糖尿病合并皮肤软组织感染,包括皮肤疖肿、蜂窝织炎等,相当于中医学消渴病,疖、疔、痈等。内治法与外治法不可偏废。同时,要注意是热毒,还是湿热邪毒。内治法,热毒内结者,治当清热解毒,方药可用五味消毒饮、仙方活命饮、黄连解毒汤等化裁。湿热证,多见于糖尿病合并真菌性感染,或细菌性感染失治误治病情迁延的病例,治疗当重视清热祛湿、解毒,可选用土茯苓、白鲜皮、地肤子、苦参等药物。外治方面,热毒证,可用三黄散等清热解毒凉血的药物,湿热证可配合白鲜皮、地肤子、苦参、苦矾等水煎外洗,收湿止痒。

5. 牙周感染的清胃与补肾治法

糖尿病合并牙周感染的,属中医学"消渴病,牙痈"、"消渴病,牙宣"范畴。古人说:"齿为肾之余,龈为胃之络",所以,牙齿及其周围炎症的治疗,要重视治肾与治胃。一般说来,在胃多是胃火,因胃热上熏,热毒壅郁气血而为脓,发生糖尿病合并牙周感染。所以治疗重在清胃泻火,方可用清胃散、三黄丸等方加清热解毒之品。心脾积热者,脾胃相为表里,胃火也盛,所以治法当清泻脾胃积热,泻黄散是对症之方。在肾则多为肾虚,肾虚多阴虚。阴虚火旺,虚火上炎,则成牙龈炎症。肾虚,故齿牙不固。所以,治疗当滋阴降火,补肾固齿,方药可用玉女煎、知柏地黄丸等加味。应该指出的是,清胃邪火和滋阴补肾治法,不可偏执一端。二者相合,可取得更好疗效。

二、医案荟萃

1. 2型糖尿病

患者,男,61岁。

患者主诉:口渴多饮伴腰酸、疲乏无力3年。患者既往体健,食欲好,工作能力强,身居要职,3年前体检发现糖尿病,长期服用"消渴丸"(每粒含优降糖0.25mg),血糖仍不能良好控制。刻下:口渴喜饮,食欲旺盛,腰膝酸软无力,周身疲乏,大便偏干。诊查:面色潮红,舌质黯红,苔薄黄略腻,脉象细滑,化验空腹血糖199mg/dl,餐后血糖232mg/dl,糖化血红蛋白8.3%。

[辨证]阳明胃热,伤阴耗气。

[治法]清泄胃热,滋阴补肾。

[处方]玉液汤加减。

天花粉25g 葛根25g 知母15g 黄连10g 生地25g 玄参25g 山药15g 丹参15g 鬼箭羽15g 荔枝核15g 仙鹤草30g

30剂,水煎服,每日1剂,每剂分2次服用。

二诊:服药30剂,口渴减轻,自述体力好转,大便每日1次,效不更方。

三诊:口渴、腰酸症状消失,舌质不红,黄腻苔退,脉象细,化验空腹血糖119mg/dl,餐后血糖182mg/dl,糖化血红蛋白7.3%。守方治疗,30剂。

四诊:服药30剂,病情平稳,化验空腹血糖109mg/dl,餐后血糖162mg/dl,糖化血红蛋白6.3%。继续守方治疗,30剂。

五诊:服药30剂,精神状态良好,体力如常,化验空腹血糖106mg/dl,餐后血糖152mg/dl,糖化血红蛋白6.1%。仍取原方之意,改服中成药治疗。嘱其坚持饮食控制、适当运动,保持心理平衡。

3年后随访,病情仍持续稳定,空腹血糖、餐后血糖、糖化血红蛋白化验均在正常范围。

[按]糖尿病特别是2型糖尿病发病与体质因素、饮食失节、情志失调、劳倦过度等多种因素有关,胰岛素抵抗是其重要的发病基础。临床观察发现:阳明体质(胃热)者最多,少阴体质(肾虚)、厥阴体质(肝旺)、少阳体质(肝郁)者也不少,另外还有太阴体质(脾虚)者。该患者就是阳明体质,长期高热量饮食,烦劳过度,导致糖尿病,即中医"消渴病",所谓"二阳结为之消"。胃肠结热伤阴,日久可伤及肾阴,热为邪热,为壮火,更可耗气,故气阴两虚证多见。久病阴损及阳,阴阳俱虚,久病入络,导致络脉血瘀,则成为多种并发症的病理基础。所以,其治疗应重视清泄胃热,仅强调阴虚为本,一味滋阴补肾解决不了根本问题。另外,活血化瘀治法近年受到重视,对防治糖尿病并发症确实具有

重要意义。因此,本例处方选用了天花粉、葛根、知母、黄连以清胃泄热、生津止渴;用生地、玄参、山药以滋阴固肾;用丹参、鬼箭羽、荔枝核理气血、化瘀结;更加仙鹤草,民间谓之"脱力草",有益气增力之功,而不助邪热。故投方有效,守方3月余,取得了良好疗效。随访3年,病情稳定。考虑中药通过多靶点作用减轻了2型糖尿病胰岛素抵抗,足见中医药治疗糖尿病确实具有独特优势。

2. 糖尿病胰岛素抵抗、酮症酸中毒

患者,男,60岁。

2006年1月24日患者因"口干多饮5年,乏力4天"由门诊以"糖尿病酮症酸中毒"收入我院。5年前,患者劳累后出现口干、多饮、体重下降5kg,于我院门诊就诊,诊断为糖尿病,予中药汤剂口服治疗,血糖控制基本正常,体重恢复。4天前,患者自觉明显乏力、口干、多饮。查快速血糖:26.7mmol/L,尿常规示:Glu:++++,KET:+++,血常规WBC:12.7×10^9/L,NE:79.9%,遂住院。入院见症:乏力、口干、多饮、尿频、鼻塞、咽痛、大便调,寐不安。舌质红,苔白中黄,脉沉。身高168cm,体重86kg。

[辨证] 肝经郁热,内热伤阴。

[治法] 疏肝解郁,清热养阴。

[处方] 小柴胡汤化裁。

柴胡15g 黄芩15g 公英30g 车前草15g 赤白芍各12g 仙鹤草30g 功劳叶15g 枳壳实各10g 山萸肉12g 生熟地各12g 麦冬15g 五味子6g 党参12g 5剂,水煎服,每日1剂,每剂分2次服用。

并予胰岛素控制血糖,消酮治疗及抗生素控制感染;5天后加丹参15g,葛根20g,草决明12g以加强活血通络、清肝热之力。胰岛素用量为42U。第15天时患者口干口渴、尿频、乏力诸症均已明显减轻。2月6号患者胰岛素总量已增至74U。患者严格控制饮食、适度运动,坚持服用中药,此后,血糖逐渐下降,胰岛素不断减量。2月21日(近1个月)患者所用胰岛素总量已减至24U,1周后胰岛素全部停用,仅中药清热养阴汤药继服。出院后患者服清热养阴中药汤剂,追访1个月,无明显口干、多饮、尿频、乏力等不适症状,血糖控制平稳,体重降至70kg。依患者要求将汤剂制成水丸长期服用。

[按]本例患者身高168cm、体重86kg,形体肥胖,一日胰岛素用量最大达74U,胰岛素抵抗明显。赵教授根据存在胰岛素抵抗的2型糖尿病患者临床症状特点,将其分为胃肠结热、肝经郁热、脾胃湿热、痰湿中阻、痰热内阻、瘀血内阻、阴虚肝旺、气阴两虚8型。本例患者胰岛素抵抗明显,应辨证为肝经郁热,气阴两亏,络脉瘀阻,故选方小柴胡汤加减。方中柴胡苦平,入肝胆经,清肝经气机之郁滞,黄芩可清在里之热,二药相合清解肝经郁热;加赤白芍凉血、柔肝、清热,枳壳实泻三焦瘀滞之气,二药与柴胡相配,取意四逆散以加强疏肝理气之功;加公英、草决明、功劳叶以加强清热之功,使热从小便而出;加山萸肉、生熟地、麦冬、五味子、党参、仙鹤草等以益气养阴;加丹参、葛根以活血通络。方中仙鹤草与功劳叶配伍巧妙,仙鹤草补虚而不恋邪,功劳叶清热而不伤正,二药相合补虚清热,为临床喜用。全方共奏清解郁热、益气养阴、活血通络之功。经清热养阴中药及胰岛素制剂治疗后,患者胰岛素抵抗明显改善,体重下降16kg,所用降糖西药全部停用。坚持服用清热养阴中药,并配合饮食运动疗法,血糖控制平稳。此案例体现了赵进喜教授改善2型糖尿病胰岛素抵抗的潜方用药特点,也体现了清热养阴中药具有明显改善2型糖尿病胰岛素抵抗的作用。

3. 糖尿病视网膜病变、周围神经病变

患者,女,41岁。

主诉:口渴、口苦12年,加重伴便秘、视物模糊、肢体麻木、皮肤瘙痒1年余。患者发现糖尿病12年,长期服用西药降糖药,近期已注射胰岛素,日用量60U,血糖控制欠满意。西医诊断为糖尿病视网膜病变、周围神经病变、自主神经病变。治疗未见显效,遂求中医诊治。刻下:口渴欲饮,口苦咽干,头晕目眩,双目视物不清,心悸胸闷,心烦失眠,伴周身瘙痒,肢体麻木,夜间疼痛,四末冷凉,大便数日1行。患者已不能正常工作,痛苦欲死,悲观异常。诊查:肌肤甲错,爪甲枯萎,舌质黯红,苔腻略黄,脉象细而弦。

[辨证]少阳郁热,肝肾阴虚,络脉血瘀。

[治法] 清解少阳郁热，滋补肝肾，兼以活血通络、凉血止痒。

[处方] 小柴胡汤合四逆散化裁。

柴胡 9g　黄芩 6g　沙参 15g　生地 25g　玄参 25g　赤白芍各 15g　丹参 15g　葛根 25g　草决明 15g　茺蔚子 12g　地肤子 24g　苦参 9g　枳壳 9g　大黄粉 3g（冲服）　三七粉 5g（冲服）　30 剂，水煎服，每日 1 剂，每剂分 2 次服用。

二诊：服药 5 剂，大便通畅，30 剂药尽，口苦、眼花、肢体麻痛、瘙痒等症状明显好转，睡眠情况好转，精神状态良好。效不更方，30 剂。

三诊：诸症均减，精神状态良好，独立创办复印部，能正常上班。继续守方，30 剂。

四诊：服药 30 剂，胰岛素注射日用量 46U，血糖化验正常。基本无症状，精神体力均佳，视力改善。坚持服用 2 年，病情持续稳定。多次化验血糖，控制良好。

[按] 以"三位一体"辨证理论为指导治疗糖尿病及其并发症是一个全新的临床思路，为糖尿病及其并发症的治疗开辟了新的途径。体质是糖尿病及其并发症发生和发展的基础，正因为有这样的体质才患这种病，正因为患上这种病才表现为这种证，所以不同体质之人，患糖尿病后会表现为不同系统的证候，其并发症表现也各有特点，临床观察发现糖尿病患者之所以会出现不同并发症，与患者体质类型有密切关系。所以辨体质是辨病、辨证的基础，辨病是与辨证紧密联系的环节，辨证是选方用药的关键。"三位一体"辨证理论体现出中医学"理、法、方、药"的严谨性，所以临床上应用于糖尿病及其并发症的治疗常可取得满意的疗效。本例患者为糖尿病并发症病人，糖尿病视网膜病变与神经病变同时存在。糖尿病视网膜病变多为消渴病日久，治不得法，内热伤阴耗气，或阴损及阳，久病入络，目络瘀结所致。若再加以情志失调，肝火上熏于目，灼伤目络，则可致眼底出血。观察发现：糖尿病患者，所以会出现不同并发症，与病人体质类型有密切关系。一般说，少阳体质（肝郁）、厥阴体质（肝旺）者，最易发生糖尿病眼病和自主神经病变。本例患者就是属于少阳之体，少阳郁热不解，可致肝肾阴虚，肝开窍于目，阴虚目窍失养，郁热上熏目络，则可致视物模糊，眼底出血；肝

主筋,肝肾阴虚,筋脉失于濡养,久病入络,肢体络脉血瘀,故可见肢体麻木疼痛,气血不能布达于四末,故见肢体冷凉。这种肢体冷凉,是因瘀致寒,与因寒致瘀的病机完全不同。所以,治疗清解少阳郁热为主,滋补肝肾,兼以活血通络、凉血止痒,不用温药而肢体转温。处方是四逆散、小柴胡汤化裁,药用草决明、芫蔚子,有凉肝、养肝明目之功,大黄粉等,可凉血活血止血,有助于糖尿病视网膜病变眼底出血吸收。应该指出的是:中医有"目病多郁"之说,治疗眼病应适当应用柴胡、羌活、防风、薄荷等风药,以开郁,并载诸药上行于头目。另一方面,中药治疗,守方十分重要。本病例正因为坚持服药2年多,所以才取得了稳定疗效。

4. 糖尿病周围神经病变

患者,男,71岁。

患者1996年11月13日初诊。因口渴10年余,伴双下肢麻木、疼痛、冷凉1年来诊。患者发现糖尿病10年余,有心梗、心肌室壁瘤心脏手术史。长期服用西药磺脲类和双胍类降糖药,并已注射胰岛素,血糖控制一般。近期出现双下肢麻木、疼痛,不能步履,生活不能自理。西医诊断:糖尿病周围神经病变。嘱服胰激肽原酶片,治疗无效。求中医诊治。刻下:咽干不欲多饮,头晕目花,有时心悸胸闷,疲乏无力,肢体麻木、疼痛、冷凉,夜间痛甚,伴四末冷凉,大便偏干。患者持杖艰于步行,痛苦异常。诊查:形体消瘦,肌肤甲错,爪甲枯萎,舌质黯红,苔薄腻,脉象沉细略弦。

[辨证] 气阴两虚,气虚血瘀,络脉痹阻。

[治法] 益气养阴,活血通络,化瘀开痹。

[处方] 补阳还五汤合祝氏脊瓜汤化裁。

生黄芪30g　沙参15g　玄参25g　赤白芍各25g　当归30g　丹参15g　葛根25g　狗脊15g　木瓜15g　仙灵脾15g　桂枝6g　黄连6g　银花15g　桃仁12g　红花9g　鬼箭羽15g　地龙3g　水蛭3g　土鳖虫3g　僵蚕3g　三七粉3g(冲服)　30剂,水煎服,每日1剂,每剂分2次服用。

二诊:1996年12月12日,服药大便通畅,肢体麻痛症状明显好转,精神状态良好,可持杖步行。效不更方,30剂。

三诊:1997年1月12日,诸症均减,体力与精神状态良好,已不须拐杖自行散步。继续守方,30剂。

四诊:1997年2月10日,病情平稳,复查血糖化验正常。基本无症状,精神体力均佳,视力改善。坚持服用汤药半年余,病情持续稳定。多次化验血糖,控制良好,2年后随访,肢体麻木疼痛未进展。

[按] 赵进喜教授认为,糖尿病周围神经并发症的发病机制与消渴病日久,伤阴耗气,气阴两虚甚至阴阳俱虚,气虚血瘀,脉络痹阻,气血不能濡养四肢,阳气不能布达四末,以及久病损伤肝肾,肝肾亏虚,筋骨失养有关。络脉痹阻是糖尿病周围神经病变的典型病变,但临床所见该病也常表现为风寒湿邪气留滞,痰湿、湿热诸邪阻滞经脉气血,加重糖尿病周围神经病变的症状,或气血不能布达于四肢导致经脉拘挛。常见证型有气虚血瘀,经脉痹阻,症见倦怠乏力,肢体无力、麻木、疼痛,四肢不温,气短懒言,动则汗出,或口干不欲多饮,食少便溏,或大便努责不下、小便清长,舌淡苔白,脉细缓,或细弱。治宜益气活血、通阳开痹。药用补阳还五汤等方化裁。气阴两虚,经脉痹阻,症见倦怠乏力,肢体无力、麻木、疼痛、蚁行感,或灼热疼痛,口干咽燥,多饮多尿,便干尿赤,五心烦热,舌黯红,苔薄白,脉细弱或细数。治宜益气养阴、活血开痹。药用生脉散、至阴豨莶汤、顾步汤等方化裁。阴虚血少,经脉痹阻,症见口干咽燥,头晕耳鸣,腰膝酸软无力,手足麻木,灼热疼痛,五心烦热,皮肤蚁行感、灼热感,舌黯红,苔薄黄,或少苔,脉弦细数或沉细数。治宜滋阴和营、活血开痹。药用归芍地黄汤、杞菊地黄汤、补肝汤、芍药甘草汤等方化裁。阴阳俱虚、经脉痹阻,症见神疲乏力,四肢冷痛,腰膝乏力,肢体麻木疼痛,甚至肌肉萎缩,不任步履,头晕健忘,共济失调,口干咽燥,多饮尿频,大便不调,舌体胖大有齿痕苔黄,或舌黯红苔白水滑,脉沉细无力。治宜滋阴助阳、活血开痹。药用地黄饮子、虎潜丸、金匮肾气丸等方化裁。本例患者辨证即属于气阴两虚,气虚血瘀,络脉痹阻,所以治宜益气养阴,活血通络、化瘀开痹。处方选用了清代名医王清任的补阳还五汤加味,该方重用生黄芪,一般30~60g,最大可用至120g。加沙参、玄参者,兼以养阴,配大剂量赤白芍、当归,既可

养血活血，柔筋缓急止痛，又可通便。丹参、葛根为祝谌予教授所谓活血对药，狗脊、木瓜是吕仁和教授脊瓜汤之配伍。仙灵脾、桂枝补肾温经活血，黄连、银花清热坚阴。其他如桃仁、红花、鬼箭羽、地龙等，总为活血化瘀、通络开痹之意，其中虫药最善搜风通络。三七粉为活血药，有较好的止痛作用，散剂冲服，效果较好。

5. 糖尿病性胃轻瘫

患者，女，60岁。

患者2005年6月9日就诊。5年前因多食易饥，就诊于当地医院，多次测空腹血糖均在8.9～13.2mmol/L，诊断为2型糖尿病。经饮食控制，运动配合及降糖药物，空腹血糖控制在5.5～8.0mmol/L，餐后2h血糖控制在6.8～11.1mmol/L。近1年来时感上腹胀满，嗳气，以餐后明显，时有恶心，食量减少，体倦乏力，舌淡胖，苔薄白，脉沉细。刻下：上腹胀满，嗳气，尤以餐后明显，时有恶心，食量减少，大便时干时溏，倦怠乏力，舌质淡苔白，脉沉细。空腹血糖7.8mmol/L，餐后2h血糖14.0mmol/L。

[辨证] 肝胃不和，中焦气滞，伴气血虚弱。

[治法] 疏肝和胃健脾，理气宽中降逆。

[处方] 柴胡舒肝散和四君子汤加减。

柴胡10g 川芎10g 香附15g 党参15g 白术15g 半夏10g 茯苓15g 香橼15g 枳壳10g 赤芍15g 陈皮10g 鸡内金15g 6剂，水煎服，每日1剂，每剂分2次服用。

嘱患者遵医嘱积极配合治疗，继续服用降糖药，均衡规律饮食，适当运动，保持乐观情绪。6剂后，患者自觉上腹胀满、嗳气及倦怠乏力明显减轻，偶有恶心，饮食尚可，舌质淡，苔白，脉沉细。查空腹血糖5.9mmol/L，餐后2h血糖9.2mmol/L。效不更方，再服6剂，余治疗同前。1周后，患者自诉上腹胀满、嗳气、恶心及倦怠乏力等症消失，饮食正常，大便正常，舌质淡，苔薄白，脉沉细。查空腹血糖5.2mmol/L，餐后2h血糖6.4mmol/L。

[按] 糖尿病性胃轻瘫是糖尿病常见、多发的消化道慢性并发症，临床多表现为胃排空延迟，胃蠕动减少，甚至胃酸分泌减少，黏膜萎缩，

可表现为上腹部胀满、痞闷、疼痛，或伴有顽固性恶心、呕吐。现代医学多认为与糖尿病性自主神经尤其是迷走神经病变以及因糖尿病继发的胃肠激素变化有密切关系，胃动力障碍是其发病的关键。中医学对此症早有论述，《黄帝内经》就已把"消瘅"与"气满发逆"并论，明·孙一奎《赤水玄珠》更记载消渴"一日夜小便二十馀度……味且甜……饮食减半，神色大瘁……不能食者必传中满鼓胀"。所论"气满发逆"、"中满"与糖尿病性胃轻瘫关系密切。所以基于古代文献有关论述，结合糖尿病性胃轻瘫临床表现，赵进喜教授认为糖尿病性胃轻瘫属于"消渴病"、"痞满"范畴，中医辨证可概括为：①肝郁气滞，肝胃不和；②胃肠热结，气机郁滞；③湿热内阻，气机不通；④寒湿阻滞，气机不通等。中焦气滞是其病机关键，而气滞的发生与一般"痞满"相比，更有阴虚、气虚甚至阳虚的基础。总的说来是由于消渴病久病后致阴虚气耗，脾胃损伤，脾失健运，或由此更夹食滞、气滞、湿阻、血瘀。观察发现：某些西医降糖药物有胃肠道副作用，也可导致中焦气机不利、升降失常而发为"痞满"。若为肝郁气滞、肝胃不和证，症见胸胁胀闷，胃脘胀满、痞闷、疼痛，善太息，嗳气频繁，或有恶心呕吐，急躁易怒，舌苔起沫，脉弦。赵教授常以四逆散、柴胡疏肝散、柴平煎、香苏散等方化裁。因糖尿病性胃轻瘫基本病机是气机郁滞，肝主机，故当重视疏肝理气，少阳肝郁体质的患者尤其如此。若为胃肠热结、气机郁滞证，症见胃脘胀满，食后则呕，口干口臭，大便数日一次，小便黄赤，舌质红、苔黄干，脉滑数。赵教授常以厚朴三物汤、调胃承气汤、大黄甘草汤等方化裁。若为湿热内阻、气机不通证，症见胸脘痞满，恶心呕吐，大便不调，口干黏腻，舌偏红、苔黄腻，脉弦滑。赵进喜教授常以三仁汤、芩连平胃散、半夏泻心汤、苏叶黄连汤等方化裁。若为寒湿阻滞、气机不通证，症见胃脘胀满，痞闷疼痛，喜温喜按，四肢畏寒，小便清白，大便不调，舌淡、苔白腻，脉沉弦滑。赵教授常以平胃散、大黄附子汤、理中汤等方化裁。因"脏寒生满病"，故糖尿病性胃轻瘫寒湿阻滞证也时有所见，多表现为腹满冷凉，入夜加重或遇寒尤甚，治当温中散寒、行气消痞。大便不通兼腰膝酸软，属肾虚者，济川煎加减。中气不足、虚气留滞者，加用人参3g，另煎兑入。本例患者证属肝胃不和，中焦气滞，故治以疏肝和胃，理气降逆,方用柴胡、枳壳、香橼疏肝理气宽中,莱菔子、鸡内金强胃消积,党参、白术、茯苓健脾,半夏降逆,赤芍活血,患者服药后诸症消失,证明中医药在治疗糖尿病性胃轻瘫方面有确切的疗效。

6. 糖尿病性心脏病合并房颤

患者,女,52岁。

患者2005年2月21就诊。发现糖尿病5年,糖尿病性心脏病半年,心功能不全,心房纤颤,经治疗效不满意。刻下症见:心悸、胸闷,气短不足以息,咽干咳嗽有痰,疲乏无力,双下肢浮肿,小便不利。诊见面色萎黄,颜面虚浮,口唇紫绀,舌质黯苔薄白微腻,脉沉细无力,三五不调。

[辨证] 气阴不足,宗气下陷,兼痰阻、血瘀、水停。

[治法] 益气养阴升陷,兼以化痰活血利水。

[处方] 自拟五参汤化裁。

生黄芪18g　知母12g　升麻5g　柴胡5g　瓜蒌12g　清半夏9g　丹参15g　玄参6g　枳壳10g　白术12g　桂枝6g　猪茯苓各15g　石韦25g　7剂,水煎服,每日1剂,每剂分2次服用。西药呋噻米利尿,每日1片。

二诊:服上方7剂后气短,心悸明显减轻,浮肿消退,效不更方14剂。

三诊:自觉无心悸、气短、胸闷、咽干、纳差等症状明显好转,仍脉律不齐,调方:

生黄芪18g　太子参15g　沙参15g　丹参15g　苦参9g　知母12g　升麻5g　柴胡5g　瓜蒌12g　半夏9g　枳壳10g　白术12g　茯苓15g　陈皮9g　苏叶6g　甘松12g　14剂,水煎服,每日1剂,每剂分2次服用。

四诊:服药后食欲好转,体力精神状态良好。门诊随访1年余未复发。

[按] "糖尿病性心脏病合并房颤",中医称为"消渴病心悸",消渴病以内热伤阴为基本病机特点,日久可致气阴两虚、阴阳两虚、络脉瘀结。此例患者在气阴两虚基础上兼有宗气下陷的表现,故以五参汤合

升陷汤起效。方中以生黄芪、白术健脾益气,升麻、柴胡升举下陷之宗气,半夏、瓜蒌化痰,丹参、桂枝活血,猪茯苓、石韦利水,知母、玄参清热,枳壳与升麻、柴胡升降相合,是大气得转,气机得畅。其中五参汤由太子参、玄参、沙参、丹参、苦参组成,赵进喜教授以本方为基础,灵活化裁,临床用于治疗各种原因所致心律紊乱,疗效满意。五参汤方中太子参、沙参益气养阴生津、安神,现代药理研究证实其能增强机体免疫功能,抗疲劳,增强心肌收缩力,抗心律失常。丹参清热活血化瘀,养心安神定志,现代药理研究表明能改善心肌缺血,增加冠脉血流量,调整心律,增强免疫功能。苦参"专治心经之火"(《本草经百种录》),"安五脏,定志益精"(《本草录》),为治疗各种心律失常之专药。玄参清热解毒,养阴生津,宁心安神,现代药理研究证实其能消炎止痛,强心,降低心肌应激性,抑制异位节律,有明显抗心律失常作用。五参并施,益气养阴而有活血之功,心律自平,同样适用于辨证为气阴两虚之各种类型的心律失常。

7. 糖尿病肾病

李某,女,62岁。

患者主诉:口渴疲乏10年,加重伴恶心呕吐1年。患者发现糖尿病10年,发现糖尿病肾病肾功能不全1年,既往还有皮肤黑色素瘤病史。刻下:恶心呕吐,心悸胸闷,气短不足以息,伴周身瘙痒,双下肢浮肿,小便不利。目前已应用胰岛素,日用量59U,血糖仍控制不满意,生活不能自理,遂求中医诊治。诊查:面色萎黄,肌肤甲错,遍身抓痕,爪甲色淡,舌质淡黯,苔腻,脉象沉细,化验血肌酐3.9mg/dl,尿素氮52mg/dl,血红蛋白7.2g/dl。

[辨证] 气阴两虚、肾元虚衰,兼血瘀、水停、浊毒内留。

[治法] 补气养阴,泄浊和胃、活血利水。

[处方] 升陷汤化裁。

生黄芪18g 知母12g 升麻5g 柴胡5g 陈皮9g 清半夏9g 丹参15g 炒葶苈子15g 土茯苓30g 石韦30g 地肤子24g 苦参9g 30剂,水煎服,每日1剂,每剂分2次服用,送服保肾散(大黄粉等)15g。

二诊：服药 15 剂，气短心悸减轻，大便每日 3 次，30 剂药尽，心悸、气短、瘙痒等症状明显好转，仍述恶心，时有呕吐，调方为当归补血汤合二陈汤加味。

[处方] 生黄芪 18g　当归 12g　川芎 12g　白术 12g　茯苓 15g　陈皮 9g　清半夏 12g　丹参 15g　炒葶苈子 15g　土茯苓 30g　石韦 30g　地肤子 24g　苦参 9g　30 剂，水煎服，每日 1 剂，每剂分 2 次服用，送服保肾散（大黄粉等）12g。

三诊：服药后恶心明显减轻，精神状态良好，生活已能自理。复查血肌酐 1.7mg/dl，尿素氮 28mg/dl，血红蛋白 11.2g/dl。效不更方。30 剂。

四诊：服药 30 剂，血红蛋白升至 11.2g/dl。停中药汤剂，继续服用保肾散（大黄粉等），每日 12g，分 3 次温水冲服。坚持服用 2 年，病情稳定。每日用胰岛素 32U，血糖控制良好。其后，停用中药。停药 3 年后随访，病情持续稳定。

[按] 糖尿病肾病是糖尿病最典型的微血管并发症，是消渴病日久，失治误治，内热伤阴耗气，气阴两虚，或阴损及阳，阴阳俱虚，久病入络，气血痰湿热诸邪互相胶结，形成"微型癥瘕"，使肾体受损，肾用失司所致。藏精不能，故出现蛋白尿；主水不能，可见水肿；日久损及肾元，肾主一身之气化功能失职，则浊毒内停。浊毒不仅可损伤气血，更可再伤肾元，阻滞气机升降出入，胃气失和，则可见恶心呕吐、大小便不通，终可致关格危候。所以早期治疗当在益气养阴、滋阴助阳的基础上，行气、活血、化痰、清热，重视化瘀散结治法；晚期则应时时以保肾元、护胃气为念，应重视泄浊解毒治法。该病例即为糖尿病肾病肾功能不全患者，症见恶心呕吐，伴周身瘙痒、双下肢浮肿，小便不利，是肾元虚衰，浊毒内停，胃气失和，气血受损，具有糖尿病及其并发症本虚标实的证候特点。其本虚除表现为肾虚外，心气也虚，更兼气血受损。标实除湿浊内留外，更兼血瘀、水停。至于其心悸、胸闷、气短症状突出，气短不足以息，动则喘甚，则是宗气虚陷所致，即张锡纯所谓"胸中大气下陷"。《黄帝内经》云："左乳之下，名曰虚里，其动应衣，宗气泄矣。"又说："宗气出于胸中，贯心脉而行呼吸焉。"以宗气虚陷，不能贯通心脉而维持呼

吸,故见心悸、胸闷、气短等症。治用升陷汤加味,加陈皮、清半夏和胃,丹参活血,炒葶苈子泻肺利水,土茯苓、石韦利湿解毒,大黄等泄浊解毒,地肤子、苦参去湿止痒,标本同治,缓缓取效。后因浊毒内停、胃气失和而恶心呕吐症状突出,调方为当归补血汤合二陈汤加味,则标本同治的基本思路未变。最后停中药汤剂,改散剂长期服用,巩固疗效,仍为泄浊解毒、保护肾元之意。可以说处理好治标与治本的关系,是取得良好疗效的关键。

8. 糖尿病肾病水肿重症

患者,女,73岁。

患者因血糖升高35年,下肢浮肿1年余,加重2个月,于2008年12月9日入院。患者1973年发现血糖偏高,当时查空腹血糖7.84mmol/L,于当地医院诊为"2型糖尿病",先后服用优降糖、二甲双胍等,未监测血糖。2007年9月无明显诱因出现活动后小腿水肿,至北京某医院就诊,查24h尿蛋白定量为6.25g,白蛋白偏低(具体数值不详),诊为"2型糖尿病,糖尿病肾病",改用诺和灵30R控制血糖,血管紧张素转化酶抑制剂(ACEI)类药物降压、保护肾功能,水肿减轻后出院。之后患者水肿反复加重,先后于北京市多家医院就诊(未行肾穿刺),予雷公藤多甙片每次20mg,每日3次,静脉输注白蛋白等治疗,效果均不明显。2个月前患者出现全身水肿,并逐渐出现胸闷,夜间时有憋醒,至某医院就诊,予降压降糖利尿等治疗,自觉效果不满意,遂来我院。患者自发病以来,无面部红斑及光过敏,无皮肤紫癜,无关节痛,近2周无发热、畏寒等上呼吸道感染症状。既往有高血压病史20余年,血压最高时210/90mmHg。现服用波依定每次5mg,每日2次;安博维每次150mg,每日2次,未监测血压。冠心病史20余年。1973年曾行阑尾切除术。40多年前曾发现"营养不良性肝肿大",后复查正常。否认其他慢性病史及外伤病史。入院症见:全身水肿,晨起颜面水肿明显,白天下肢水肿明显,按之凹陷。自觉胸闷憋气,夜间平卧时有憋醒,坐位时减轻。乏力,畏寒,口干渴,视物略不清,时有恶心,纳食少,小便量<1000ml/d,大便每日1行,舌质黯、苔薄腻,脉弦细涩。体格检查:体温36.5℃,呼吸19次/分,脉搏75次/分,血压140/80mmHg,双肺

呼吸音粗，左肺底呼吸音略低，未闻及干湿啰音。心音可，心律齐，未闻及杂音。腹部略膨隆，移动性浊音（+），肝脾触诊不满意，左肾区轻叩痛。双下肢肿胀，小腿浮肿，按之凹陷，双足10g尼龙丝试验（+），双足皮温略低。血常规：白细胞（WBC）$4.5×10^9$/L，红细胞（RBC）$2.65×10^{12}$/L，血红蛋白（HGB）85g/L，红细胞压积（HCT）24.6%；尿常规：WBC 0/HP，RBC 3～5/HP；生化：K^+ 4.15mmol/L，Na^+ 142.8mmol/L，Ca^{2+} 2.0mmol/L，血清总二氧化碳（TCO_2）28.3mmol/L，葡萄糖（GLU）7.16mmol/L，尿素氮（BUN）13.11mmol/L，血清肌酐（SCr）96.9μmol/L，总蛋白（TP）47.6g/L，白蛋白（ALB）23.1g/L，总胆固醇（CHO）9.82mmol/L，甘油三酯（TG）1.39mmol/L，低密度脂蛋白胆固醇（LDL-C）6.33mmol/L；24h尿蛋白定量 2.13g/d；血凝：D-二聚体（DD）2589μg/L。B超：①双肾弥漫性病变，②右肾偏高回声，③腹水，④双侧胸腔积液。心电图：窦性心律，肢体导联低电压，胸前导联低电压，QT间期延长，V_1、V_2呈QS型。胸部正位X线片：①两下肺纹理重，②双侧肋膈角变钝（考虑胸腔积液可能性大），③心脏外形大不除外，必要时进一步详查。超声心动图：①先天性心脏病，②房间隔缺损（二孔型），缺损口约5mm，③全心扩大，④主动脉瓣、二尖瓣后叶瓣环钙化，⑤二尖瓣、三尖瓣、主动脉瓣中度反流，⑥轻度肺动脉高压，⑦少量心包积液。眼底检查：①双眼糖尿病视网膜病变激光术后，②双眼白内障，③双眼屈光不正。治疗方案：在常规治疗的基础上给予口服泼尼松每次40mg，每日1次，病情稳定3个月后考虑逐步减量。同时配合中药内服及外用泡洗。

[辨证] 气血亏虚，浊毒、瘀血内停。

[治法] 补肾益气活血，化瘀利水解毒。

[处方] 当归补血汤合五苓散加减。

生黄芪60g　当归12g　川芎15g　丹参30g　猪茯苓各25g　生白术30g　石韦30g　土茯苓30g　生薏苡仁30g　穿山龙15g　倒扣草25g　猫爪草12g　紫苏叶9克　苏梗9g　陈皮9g　大腹皮15g　炒葶苈子15g　桑白皮25g。

[外用泡洗方]

荆芥 15g　防风 15g　白芷 20g　紫苏叶 15g　生黄芪 30g　桂枝 15g　茯苓 30g　赤白芍各 30g　泽兰 30g　泽泻 30g　生麻黄 10g　芒硝 30g

2009 年 1 月 4 日，患者全身水肿明显减轻，仅见双下肢胫前轻度水肿。查：ALB 25.2g/L，尿蛋白定量 2.01g/24h。仍觉乏力倦怠，舌淡黯、苔薄，脉滑。守方继服。2009 年 2 月 2 日，水肿已不明显，血压、血糖均控制良好，查尿蛋白定量 0.36g/24h，2 月 24 日复查血 ALB 31.8g/L，病情平稳出院。

[按] 糖尿病肾病属于中医学"消渴病"消瘅期的"肾消病"，称之为消渴病肾病。赵进喜教授认为，消渴病肾病基本病机在于消渴病日久，治不得法，内热伤阴耗气，复加以痰、热、瘀、浊等积聚于肾之络脉，形成微型癥瘕，继而使肾体受损，肾用失司。此即糖尿病肾病的"微型癥瘕"病机学说。糖尿病肾病初成，肾体受伤，肾精不固，则精微下流，肾气亏虚、气化不行则水湿内停，故可出现蛋白尿、水肿等表现。而病情再进一步发展，肾元受损，肾主一身气化的功能失常，浊毒内生，内伤气血，则会进一步损伤肾元，败坏五脏，可进展为气血阴阳俱虚，五脏同病，三焦闭塞，气机逆乱，终成尿少、呕逆、不能食之"关格"危症。就本例患者而言，病程较长，又有急性加重的病史，其肾元亏虚、肾用失司固然存在，也不能忽视其水湿内停、瘀血内阻的标实证。该患者乏力倦怠，全身水肿明显，兼之舌黯苔薄腻、脉细弦涩，气血亏虚与湿浊瘀血并见，治疗以补肾益气活血，化瘀利水解毒。治疗上本着"急则治其标，缓则治其本"的原则，应重视益气补肾和化瘀散结治法。一方面治本扶正，在益气补肾培元的同时，或兼以滋阴，或兼以温阳，或阴阳两益；另一方面治标祛邪，在化瘀散结的同时，随证加用理气化痰、清泄结热、清解郁热、清化湿热、利水化饮之药。要遵循中西医相结合、内治外治相结合、治标治本相结合。曾有文献报道，糖尿病肾病在发病过程中有炎症和免疫机制的参与，临床也有应用免疫抑制剂和激素治疗糖尿病肾病有效者，故该患者应用糖皮质激素以抑制炎症和免疫复合物的沉积，并足量、足疗程用药。从中医来说，炎症产物以及各种免疫复合物沉积肾

体,肾络受损,日久形成微型癥瘕积聚,治疗上也应当重视解毒散结之法。在西医治疗的基础上应当充分发挥中医治疗的特色,补肾益气治其本,利水消肿治其标。标本同治,气血同调。可选用补益气血、利水消肿的当归补血汤合五苓散加减,另可加用行气活血、散结解毒的丹参、川芎、石韦、土茯苓、穿山龙、倒扣草等。一方面针对病机辨证论治,另一方面配合激素应用,增强激素应用的疗效并减轻激素应用产生的不适症状。在口服中药的同时,给予外用泡洗方,以疏风解表、活血利水,使下肢水肿早日消退。

9. 糖尿病足

患者,女,72岁。

主诉发现糖尿病10余年,发生足坏疽3月余。患者曾长期服用西药降糖药,发生足坏疽后,开始注射胰岛素,血糖控制尚可。西医诊断为糖尿病足,内科治疗2个月,花费2万余元无显效。遂求中医诊治。刻下:左足坏疽,五趾俱受其累,局部黑烂,骨露于外,流水,味臭,皮肤溃烂已至足背,伴有肢体麻木,夜间疼痛甚,影响睡眠,大便数日一行。痛苦异常。诊查:肌肤甲错,双手爪甲枯萎,舌质黯红,苔腻略黄,脉象沉细而滑。

[辨证]气阴两虚,络脉血瘀,热毒壅滞。

[治法]益气养阴,活血通络,清热解毒。

[处方]补阳还五汤合四妙勇安汤加味。

生黄芪30g 红花9g 赤白芍各25g 川怀牛膝各15g 玄参25g 丹参15g 鬼箭羽15g 仙灵脾12g 桂枝6g 金银花25g 黄连6g 生当归30g 生甘草9g 活络散15g(冲服) 30剂,水煎服,每日1剂,每剂分2次服用。

配合中药散剂(珍珠粉、五倍子粉等)外用。

二诊:服药30剂,肢体疼痛减轻,足背创面已缩小,大便每日1次,原方加蒲公英15g,30剂。

三诊:肢体疼痛明显减轻,能正常睡眠,足背创面基本愈合,精神状态良好。继续守方。30剂。

四诊:服药30剂,足坏疽基本控制,精神体力均佳,五趾中中趾自然脱落，其他四趾完全愈合。随访3年，病情持续稳定，足坏疽未再复发。

［按］糖尿病足坏疽乃是消渴病日久，失治误治，内热伤阴耗气，或阴损及阳，久病入络，络脉瘀结，加以热毒或湿热邪毒壅结所致。其未发生坏疽者，可治以益气活血通络、益气养阴活血通络、滋阴助阳活血通络，应注意搜风通络虫类药物、舒筋活络藤类药物和温通中药的应用；已发生坏疽者，当重视解毒治法，或清热解毒，或利湿解毒，处理好清热解毒药物与温通药物的关系，处理好扶正治本与祛邪治标的关系，处理好内治与外治的关系。本病例即糖尿病足坏疽患者，乃于气阴两虚基础上，络脉血瘀热毒壅结所致。本虚证表现为气阴两虚，标实证表现为血瘀、热毒等。所以，本着标本同治的精神，治疗应在益气养阴基础上，活血通络、凉血解毒。处方以补阳还五汤、四妙勇安汤加味。药用芍药、甘草、木瓜、川怀牛膝，可解痉止痛、舒筋活络，更加水蛭等虫类药，有搜风通络之用。玄参、当归、银花、甘草、蒲公英等较大剂量应用，可凉血活血、清热解毒，兼有通便之用。至于用桂枝、仙灵脾之类，所谓"血得热则行"、"活血不远温"也。更配合中药外治，解毒、敛疮、生肌，是治病尤当着力之处。诸药相合，标本并治，动静结合，温凉同用，内治外治相合，故取得了较好疗效。治疗4个月，总花费不足4000元，就使患者免于截肢致残之苦。

参 考 文 献

1. 赵进喜．糖尿病及其并发症与辨体质、辨病、辨证"三位一体"辨证模式．河北中医，2004，10(10)：785～786
2. 赵进喜．《伤寒论》三阴三阳新解及其临床发挥．中医杂志，2007，48(3)：208～210
3. 景婧，庞博，赵进喜．从"痰瘀互结"立论治疗糖尿病肾脏疾病进展．北京中医药，2011，30(1)：71～72
4. 赵进喜．肝脾肾同治法辨证治疗2型糖尿病的研究．第四届国际中医糖尿病大会论文汇编，8～11
5. 赵进喜，王世东．论糖尿病肾病肾功能衰竭中医药治疗．糖尿病(消渴病)中医

诊治荟萃——全国第五次中医糖尿病学术大会论文集,1999,44~45
6. 赵进喜,王世东. 关于糖尿病病机的再探讨. 第三届糖尿病(消渴病)国际学术会议论文集,2002,353~354
7. 张丽芬,赵进喜,吕仁和. 浅谈中西医结合治疗糖尿病肾病. 世界中医药,2008,3(1):48~51
8. 赵进喜. 散结法治疗糖尿病肾病理论初探. 吉林中医药,2010,5(5):379~381
9. 赵进喜. 糖尿病标本虚实辨证法病案举隅. 中国中医药报,2003-12-11
10. 赵进喜,王世东,牟新. 糖尿病肾病及糖尿病足中医临床举隅. 中国临床医生,2005,33(6):43~44
11. 赵进喜. 糖尿病合并急性感染的中医诊疗方案. 第八次全国中医糖尿病学术大会论文汇编,129~139
12. 傅强,王世东. 赵进喜教授治疗2型糖尿病胰岛素抵抗经验. 环球中医药报,2008-03-06
13. 牟新,姜淼,宋美铃. 赵进喜治疗糖尿病肾病经验介绍. 新中医,2005,37(11):15~16
14. 王启歧. 赵进喜治疗糖尿病性胃轻瘫经验. 浙江中医杂志,2005,07:280~281
15. 李景,王世东,傅强. 赵进喜糖尿病肾病水肿重症病案. 中医杂志,2010,51(10):922~923

(李 莎)

肾 病

吕仁和 [特诊]

　　山西原平人，1962年毕业于北京中医药大学（北京中医学院），师从著名中医专家施今墨、秦伯未、祝谌予等，曾随西医名家张乃峥教授等临床学习，现任北京中医药大学东直门医院糖尿病肾病研究室主任，博士生导师，第三批全国名老中医药专家学术经验继承工作指导老师，享受国务院特殊津贴专家。从事中医内科教学、医疗、科研工作40余年，精研糖尿病、肾脏病的中西医诊治。现对其治疗肾脏病经验概述如下。

一、医论医话

（一）肾脏病"肾络癥瘕"学说

1. 肾络癥瘕学说的提出

　　络脉是气血会聚之处，其生理功能主要是聚、流、通、化，即可以贯通营卫、环流经气、渗透气血、互化津血，是内外沟通的通道。络有广义、狭义之分，广义之络，包涵"经络"之络与脉络之络，络是对经脉支横旁出的分支部分的统称，脉络多指血脉的分支部分；狭义的络，仅指经络的络脉部分，络病学说所涉及的络，一般是广义的络。络是内外之邪侵袭的通路与途径，邪气犯络或久病入络，均导致络脉瘀滞，瘀血、气滞、痰湿、热毒等诸邪瘀滞于络脉中，阻碍气机升降、气血运行，诸病由生，故络病是疾病传变的重要环节。与其他脏腑一样，肾之络脉，同样具有运行气血之用，更与肾主藏精、主水、主一身之气化的功能密切相关。由于病邪来犯，久病入络，邪毒留恋，损伤络脉，则可能会导致肾体受损，肾用失司，进而出现肾脏主藏精、主水、主一身之气化等一系列功能的失调。

古人很早就对癥瘕有了明确的概念，由积聚而成。"聚者，聚也，聚散而无常也"，"瘕者，假也，假物以成形也"，"积者，积也，积久而成形也"，"癥者，征也，有形而可征也"是对癥瘕（积聚）的精辟论述。中医文献有关癥瘕的记载首见于《黄帝内经》："凝血蕴里不散，精液涩渗，著而不去，积乃成已。"《难经》则以积聚分脏腑，认为"积乃主脏所生，痛不离其部，上下有终始"，与"聚者六府所成，始发无根本，上下无留止，痛无常发"不同。至巢元方《诸病源候论》别立癥瘕之名，以不动者为癥，动则为瘕。后世多认为："有聚有散为瘕，聚而不散则成癥"，凡是有形的肿块而坚着不移的，即可称为癥瘕，实际上就是中医的病理。癥瘕形成的原因，古人多有论述，如《诸病源候论》说："癥瘕者皆由寒温不调，饮食不化，与脏气相搏结所生也。"《丹溪心法要决》说："积者有形之邪，或食、或痰、或血，积滞成块。"《血证论·瘀血》说："瘀血在经络脏腑间，则结为癥瘕。"痰、食、瘀血等病理产物留滞脏腑经络之间，久而不去，积结形成癥瘕。《景岳全书·积聚》则说："壮人无积，虚人则有之，脾胃怯弱，气血两虚，四时有感，皆能成积。"可见，病理产物滞留与正气虚弱有关。正如《素问·经脉别论》所说："勇者气行则已，怯者则着而为病也。"

而肾脏络脉病变，"微型癥瘕"形成理论，与中医络脉学说密切相关。中医络病的基本体系分络脉系统、络脉机制两个方面，络脉系统是中医脏腑、经络理论的重要组成部分，而络脉机制则涉及中医的病因病机学说、辨证论治等更广泛的范畴。

肾之络脉病变，癥瘕形成，则属微型癥瘕的一种，是络脉的病理产物之一，血行不畅、络脉失养、气血瘀滞、津凝痰结、热毒蕴结等病理变化是肾络癥瘕形成的关键，与现代医学所谓细胞外基质增生等密切相关。络脉病变"癥瘕形成",可以说是肾纤维化的病机关键,是所有慢性肾脏病发展的最终结果,是导致终末期肾衰竭的主要原因之一。

吕仁和教授根据多年的临床经验,曾经提出糖尿病微血管并发症的"微型癥瘕形成"的病机学说,认为糖尿病肾病等并发症实质上是消渴病久治不愈,伤阴耗气,痰郁热瘀互相胶结于络脉,形成微型癥瘕。并应用"微型癥瘕"理论指导糖尿病肾病的临床治疗,取得了很好的疗效。在肾脏疾病方面,吕仁和教授根据络脉的生理(《灵枢·痈疽》有"中焦出气如露,上注溪谷而渗孙脉……血和则孙脉先满,溢乃注于络脉,皆盈乃注于经脉"的论述,反映了络脉具有满溢灌注、渗布血气于全身的生理功能;络脉与经脉循行和分布的区别还在于经脉多循行于溪谷大节之间,而络脉多循行于经脉所不到之处,以为联络流通之用);病理(《金匮要略·水气病脉证并治》提出了"血不利则为水,名曰血分"的论述。所谓"血不利则为水",实质上是指瘀血阻滞脉络,致使脉内之津液不能输布、脉外之津液不能还流,或脏腑气化致使脉内之津液不能输布、脉外之津液不能还流,或脏腑气化行水之功能失调所致)以及王清任、叶天士等对络病治法的论述,并结合古人的癥瘕理论,以糖尿病肾病"微型癥瘕"理论为基础,提出了"肾络微型癥瘕"理论,全面系统的阐述了肾脏疾病的中医病机,指导临床的治疗,在重视活血化瘀的基础上,更强调软坚散结,常用莪术、鬼箭羽、夏枯草、山楂、穿山甲、大黄、牡蛎等药物,化瘀散结,以阻止微型癥瘕的形成,防止癥聚不断发展成癥积,取得了很好的效果。

在肾脏疾病方面,吕仁和教授将络病理论与癥瘕理论进一步发展,提出肾脏疾病的根本病机为外感六淫、内伤七情、饮食不节、起居无常、情志失调及禀赋不足等因素造成人体正气亏虚,邪气内着,或气结血瘀阻滞不通,或痰湿邪毒留而不去,久病入络,造成气滞、血瘀、毒留,聚积于肾络,形成微型癥瘕,损伤肾脏,进而影响肾脏的功能,从而导致各种肾脏疾病。

2. 肾之络脉病变、微型癥瘕形成是肾纤维化的病机关键

肾络癥瘕为络病之一,肾络通畅,能升能降,能开能合,能出能入,能收能放,各种精微物质得以施布于全身内外,以维护机体的各种生理活动，由于络脉是气血、水精、津液、营卫运行的基本通道，其内气血甚丰，任何病邪久蕴络脉，必然导致化火、结热、成毒，形成络脉毒滞证，病久必然败坏形体。正如叶天士在《外感温热篇》所说"久则络血瘀气凝滞……瘀浊水液相混"。肾络癥瘕，多以内外二因为病之始，亦有经病入络，更有脏腑久病入络者。络脉亏虚，则气机不畅，不能御邪，邪毒入络，形成微型癥瘕，"邪毒所以入络，因络虚所使"。亦有因情志失调使气化功能失常，造成络脉气滞、血逆，聚而成为肾络癥瘕，毒害肾之大络、小络、孙络则病生也。临床上多见的络脉毒滞证有：毒滞脑络证、毒滞心络证、毒滞肺络证、毒滞肾络证、毒滞肝络证、毒滞胃络证以及下肢络脉毒滞证等，而肾络癥瘕即属毒滞肾络证。

由此可见，正气虚衰是肾纤维化发展的根本原因，主要病机为气虚血瘀、脉络瘀滞、积久蕴毒、伤及络脉，形成虚滞、瘀阻、毒损脉络的病理变化。因此肾纤维化从"虚、瘀、毒"不同侧面研究，治疗上确立补气扶正，活血化瘀，解毒通络，攻补兼施的法则。

3. 肾络癥瘕的物质基础

肾络癥瘕是肾病络病机制的主要结构载体，细胞、亚细胞结构、活性蛋白、细胞因子、基因等又是肾络癥瘕形成的主要影响物质因素。血行不畅、络脉失养、气血瘀滞、津凝痰结、络毒蕴结等病理变化是肾络癥瘕形成的关键。

（1）血行不畅与肾络癥瘕　血行不畅在中医理论中具有相当广泛的含义，在络病的病理机制研究中，不应将其简单、机械地理解为血液流动异常，而应主要回归于血管功能的调节异常。大量实验表明，在许多血管功能障碍病例中，可以发现血流动力学异常。在肾络癥瘕形成的病理机制中，血流动力学异常应为血行不畅的表现形式，而血管功能障碍则是肾络癥瘕的病理实质之一。

（2）络脉失养与肾络癥瘕　络脉失养实际上反映了细胞保护及损伤的两个方面，大血管病变及微血管病变的进程正是血管内皮细胞、血管平滑肌细胞保护及损伤机制的矫枉失衡过程。在微血管病变中，由于内皮细胞损伤，导致血管壁玻璃样变，血管管腔闭塞，微血管瘤形成。络脉失养既是络病机制中的关键环节，又是肾络癥瘕形成的物质基础。

(3) 气血瘀滞与肾络癥瘕　气血瘀滞是血管内皮细胞、血管平滑肌细胞损伤保护过程中,信号传导机制异常的具体体现。在气血瘀滞阶段,细胞因子异常调控应该占据主导地位。细胞因子是一些具有高度生物活性的可溶性蛋白或糖蛋白,它们具有多种生物学效应,且各种生物活性可以重叠,但每种细胞因子又有其独特的作用。络病中的气血瘀滞的病理实质是络脉失养的结果,也就是说,血管内皮细胞、平滑肌细胞损伤后,细胞因子网络调节平衡机制被打破,异常的细胞因子网络调节机制是血管内皮细胞、平滑肌细胞进一步损伤及肾络癥瘕形成的关键。

(4) 津凝痰结与肾络癥瘕　津凝痰结反映了肾络癥瘕的动态演变过程,在其形成过程中细胞外基质(ECM)代谢异常占有重要地位,血管内皮细胞及平滑肌细胞均可产生 ECM,ECM 的信息对它们也产生反馈影响。络毒蕴结与肾络癥瘕形成密切相关,是多种病理产物积聚的结果,也是络病发展的晚期阶段。它反映了细胞、组织形态学晚期的变化。络毒蕴结的生物学物质基础具有广泛的含义,涉及了不同的生物学层面;针对不同的病证,络毒蕴结研究应着眼于相应层面的生物学物质基础。

现代络病学说的提出是历史发展的必然趋势,肾络癥瘕从属于络病学说,探讨肾络癥瘕并赋予其现代生物学内涵是升华肾络癥瘕学说的根本要求。

4. 散结消聚是肾络微型癥瘕的基本治法

针对肾脏纤维化的治疗近年来才引起重视,其治疗主要针对促纤维因子及抑制 ECM 成分合成或促进其降解,近年来已开始抗纤维化基因治疗研究,但大多数尚处于实验研究阶段。国内对中药抗纤维化作用进行了大量的临床和实验研究,目前研究较多的有大黄、丹参、川芎、冬虫夏草、三七等药物。研究显示,中药在抑制促纤维化因子及纤维化细胞的增殖、活化、抑制胶原等基质成分合成和沉积,激活与 ECM 降解有关的酶的活性等多个环节中起作用,无论在体外或体内均显示出明显的抗肾脏纤维化作用,中药具有良好的抗肾纤维化应用前景。

而提出肾脏络脉病变、微型癥瘕形成学说的实际意义,在于吕仁和教授基于此理论,更提出了慢性肾脏病的散结消聚治法。应该指出的是,肾脏纤维化的过程中,虽然存在瘀血情况,但其并不同于一般的血瘀证,而是肾脏微型癥瘕形成的过程,癥瘕已成,宜消宜散,非仅用活血之法可疗。

关于肾络微型癥瘕的治疗与一般活血化瘀、攻积除坚之不同,应重视络病辩证及通络治疗的独特临床价值,治疗中多用虫类搜剔、辛香通络等药物,正如叶天士所言:"考仲景于劳伤血痹诸法,其通络方法,每取虫蚁迅速飞走诸灵,俾飞者升,走者降,血无凝著,气可宣通,与攻积除坚、徒入脏腑者有别。"而对于癥瘕的治法,前人也颇多发明。《医宗必读》说:"积之成也,正气不足而后邪气踞之……初中末三法不可不讲也。初者,病邪初起,正气尚强,邪气尚浅,则任受攻;中者,受病渐久,邪气较深,正气较弱,任受且补且攻;末者,病魔经久,邪气侵凌,正气消残,则任受补。盖积之为义,日积月累,非伊朝夕,所以去之亦当有渐,太亟伤正气,正气伤则不能运化。而邪反固矣。"《临证指南·癥瘕》:"总之,治癥瘕之法,用攻伐宜缓宜曲,用补法忌涩忌呆。"吴崑《医方考》论述癥瘕治法有:"古方有用曲、柏者,化水谷也……用三棱、鳖甲者,支癥瘕也……用水蛭、虻虫者,攻血块也。"何梦瑶《医碥》"莪术、三棱、鳖甲,专治积聚"。可见,在肾脏疾病的治疗中,需抓住疾病本质,"欲伏其所主,必先其所因",注重消癥化结治疗,既可使"微型癥瘕消化",也可以防止肾络微型癥瘕形成,既治又防,临床才能取得更好效果。

(二)肾小球疾病"从风论治"的思想

早在《黄帝内经》一书中,中医学就提出了"肾风"、"风水"等一系列肾脏病相关中医病名,非常重视风邪外犯在肾脏病发生发展中的重要地位,吕仁和教授对《黄帝内经》理论很重视,不仅临床上习惯把急性肾炎称为"急肾风",慢性肾炎称为"慢肾风",而且治疗上倡导"从风论治"。

1. 风邪的特性和临床特点

风邪为外感发病的一种极为重要的致病因素,风邪外袭多自皮毛肌腠而入,从而产生外风病证,如《素问·风论》说:"风气藏于皮肤之间,腠理开则洒然寒,闭则热而闷。"自然界的风,是一种无形的、流动的气流,来去较快,时有时无,而且风又是变化多端而无孔不入,故中医学认为,风邪为病因,具有如下特性和致病特点。

(1) 风为阳邪,其性开泄,易袭阳位 风邪善动而不居,具有升发、向上、向外的特性。其性开泄,是指易使腠理疏泄而开张。正因其能升发,且善于向上向外,所以风邪侵袭常伤及人体的上部(头面)、阳经和肌表。《素问·太阴阳明论》说:"阳者,天气也,主外。故犯贼风虚邪者,阳受之……阳受之,则入六腑……入六腑,则身热不时卧,上为喘呼,故喉主天气……故阳受风气,阳气从手上行至头,而下行至足。故曰:阳病者上行极而下,故伤于风者,上先受之。"

(2) 风性善行而数变 "善行"是指风邪致病具有病位游移、行无定处的特点,"数变"是指风邪致病具有变幻无常和发病迅速的特性而言。同时,由风邪为先导的外感疾病,一般发病多急,传变也较快。故《素问·风论》:"风者善行而数变,腠理开则洒然寒,闭则热而闷",即概括了风邪致病的这一特性。

(3) 风为百病之长 风邪为六淫病邪的主要致病因素,凡寒、湿、燥、热诸邪多依附于风而侵犯人体,所以风邪常为外邪致病的先导。古人甚至把风邪当做外感致病因素的总称。故《素问·骨空论》问曰:"余闻风者百病之始也。"《素问·风论》曰:"故风者,百病之长也,至其变化,乃为他病也,无常方,然致有风气也。"

2. 原发性肾小球疾病与风邪的关系

肾脏疾病中许多疾病的症状具有风邪致病的特点,如急性链球菌感染后的肾炎及 IgA 肾病,多在发病前有明确的外感史,有咽喉痒痛的症状,这就是风邪外袭的特点;而急进性肾炎综合征和紫癜性肾炎发病后病情进展迅速,临床表现复杂,变化迅速,也具有风邪善行数变的特点。

可以认为,风邪也是导致原发性肾小球疾病的主要病因。《内经》曰:"风者,百病之始也。"又曰:"风者,百病之长也。"说明我国古代医学家认为,许多疾病的形成其外因中"风邪"起着先锋和主导的作用,因其为"百病之长",故最易夹多与其他外邪合而致病。再加上"风邪"具有

"善行而数变"的特性,其变化多端而迅速,常与"热"相合成为"风热";与"寒"相合成为"风寒";与"湿"相合成为"风湿";与"湿热"相合成为"风湿热";与"寒湿"相合成为"风寒湿";与"毒"相合成为"风毒"等。因风邪"善行而数变"的特点,故风邪可化毒,而且风热、风湿热也可以化毒,风寒、风寒湿也可以化热生毒,一旦形成"热毒"则可乘虚而伤及人体组织器官。肾是诸毒排出体外的主要器官,所以最易受风邪热毒的侵袭而受损伤。

因为原发性肾小球疾病的发病与风邪外袭具有密切关系,故古人将病位在肾,病因为感受风邪而导致肾体损害,肾用失司,以水肿、尿浊、尿血、眩晕、腰痛等为主要临床表现的一类疾病命名为肾风。肾风即病因为风邪,病位在肾脏的疾病,类似于现代医学所说的肾小球肾炎。肾虚感受风邪或风邪夹寒、夹湿、夹热邪侵袭,正邪相争剧烈,则发为急性肾风。而急性肾风在发病的急性期调治不当,或虽未急性发作,但因反复感受风邪,导致肾体受伤,疾病迁延不愈,转为慢性肾风,病情发展至最后至肾衰。

肾风之病,古代医家对其病因病机及治疗多有论述,如《素问·风论》曰:"肾风之状,多汗恶风,面庞然浮肿。脊痛不能正立,其色炲,隐曲不利,诊在肌上,其色黑。"又如《素问·奇病论》曰:"有病然如有水状,切其脉大紧,身无痛者,形不瘦,不能食,食少……病生在肾,名为肾风。"《素问·评热病论》记:"帝曰:有病肾风者,面胕庞然壅,害于言,可刺不? 岐伯曰:虚不当刺,不当刺而刺,后五日其气必至。帝曰:其至何如? 岐伯曰:至必少气时热,时热从胸背上至头,汗出手热,口干苦渴,小便黄,目下肿,腹中鸣,身重难以行,月事不来,烦而不能食,不能正偃,正偃则咳,病名曰风水。"肾风出现发热,病情加重时,病名改为风水,则风水是急性病变期的病名,在此很类似急性肾炎或慢性肾炎急性发作。《素问·水热穴论》曰:"勇而劳甚则肾汗出,肾汗出逢于风,内不得入于脏腑,外不得越于皮肤,客于玄府,行于皮里,传为胕肿,本之于肾,名曰风水。"到后汉时张仲景对风水进行了仔细的观察和描述,并提出了治疗方药。如《金匮要略》曰:"……风水,其脉自浮,外证骨节疼痛,恶风。……身体洪肿,汗出乃愈,恶风则虚,此为风水。……寸口脉沉滑者,中有水气,面目肿大有热,名曰风水。……视人之目窠上微肿如蚕,新卧起状,其颈脉动,时时咳,按其手足上陷而不起者,风水。……太阳病脉浮而紧,法当骨节疼痛,反不疼,身体反重而酸,其人不渴,汗出即愈,此为风水。"这些都是风水的临床表现。张仲景在风水的治疗上认为:"风水,脉浮身重,汗出恶风者,防己黄芪汤主之;腹痛者,加芍药。"

3. 风邪伤肾的病因病机

同样感受风邪,为什么有的人发病有的人不发病呢?在《素问·评热病论》中说道:"邪之所凑,其气必虚。"故肾风病的形成,首先是由于各种原因导致肾元亏虚,其次是受风邪侵袭。风邪伤人常以风寒或风寒夹湿、风热或风热夹湿的形式侵袭人体。在急性期主要表现为表实证,转为慢性以后,除有风邪及风邪夹他邪所致的证候外,因肾元亏虚已经累及肝脾等脏,所以临床表现比较复杂,同时出现了一系列继发症状,导致其临床变化更为复杂。

(1)肾风的病因 综前所述,肾风病的形成,首先是由于各种原因导致肾元亏虚,其次是风邪或风邪夹他邪侵袭。故肾风病是本虚标实的病,其本虚是肾元亏虚,标实是风邪或风邪夹他邪侵袭,分别论述如下。

1)肾元亏虚

①禀赋有亏:如有先天的缺陷,包括整体抗病能力的不足和肾脏本身的缺陷,不仅容易感受外邪,而且感受外邪后邪气不易驱除或便于留恋。

②年老体衰:年老或久病体虚之人,正气不足,不仅易感病邪,而且外邪侵袭之后,难以驱除,使疾病迁延,久久不愈。

③劳累过度:过度辛苦劳累,耗损过多,滋补不足,肾元亏虚,抗病邪的能力降低而容易生病,而且病后难以痊愈。

④气机阻滞:包括肝气郁结,痰湿阻滞,食积停饮,湿热内蕴,热毒不解,瘀血不散,气虚、血虚、阴虚、阳虚等都能阻滞经络,使气血不能流畅,促使疾病加重或发展。

2)风邪侵袭 常见有四种:一是风寒侵袭。劳累汗出或食饱入睡,感受风寒，风寒之邪流经血脉，侵袭肾体，乘虚伤肾。轻者发病缓慢，常在不知不觉中使肾元受损伤，成为慢性肾风，到因临床症状明显而发现疾病时已难以治愈。若风寒化热，邪正相争剧烈者，多发病急、症状重、进展快，若能及时处理，调治得法，多能痊愈。二是风寒夹湿。素体脾虚湿重，或因涉水冒雨，衣着湿冷，复感风寒，风寒之邪流经血脉，侵袭肾体，轻者缓发，重者急发，但因湿性黏滞，患病后不易痊愈。三是风热外袭。素体阴虚，感邪后邪易从热化生毒，损伤肾络，感邪后多为急发。轻者易治，若及时治疗多能痊愈。少数病人因素体阴虚肝旺，病情严重，疾病进展迅速，易引起肝风内动，治疗困难，预后不良。四是风热夹湿。素体湿重，或因涉水冒雨，居处潮湿，衣着湿冷等，复感风热，风热之邪流经血脉，侵袭肾体，乘虚伤肾，轻者可以治愈，但因湿热之邪黏滞难除，所以临床见效缓慢，不能着急。重者因为湿邪损伤脾气，热邪损伤肾阴，形成肾阴不足，脾气受伤，对治疗具有很大难度。因为滋阴则损阳，补气又伤阴，若想调治十分困难，必须仔细分析，慎重选药，精心调治，方能见效。

(2) 风邪伤肾的病机　风为阳邪，惟有《康熙字典》曰："风为阴中之阳邪"，此说更合乎客观所说。风邪伤人后，先"藏于皮肤之间"，此风可从玄府发散而解，也可随络脉内侵，或化他邪，或化热生毒伤及脏器组织，因其毒邪的力度不同，所伤组织不同，临床表现也不同，基本转化机理论述如下。

1) "风毒"伤肾：风毒所伤，先见肤痒，眼、鼻、咽喉痒痛等类似过敏反应的表现，也可有颜面、眼睑浮肿，继而伤肾，尿检出蛋白或潜血、红细胞，并出现发热等症状，很像临床诊断的过敏性肾炎，绝大多数可以痊愈。

2) "风热毒邪"伤肾：风热毒邪之邪，从表和相合脏腑而来，常有发热、汗出、口渴、恶风、喷嚏、咽痒、咳嗽、大便溏泄等肺与大肠的病症，继而出现尿血或尿蛋白，或因邪盛上攻而见头晕，热毒伤肾而见尿少，临床表现类似急性肾炎，其中多数预后较好，少数不能痊愈者20年至30年后转为慢性。

3) "风湿热毒"伤肾：风湿热毒之邪侵袭常伤及肾、脾、肺，除见风热毒邪所伤之症状外,其浮肿明显,并有脘腹胀满、纳谷不香等脾气受损、运化失职、水液代谢失职的表现,另外尿中蛋白较多,血压也常增高,本型预后较差。

4)"风寒化热生毒"伤肾:风寒之邪侵袭人体,病久遂可化热,但热象不重,毒力也缓,然而其邪直沉于北方寒水伤肾,起病缓慢,病人处在不知不觉的病态中,慢慢感觉身体机能逐渐减退,腰膝沉重甚至酸痛,面目虚浮,尿检出现蛋白,血压逐渐增高,紧张累时出现头晕等肾风状态,很似现在的慢性肾小球肾炎。

5)"风热寒湿杂至化燥生毒"伤肾:风热寒湿之邪合至,并化燥生毒,其邪毒力强大猛烈,伤阴迅速,肝阳易亢,直伤神明,阴损及阳,阴阳俱伤,肾元衰败,气血大衰,出现恶性高血压、肾衰贫血状态,很似急进性肾炎。

6)"风湿化毒"伤肾:风湿化毒侵袭,其毒重着,伤肾及脾,水湿化生和转输困难,大量蛋白排出,体内水湿停聚,出现高度水肿,很似现代常见之肾病综合征。若加燥热之邪,阴伤阳亢,尿中见血,头晕目眩,血压升高者,即是肾炎性肾病综合征,治疗较难。

7)"风寒湿邪化毒"伤肾:风寒湿化毒侵袭,其毒凝滞,伤肾较慢,发病于隐匿之中,偶在尿检中发现蛋白,但患者自己常无不适感觉,若风寒化热伤血络,则尿中见血,并见腰酸腿软。化热甚者尿血明显,风寒湿甚者尿中蛋白明显,风寒湿热俱甚者,尿血和尿中蛋白同时可见,很似现在临床常见的隐匿性肾小球疾病。

总之,风邪为百病之长,其为阳邪,性开泄,易袭阳位,善行而数变,并常夹他邪而致病。风邪与肾脏病的发病有密切的关系,是导致肾风病发生的主要原因。肾风病的形成,是由于先有各种原因导致肾元亏虚,又有风邪或风邪夹他邪侵袭,常表现为风寒或风寒夹湿,风热或风热夹湿的特点。诸邪侵袭人体,日久均可化热生毒,一旦形成"热毒"则可乘虚而伤及人体组织器官。肾是诸毒排出体外的主要器官,所以最易受风邪热毒的侵袭而受损伤。肾风在急性期主要表现为表实证;转为慢性以后,除有风邪留恋所致的证候外,因肾元亏虚已经累及肝脾等脏,所以表现比较复杂,同时也出现了一系列的继发证因,其临床变化就更为复杂。我们希望通过确立肾风病的病因病机,为临床诊疗疾病提供坚实的理论根据。

(三)壮督疏带法治疗肾脏病经验

吕仁和教授临证精于辨证,善于治疗疑难杂证,尤擅长于肾脏疾病和糖尿病的辨治,并在长期和大基临床实践中总结出许多行之有效的理法方药。其中壮督益肾、疏理带脉的治疗方法,对一些久病和难治性疾病具有较好的疗效。吕教授认为临床有些疾病的发生发展过程中常殃及奇经八脉,特别是与肾肝关系密切的督脉和带脉,如在慢性肾脏疾病和糖尿病的过程中,多种原因都可能导致督脉不足、带脉不畅的病机变化,临床出现腰酸肢重,倦乏神萎,或腰腹重坠感、胁腹满闷,或腰腹冷痛等特点。酌情辨证从奇经八脉论治,特别是壮督益肾、疏理带脉的治疗方法,临床屡有效验,其理论和经验别具匠心。

1. 督脉与脏腑的相关性

吕教授认为督脉主要与肾、脑关系密切,而临床许多疾病在其发生和发展过程中都涉及肾和脑,特别是常导致肾的病理变化。李时珍《奇经八脉考》云:"督及阳脉之海,其脉起于肾下胞中,至于少腹,乃下行于腰、横骨围之中央,系溺孔之端。"《素问·骨空论》中亦曰:"与太阳起于目内眦……入循膂络肾。"是指督脉从上而下者与足太阳相通,从下而上者与足少阴相通,均到达肾。督脉上属于脑,下属于肾,是肾与脑的主要通路,肾藏精,脑主髓,精髓转化亦通过督脉,因此当督脉的功能失调时则会出现如《素问·骨空论》中所述"督脉……实则脊强反折,虚则头重高摇之"之类的症状。督脉统领一身之阳,亦行精血,因此从督脉的主病来看,不仅有脊强反折、头重、头痛等表现,还会出现精神萎靡不振、头晕或昏沉、健忘乏力、腰酸膝弱等症状,这是由于督脉循行脊里,直贯头脑的缘故。所以对督脉病的调治多从填精补髓或温补元阳着手。

2. 带脉与脏腑的相关性

"带脉者,起于季胁足厥阴之章门穴,同足少阳循带脉穴,围身一周,如束带然。"对于带脉的病变,《难经·二十九难》云:"带之为病,腹满,腰溶溶若坐水中。"《素问·痿论》亦云:"带脉不引,足痿不用。"可见其异常时出现腰腹或胁腹胀满,下肢软弱不利等表现。由于带脉与肝经的腧穴联系,生理上与肝胆共同维系着人身气血的畅达,因此带脉的运畅与否亦直接或间接地影响肝胆的疏泄功能,甚至影响全身气机运行。因此临床还可见到胸胁胀满,或脘胁郁闷欲伸,气短等表现。可见对带脉病变的治疗应疏养兼顾。

3. 督脉与带脉的相关性

《灵枢·经脉》谓足厥阴肝之脉"与督脉会于巅",而带脉又起于肝经之章门穴。因此吕教授认为,督脉从上而下,纵行于身,与任脉相环,而带脉横行环绕于人身之中央,两者纵横相贯,使经气流畅、充实,益气固丹田,形成托护内脏、循行气血的重要结构。两者的协调,是维持人体脏腑功能基础之一,内脏功能的病变必波于督、带等奇经八脉的功能,而督、带脉的异常也会反过来影响脏腑功能,或加重原有病变。从这一角度而论,调治奇经八脉特别是督、带脉的功能亦具有积极意义。

4. 从督、带脉论治的用药特点

肾主骨生髓通于脑。根据督、带脉与肾肝的密切关系,吕教授临床用药亦主要通过调治肾肝来调理督带两脉。但吕教授主张对督脉的病变宜温宜补,而对于带脉则应以调养为主,尤以疏理为重。吕教授临证常选用狗脊、川续断、杜仲、肉桂、牛膝等壮督益肾;五味子、山药、芡实、金樱子等药固摄下焦;熟地黄、枸杞子入肝肾填精髓以治督脉。并以鹿角胶等"有情之属"直通督脉,亦用附子、细辛、肉桂、鹿含草、黄芪等温通督脉。对于带脉用药,《得配本草》中将当归、白芍、川续断、龙骨、升麻、甘草等列入带脉归经中,而吕教授更喜用枳壳、香橼、佛手、香附、厚朴、柴胡等疏理带脉,使其通畅为上。《十四经发挥》卷下中有论:"盖以人之气与血,常行于十二经脉,其诸经满溢,则流入奇经焉……譬犹圣人,图设沟渠,以备水潦,斯无滥溢之患,人有奇经,亦若是也。"吕教授认为肾脏病变或糖尿病等亦是如此。因人体十二经脉、五脏六腑之气血阴阳失于温煦濡润而发,而奇经八脉的不足有时亦可影响正经脏腑功能,此时如单独益肾则不如壮督益肾,治从正经结合奇经而事半功倍,这也正是壮督疏带法所体现出的积极意义之所在。

5. 病案举例

患者,女,50岁,2004年11月26日初诊。有肾炎病史数年,因持续尿血并伴间断蛋白尿而多次住院治疗,出院后虽经不断调治,现蛋白尿已消,肾功能亦正常,但因仍经常腹腰坠痛,乏力肢弱,睑肿而来就诊。刻诊:面色晦黯,眼睑略肿,腿肿,患者主诉近来腰腹胀满,有如于腰间缠一湿重凉物,大便次数多,烦躁口苦,舌质略紫红,苔黄而厚腻,脉弦略滑,尿常规:尿潜血(BLD)(++)。

[辨证] 督脉阳虚而带脉阻滞,湿浊内阻并始化热。

[治法] 壮督疏带,清化湿热。

[处方] 狗脊10g　杜仲10g　续断10g　牛膝20g　苏梗10g　香附10g　佛手10g　乌药10g　木香10g　黄连6g　炙甘草6g　栀子10g　龙胆草6g

此方连服2周,腰腹胀满、如物缠绕等症状明显减轻,食纳转馨。刻时主诉以疲乏困倦为主,劳后略肿,尿常规:血尿(BLO)(+),舌淡,苔转白滑,脉转沉。继以前方加减益气健脾之品以善其后。

(四)肾性血尿的分型辨证与辨病治疗经验

血尿一症临床常见,除肾系疾病外,有不少全身性疾病也可出现血尿。引起血尿的疾病甚多,由于病因不同,预后也极不相同,轻者可自行缓解,重者若不及时治疗可能影响到生命。中医典籍中有关血尿的诊治记载很多。认为病位在肾与膀胱,但因导致血尿的疾病不同,其表现出的证候也有异,涉及面很广。主要病机是肾系脉络损伤,血溢脉外,或因脉络失健,不能固摄而血渗脉外。笔者在临床上将血尿归纳为十证辨治,并有十种疾病的辨证综合验方,今介绍如下供同道和读者参考。

1. 十证辨治

(1)湿热内蕴,下注伤络　此证多因湿热内蕴或内结砂石所成。症见腰腹绞痛,尿频尿血或有砂石。大便秘结,脘腹痞满,舌红苔黄,脉弦滑数。拟清热利湿,化石止血。主要方药:石韦30g,瞿麦15g,萹蓄15g,金钱草30g,海金沙10g,鸡内金10g,车前草15g,大黄6g,白芍 30g,甘草梢 10g,每日 1 剂,水煎分 2 次服。

(2)郁热不解,损伤血络　多因肝气郁滞,气机不舒,血脉不活,郁滞化热,损及肾络。症见胸胁苦满,口苦咽干,纳谷不香,常有太息,尿频尿急,尿中带血,舌红苔黄,脉弦细数。拟疏郁调气,清热止血。主要方药:柴胡 10g,枳壳实各 10g,赤白芍各 15g,当归 10g,生地偷 30g,连翘 30g,生地炭 20g,厚朴 10g,血余炭 10g(包)。每日 1 剂,水煎分 2 次服。

(3)热毒内盛,灼伤肾络　内蕴或外感热邪,久久不解,进而生热化毒,伤及肾络。症见发热恶寒,头晕恶心,腰腿酸疼,口渴多饮,纳谷不香,大便秘结,尿频急热痛,其色黄赤,舌红苔黄,脉弦紧数。拟清热解毒,凉血止血。主要方药:银花 30g,连翘 30g,黄芩 10g,黄柏 10g,生地榆 30g,石韦 30g,丹皮 15g,生大黄 10g,厚朴 6g,陈皮 10,甘草梢 6g。每日 1 剂,水煎分 3 次服。

(4)风热伤肺,移损肾络　外感风热,肺气受伤,外邪不解,内移伤肾,肾络损伤。症见恶风发热,汗出口渴,咽干疼痛,腰腿酸软,尿中带血,舌红苔黄,脉浮而缓。拟疏风清热,凉血止血。主要方药:桑叶 10g,野菊花 15g,蝉衣 10g,银花 20g,连翘 20g,黄芩 10g,小蓟 30g,生蒲黄 10g(包),丹皮 10g,赤芍 20g,白茅根 30g。每日 1 剂,水煎分 2 次服。大便干者加生大黄 10g,大便球状者再加元参 30g。

(5)风寒化热,伤及肾络　外感风寒,肺气受伤,久而不解,化热生毒,内侵入肾,损伤肾络。症见咳嗽痰黄,肢节酸痛,腰腿疼痛,尿中带血。舌体胖,苔黄白相兼,脉沉紧偏数。拟疏风散寒,清热止血。主要方药:荆芥 10g,防风炭 6g,蝉衣 10g,马勃 10g(包),前胡 10g,猪苓 30g,三七粉 3g(分冲),桑枝 30g。每日 1 剂,水煎分 2 次服。

(6)阴虚火旺,灼伤肾络　诸种因素致肾阴亏虚,肝肾阴虚,虚火灼肾,肾络灼伤。症见急躁易怒,头晕目眩,口干咽燥、大便干结,小便短赤带血,舌瘦红,苔薄黄,脉弦细数。拟滋阴泻火,凉血止血。主要方药:生地 60g,元参 30g,麦冬 15g,丹皮 10g,炒山栀 10g,胆草 6g,黄芩 10g,大黄 10g(大便通畅后改为大黄炭 20g),青黛 10g(包)。每日 1 剂,水煎分服。

(7)郁瘀化毒,肾络受损 肝郁气滞,久久不舒,气滞血瘀,血脉不活,郁瘀生毒化火,毒火伤及肾与膀胱脉络。症见面唇发黯,全身发紧或发胀,甚则削瘦低热,苔黯,脱发,月经色黯或有瘀块,大便秘结,尿中反复见血,脉沉弦。拟疏郁活血,化毒泻火。主要方药:柴胡10g,枳壳实各10g,赤白芍各30g,生甘草6g,白花蛇舌草30g,猪苓60g,半边莲30g,石韦30g,草河车30g,云南白药0.5g(分冲)。每日1剂,水煎分早、晚服。

(8)心火移肾,脉络受伤 过喜伤心,心火亢盛,下移入肾,灼伤肾络。症见喜怒无常,心悸气短,胸闷憋气,寐少梦多,尿热短赤,舌尖红,苔薄黄,脉细数。拟滋阴养心,泻火清热。主要方药:细生地30g,山萸肉15g,丹参15g,麦冬10g,太子参30g,五味子10g(打),黄连6g,竹叶10g,车前草15g,白茅根30g,小蓟草30g。每日1剂,水煎分早、晚服。若大便秘结加生大黄10g(大便通畅后改为大黄炭20g)。

(9)肾虚不固,血渗脉外 禀赋不足,劳累过度,肾元亏虚,肾气不固,肾脉失摄,血渗脉外。症见劳累后突发血尿,腰部发胀,腰腿酸软,全身疲乏,舌胖黯淡,苔薄黄,脉弦滑。拟补肾固摄,益气止血。主要方药:黄精30g,芡实15g,金樱子15g,党参30g,旱莲草30g,桑螵蛸15g,生地炭30g,三七粉3g(分冲)。每日1剂,水煎分早、晚服,若有怕冷,加鹿角霜30g。

(10)脾不统血,气虚失摄 多因全身病变,气血亏虚,或肾元气虚,不能统摄,血渗脉外。症见全身疲乏,面色苍黄,纳谷不香,腰腿酸软,尿中带血,常有鼻衄,齿衄,肌肤哑血。舌胖淡黯,苔灰白或黑而黏腻,脉数重按无力。拟补气摄血,养血止血。主要方药:生黄芪30g,太子参30g,当归15g,熟地15g,砂仁2g,红花炭6g,血余炭10g(包),柴胡6g,升麻炭6g,陈皮6g,三七粉3g(分冲)。每日1剂,水煎分早、晚服。

2. 九病辨证综合验方

(1)狼疮肾血尿 多为血中热毒不除,伤及肾络。方药:柴胡10g,赤芍20g,枳壳实各6g,丹参20g,猪苓30g,银花20g,连翘20g,白花蛇舌草30g,石韦30g,黄精20g,生地炭30g,三七粉3g(分冲)。每日1剂,水煎早、晚分服。若大便干加生大黄10g(大便通畅,尿血明显者改用大黄炭 20g)。同时配合服用泼尼松。

(2)紫癜肾血尿 多属风热入血,络脉受伤,损及肾络,方药:羌活 15g,野菊花 10g,桑叶 10g,蝉衣 10g,丹皮 10g,赤芍 20g,紫草 10g,茜草 10g,生蒲黄 10g(包),石韦 30g,猪苓 30g,三七粉 3g(分冲)。每日 1 剂,分早、晚服。早期应配用泼尼松治疗。

(3)IgA 肾病血尿 本病轻重差异较大,但血尿常有出现,此时风寒化热,气阴俱伤者为多。拟疏风散寒,清热止血,兼顾气阴,方药:荆芥 6g,防风炭 6g,蝉衣 10g,银花 30g,连翘 30g,黄芩 10g,血余炭 10g(包),生地炭 20g,沙参 30g,猪苓 30g。每日 1 剂,水煎早、晚服。大便干者加大黄 10g(大便通畅,若尿中血多,加大黄炭 20g)。

(4)急性肾盂肾炎血尿 多为肾中蕴热化火伤络,常有肝经瘀滞。拟疏郁清热,通利泻火,方药:柴胡 15g,白芍 30g,枳壳实各 10g,连翘 30g,生地榆 30g,黄柏 10g,石韦 30g,陈皮 10g,厚朴 6g,生大黄 6g。每日 1 剂,分早、中、晚 3 次服。配合有针对性的抗生素效果更佳。

(5)多囊肾血尿 多因肾体胀大,肾失固摄,兼有瘀血。拟补肾固摄,益气止血。辨证综合方:黄精 30g,党参 30g,当归 10g,血余炭 10g,旱莲草 30g,云南白药 0.5g(分冲),三七粉 3g(分冲)。每日 1 剂,早、晚分服。

(6)乳糜尿、血尿 多由丝虫病引起,但也有因肿瘤等原因所致者。多为气机阻滞,肾失固摄,拟调理气机,补肾固摄。方药:柴胡 6g,枳壳 6g,枳实 6g,白芍 30g,生草 6g,丹参 30g,金樱子 15g,芡实 15g,桑螵蛸 10g,鹿角霜 20g,三七粉 3g(分冲)。每日 1 剂,分早、晚服。

(7)肾结核血尿 多为阴虚火旺,肾络灼伤,拟滋阴泻火,方药:大生地 30g,元参 30g,黄精 30g,地骨皮 30g,山萸肉 15g,陈皮 10g,焦三仙各 10g,炒山药 10g,大黄炭 20g,血余炭 10g(包)。每日 1 剂,水煎早、晚分服。

(8)肾癌血尿 对不适宜手术的肾癌患者,可以采取中药治疗。多为毒热内蕴,气阴俱伤。拟清热解毒,兼顾气阴。方药:半边莲 30g,草河车 30g,猪苓 30g,元参 30g,焦三仙各 10g,黄精 30g,陈皮 10g,云南白药 0.5g(分冲),每日 1 剂,分早、晚服。若腰痛明显可加元胡 10g。

(9)膀胱癌血尿 多为气机阻滞,热毒不解。拟调理气机,清热解毒,辨证综合方:柴胡10g,荔枝核10g,橘核10g,枳壳10g,枳实10g,猪苓30g,半边莲30g,石韦30g,元胡10g,云南白药0.5g(分冲)。每日1剂,分早、晚服。若大便干者加大黄10g(后下)或用番泻叶10g(后下)。

总的来说,吕仁和教授临床治疗肾性血尿,既重视辨证,又重视辨病,强调辨证论治与辨病论治有机结合,并根据病程长短、证候虚实以及是否兼夹外邪等情况,灵活选方用药,并重视配合饮食治疗及生活调理等措施,临床常有较好疗效。

(五)运用"六对论治"的方法诊治肾病经验

"六对论治"是吕仁和教授在长期诊治疾病的实践中逐渐形成的常用的6种方法,是在"整体观"和"辨证论治"总体思想指导下的具体化,它包括:①对症状论治;②对症辨证论治;③对证辨病与辨证论治相结合;④对病论治;⑤对病辨证论治;⑥对病分期辨证论治。这6种方法简称为"六对论治"。现将吕仁和教授运用"六对论治"治疗肾病的经验介绍如下。

1. 对症论治

当一个症状出现时,用一种快速、便捷的方法治疗,使症状很快得到缓解或消除即是对症论治。如用柴胡注射液退热;用云南白药、三七粉止血;用玄明粉治疗大便干结;用金银花、连翘、黄芩、山豆根治疗咽肿痛;用猪苓、茯苓、泽泻、泽兰、车前子利尿消肿;用天麻、钩藤、川牛膝、杜仲降压等。

2. 对症辨证论治

对症辨证论治是临床最常用的治疗大法,是对不易解除的复杂症状或对无有效治疗办法的症状所采用的治疗方法。例如尿血是肾脏疾病中最常见的症状,但因尿血的病位、病因、病程、病情等不同,就需要对尿血辨证论治,常用辨证为下:

(1)风热伤肺,继伤肾络 治宜疏风清热,凉血止血。方药:荆芥、防风、金银花、连翘、黄芩、小蓟、牡丹皮、赤芍、白茅根等。

(2)风寒化热，伤及肾络　治宜疏风散寒，清热止血。方药：金银花、连翘、蝉蜕、马勃、前胡、猪苓、三七粉等。

(3)热毒内盛，灼伤肾络　治宜清热解毒，凉血止血。方药：金银花、连翘、黄芩、黄柏、石韦、牡丹皮、生大黄、厚朴、甘草梢。

(4)心火移肾，脉络受伤　治宜滋阴养心，清热泻火。方药：细生地黄、赤芍、丹参、麦冬、通草、黄连、竹叶、车前草、白茅根、小蓟。

(5)气滞血瘀，脉络受损　治宜行滞化瘀，养血止血。方药：牛膝、赤芍、当归、生地黄、枳壳、柴胡、甘草、川芎、黑香附。

(6)湿热内蕴，下注伤肾　治宜清热利湿，化瘀止血。方药：石韦、瞿麦、萹蓄、金钱草、海金沙、鸡内金、车前草、大黄、白芍、甘草。

(7)脾不统血，气虚失摄　治宜补气摄血，养血止血。方药：黄芪、太子参、当归、熟地黄、砂仁、血余炭、柴胡、麻黄炭、陈皮、三七粉。

(8)肾气不固，血渗脉外　治宜补肾固摄，益气止血。方药：黄精、芡实、金樱子、党参、墨旱莲、生地黄炭、三七粉。

(9)阴虚火旺，灼伤肾络　治宜滋阴降火，凉血止血。方药：生地黄、玄参、麦冬、牡丹皮、炒栀子、龙胆草、黄芩、青黛。

3. 对症辨病与辨证论治相结合

症状是疾病的主客观表现，有心理和生理两方面的因素，既是疾病诊断的线索或主要依据，也是配合确定证型和证候的主要依据；而作为一种病，它具有特定的病因、病机、病理、症状、证型和(或)证候，有其自身的发生、发展、转化和预后规律。证型和证候，是疾病发展过程中不同阶段和层次上所表现的综合性特征。一种症状或一种证可以出现在若干种疾病中，而各种不同疾病的预后相差甚大，所以在治疗中，对症辨病为首要，辨证是为了指导立法处方，所以对不少症状需要辨病与辨证相结合来进行治疗。

还以血尿为例，疾病有狼疮肾炎、紫癜性肾炎、IgA肾病、急性肾盂肾炎、多囊肾、乳糜尿、肾结核等，病不相同，预后不同，因此对血尿症辨病非常重要。同时从中医辨证来讲，每个疾病还有自己不同的证型和证候，在没有成熟的对病治疗方药前，必须按中医理法方药的诊治原则，依证立法，依法处方，依方选药才有良效。

狼疮肾炎血尿多为热毒内蕴，气阴俱伤。治宜清热解毒，兼顾气阴。方药：柴胡、赤芍、丹参、白花蛇舌草、猪苓、金银花、连翘、石韦、黄精、生地黄、三七粉等。

紫癜性肾炎血尿多属风热入血，损及肾络。治宜散风清热，凉血止血。方药：荆芥、防风、蝉蜕、牡丹皮、紫草、茜草、石韦、猪苓、生地黄、三七粉等。

IgA肾病血尿多属风寒化热，气阴两伤。拟疏风清热，兼顾气阴。方药：荆芥、防风、蝉蜕、金银花、连翘、黄芩、猪苓、白花蛇舌草、茜草、紫草等。

急性肾盂肾炎血尿多为肾中蕴热，化毒伤络。拟清热解毒。方药：柴胡、枳壳、枳实、赤芍、白芍、连翘、生地榆、黄柏、鱼腥草、石韦、白头翁、紫花地丁、生甘草等。

多囊肾血尿，多为肾失固摄，兼瘀血。治宜补肾固摄，益气止血。治宜补肾固摄，益气止血。方药：黄精、党参、当归、血余炭、墨旱莲、三七粉、云南白药、狗脊、续断、杜仲炭、香附、乌药等。

乳糜尿血尿，多为气机阻滞，肾失固摄。治宜调理气机，补肾固摄。方药：柴胡、枳壳、枳实、白芍、甘草、丹参、芡实、金樱子、桑螵蛸、鹿角霜、三七粉等。

肾结核血尿，多为阴虚火旺，肾络灼伤。治宜滋阴泻火。方药：生地黄、玄参、黄精、地骨皮、白芍、陈皮、大黄、血余炭。另加抗结核药治疗。

肾癌血尿，多为毒热内蕴。拟清热解毒。方药：半边莲、草河车、猪苓、玄参、焦三仙、黄精、陈皮、云南白药、白花蛇舌草、西黄丸。

膀胱癌血尿，多为气机阻滞，热毒不解。治宜调理气机，清热解毒。方药：柴胡、荔枝核、枳壳、枳实、白芍、生甘草、丹参、芡实、金樱子、桑螵蛸、半枝莲、三七粉、西黄丸、云南白药。

4. 对病论治

对病论治是较高层次的治疗，主要是针对病因或病机，适用于对病因或病机比较明确的疾病，而且有良好的疗效。如急性肾炎常用方：金银花20g，连翘24g，黄芩10g，蝉蜕10g，荆芥10g，防风10g，栀子10g，猪苓 30g，牡丹皮 10g，丹参 20g，板蓝根 20g，生甘草 6g；肾病综合征激素依赖型，除用激素的时间适当延长外，常用白花蛇舌草 30g，猪苓 30g，白茅根 30g，芦根 20g，白鲜皮 15g，白蒺藜 15g，生甘草 6g，山楂 20g，常获良效。慢性肾盂肾炎，用抗生素效果差者，加用狗脊 10g，续断 10g，牛膝 20g，杜仲 10g，柴胡 10g，赤白芍各 20g，枳壳实各 6g，生甘草 6g，鱼腥草 30g，白头翁 30g，香附 6g，乌药 6g，常获良效。

5. 对病辨证论治

对病辨证论治是较高层次的治疗，主要是针对病因或病机，它适用于对病因或病机比较明确的疾病，而且有良好的疗效。如对慢性肾炎辨证论治：

脾肾气阳两虚用益气固肾汤 黄芪、淫羊藿、金樱子、芡实、猪苓、炒白术、炒山楂、川芎、石韦。

肝肾气阴两虚用养阴固肾汤 太子参、生地黄、白芍、女贞子、墨旱莲、猪苓、黄柏、牡丹皮、石韦、地龙。

肾阴阳俱虚用调补肾元汤 杜仲、续断、生地黄、枸杞子、猪苓、白芍、山药、丹参、山楂、淫羊藿。

兼夹证候治疗 如瘀血，属血热证选加牡丹皮、赤芍、紫草、茜草根、生蒲黄、泽兰、丹参等；瘀血属寒证选用川芎、桃仁、红花、当归、山楂等；瘀血属气郁选加郁金、延胡索、降香等；瘀血属气虚选加三七、王不留行；瘀血持久不化选用穿山甲、水蛭等。痰湿属寒选用半夏、生姜、白芥子等；痰湿属热选用天竺黄、竹茹、竹沥、胆南星等；痰气互结者选用菖蒲、远志、陈皮、郁金等；痰饮选用苓桂术甘汤或五苓散。肝郁气结选加柴胡、枳壳、香附、乌药等；腹胀便秘选加枳实、厚朴；气逆不降选用沉香、降香；腹胀痛选用木香、檀香。湿热者选用金银花、连翘、紫花地丁、黄芩、栀子、黄柏、虎杖、白花蛇舌草、木香、佩兰、草豆蔻。食积应选加保和丸。

6. 对病分期辨证论治

对病分期辨证论治多用于慢性、复杂性疾病的诊治。分期，一般多以现代理化检查指标为依据，用以明确疾病的阶段性；辨证，则用中医的辨证法则进行。如慢性肾衰竭分期辨证论治，常常用现代理化指标分期,以虚定型,以实定候,临床常分为四期四型十候辨治。

(1)四期

Ⅰ期:慢性肾功能不全代偿期,GFR 50~80ml/min,Scr 133~177μmol/L;

Ⅱ期:慢性肾功能不全失代偿期,GFR 50~20ml/min,Scr 178~442μmol/L;

Ⅲ期:肾衰竭期,GFR 20~10ml/min,Scr 443~707μmol/L;

Ⅳ期:尿毒症期,GFR<10ml/min,Scr≥707μmol/L。

(2)四型

脾肾气血(阳)虚型,用助阳保肾汤:黄芪、当归、枸杞子、茯苓、桂枝、丹参、陈皮、淫羊藿、熟大黄。

脾肾气血(阴)虚型,用益气保肾汤:黄精、太子参、麦冬、五味子、茯苓、丹参、白芍、陈皮、牛膝、熟大黄。

肝肾气血阴虚型,用滋阴保肾汤:黄精、生地黄、女贞子、丹参、白芍、牛膝、陈皮、熟大黄。

气血阴阳俱虚型,用调补保肾汤:黄芪、黄精、当归、太子参、茯苓、丹参、白芍、陈皮、半夏、牛膝、熟大黄。

(3)十证候

肝郁气滞　选加柴胡、赤白芍、枳壳、香附等。

血脉瘀阻　选加丹参、赤芍、川芎等。

湿热阻滞　选加茯苓、猪苓、泽泻、茵陈等。

痰湿不化　选加陈皮、半夏、茯苓、竹茹等。

外感热毒　选加金银花、连翘、黄芩等。

胃肠结滞　选加生大黄、厚朴、枳实等。

浊毒伤血　选加水牛角、生地黄、牡丹皮、三七、白及等。

水凌心肺　选加太子参、五味子、葶苈子、桑白皮、大枣、甘遂、五加皮等。

肝风内动　选加天麻、钩藤、白芍、生龙牡等。

毒入心包　选加远志、石菖蒲等,或用清开灵 40ml 静脉滴注,每日1次。

治疗慢性肾功能不全,临床最常见而中药发挥作用较好的是慢性肾功能不全Ⅱ期和Ⅲ期,中药对延缓肾衰竭进展、保护肾功能有很好的作用。临床多见气滞血瘀证候和胃肠湿热结滞证候,常用调补气血阴阳、和降浊毒的方法,常用方药为:生黄芪15g,当归10g,陈皮10g,半夏10g,猪苓30g,茯苓20g,牡丹皮15g,丹参15g,泽泻20g,泽兰20g,牛膝30g,熟大黄10g。忌食豆制品,适量进食肉类,主食3～5两,加水果蔬菜适量,可加牛奶500g/d,注意休息。

二、医案荟萃

1. 急性肾炎(一)

某男,65岁,国家外经贸部干部。1997年7月20日初诊。

主因呼吸道感染失于治疗诱发面部及肢体浮肿,在外院按肾病综合征治疗,家属不同意应用激素故求诊。刻下仍有咽痛咳嗽,头身不适,腰酸,周身乏力,颜面上下肢浮肿,按之陷下不起。诊查:面黄,咽红,舌质黯红,苔黄,脉象滑数。测血压160/95mmHg。化验尿蛋白(++),潜血(+++),红细胞15～30/HP,抗链"O"滴度增高,血沉加快。诊断:急性肾炎。

[辨证] 风热犯肺,邪毒内陷伤肾,肺通调水道,肾主气化功能不行,热伤肾络。

[治法] 清热解毒,清宣肺气,滋肾凉血,活血化瘀。

[处方] 金银花25g 连翘15g 薄荷6g(后下) 钩藤15g 芦根15g 桑白皮25g 丹参15g 益母草15g 白茅根30g 板蓝根15g 侧柏叶15g 黄芩10g 桔梗6g 茯苓15g 猪苓15g 每日1剂,水煎服。

1997年7月27日二诊:服药7剂后,颜面及肢体浮肿消失,镜下血尿减轻,效不更方。

2003年8月12日三诊:复查尿蛋白转阴,镜下血尿红细胞3～5/HP,咽痛咳嗽消失。于是改为六味地黄丸、二至丸及清心莲子饮方,共治疗3个月病情平稳,临床治愈。继服六味地黄丸等巩固疗效,随访10余年,无复发。

[按]急性肾炎老年人发病较少,但并不是绝对没有,本例患者求医之初,就被误诊为肾病综合征,而投用当归芍药散,是临床惯性思维作怪。吕教授根据典型病史,依然诊断为急性肾炎,而且遵照急性肾炎重视疏风散邪、强调针对病因祛邪解毒的精神,积极给予中医药治疗。分析其病因为风热,辨析其病位在肺肾,方用银翘散加减,体现了清热解毒、活血化瘀、凉血活血、利水消肿治法,实际上就是吕仁和教授清解养肾汤之意趣,所以能应手而效。复诊取效后,更以六味地黄丸、二至丸、清心莲子饮加减,一方面滋补肾阴,益气养阴扶正,一方面清解余毒祛邪,乃清补之剂,不能助火,所以最终能使病情归于稳定,临床治愈。

2. 慢性肾炎(二)

　　梁某某,男,21岁。2003年1月10日初诊。

　　主诉:腰酸疲乏半年。曾在西医综合医院诊断为隐匿型肾炎,给予中成药治疗,疗效不明显,经人介绍求诊于吕仁和教授。刻下:腰酸痛,劳累后尤甚,食少,有时咽痛,睡眠、二便尚可。诊查:面黄,咽红,舌质黯,舌尖略红,苔薄黄略腻,脉象细弦。测血压130/80mmHg。化验尿蛋白(++)。

　　[辨证]热毒留恋,脾肾不足,湿热瘀滞。

　　[治法]健脾补肾,清热解毒,利湿化瘀。

　　[处方]生黄芪15g　当归12g　枸杞子10g　菟丝子20g　续断10g　桑寄生10g　牛膝10g　甘草6g　芡实10g　金樱子10g　板蓝根15g　金银花20g　黄芩10g　连翘20g　倒扣草30g　白花蛇舌草30g　猪苓30g　茵陈30g　每日1剂。

　　2003年2月19日二诊:服药后,疲乏症状好转,腰痛减,复查尿蛋白(+),原方加减出入。每日1剂。

　　2003年4月15日三诊:病情平稳,复查尿蛋白转阴。嘱继续服中药治疗。

　　[按]吕仁和教授诊治肾病、糖尿病等,除强调分阶段、分层次、分期辨证论治外,更有"六对论治"的思想。具体包括对病,即针对明确西医诊断的疾病;对证,即针对中医证候;对症,即针对临床主症,针对患者主诉的痛苦或西医客观检查指标。认为对病、对证、对症,三者都很

重要，不可偏废。本例患者治疗用药就体现了吕仁和教授对病、对证、对症相结合的思想。针对隐匿型肾炎（肾风）的基本病机，即邪毒瘀滞伤肾的机转，选用补肾药、清热解毒药、利湿解毒药、活血化瘀药，如黄芪、当归、枸杞子、菟丝子、金樱子、板蓝根、金银花、黄芩、连翘、倒扣草、白花蛇舌草等；针对中医证候选用健脾补肾、解毒活血药如生黄芪、当归、枸杞子、菟丝子、芡实、金樱子、板蓝根、金银花、黄芩、连翘、倒扣草、白花蛇舌草等（中医证候是患者特定病理阶段病机的具体表现）；针对腰酸痛主症，选用补肾强腰药物如狗脊、续断、桑寄生、牛膝等。对病、对证、对症相结合，用药富有针对性，所以取得了较为满意的疗效。

3. 慢性肾炎（三）

洪某，男，43岁。1997年2月初诊。

患慢性肾炎10年，反复出现蛋白尿。初诊：腰酸痛乏力，双下肢时肿胀，纳寐尚可，二便调，苔白，脉沉弱。尿常规：尿蛋白（＋），LEU：25/μl。

［辨证］脾肾气阳两虚。

［治法］益气健脾，补肾利水。

［处方］黄芪30g 淫羊藿15g 金樱子10g 炒白术10g 炒山楂10g 川芎10g 石韦15g 每日1剂，水煎服。

二诊：服药3周，尿蛋白（＋），双下肢肿消，感腰酸乏力、下肢胀。于上方去石韦、川芎、炒山楂，加狗脊10g，续断10g，牛膝10g，21剂，每日1剂，水煎服。

三诊：上药连服3周，尿常规（－）。继续守方继服2个月，尿常规持续阴性，症状消失。

［按］慢性肾炎是临床难治病，由于缺少有效治疗手段，患者肾功能损害常常会不断加重，直至慢性肾衰竭尿毒症。中医药治疗慢性肾炎蛋白尿、血尿方面，尤其是在延缓慢性肾炎肾功能进展方面，具有较大优势。临床上应用益气固本、活血化瘀、清热解毒、祛风除湿、软坚散结等治法，配伍得宜，常可取得良好疗效。此案患者患慢性肾炎10年，以蛋白尿为突出表现，症状表现为腰酸疼痛、疲乏少力、下肢浮肿，舌黯，苔白，脉沉弱。是肾气虚，精微不固，同时存在瘀滞、水湿内停的病

机,所以吕仁和教授针对性选用了益气健脾补肾、固肾和清利水湿、活血化瘀之剂,服药3周,即见成效。复诊用药,则是针对腰酸痛症状,选用了狗脊、续断、桑寄生等补肾强腰之药,对减轻患者痛苦,提高治疗依从性,皆具有重要意义。为医者,决不能以"头痛治头,脚痛治脚",低估对症治疗的临床意义。

4. 肾病综合征(一)

苏某某,女,36岁。2006年4月21日初诊。

主因双下肢重度水肿1月余来诊。1个月前患者无明显诱因出现双腿部水肿,当时未予重视,10天后双下肢水肿加重,出现重度指凹性水肿,急到某医院查尿常规提示:尿蛋白(+),血中白蛋白降低。西医诊断为肾病综合征,予泼尼松65mg,每日1次,阿法骨化醇0.25μg,每日1次口服。服药20余天后,症状未见明显好转,遂来我院门诊就诊,要求中西医结合治疗。刻下症:形体偏胖,面色红润,双下肢浮肿明显,有时咽痛,大便偏干,小便色黄,尿多浊沫,查舌淡苔白腻,脉沉细数。化验尿常规:潜血(+++),蛋白(+++),红细胞2～4/HP,白细胞3～5/HP。中医诊断为"肾水",以肾为水脏,主司水液调节,与膀胱互为表里,湿热伤肾,肾脏失司则会出现水液运化失常,双下肢水肿。肾主开合,肾精不固则精微下注,出现尿中泡沫。

[治法] 益气活血与清利之法并行。

[处方] 生黄芪30g 当归10g 川芎30g 猪苓30g 白花蛇舌草30g 生甘草10g 茵陈30g 栀子10g 每日1剂,水煎服。

2006年5月21日,二诊:经中西医结合治疗,全身乏力症状缓解,双下肢水肿明显减轻。患者食欲亢进,思食,舌淡红苔薄黄,脉沉细。化验尿常规:潜血(-),蛋白(++)。患者自查尿蛋白波动在(+～++)。考虑激素副作用逐渐显现,今在原方基础上,更加生地黄、玉竹等养阴凉血之药。

[处方] 生黄芪30g 当归10g 川芎30g 猪苓30g 白花蛇舌草30g 生甘草10g 茵陈30g 栀子10g 生地黄30g 肥玉竹20g 每日1剂,水煎服。

并嘱激素应用足8周后逐渐开始减量。其后长期坚持中西医结合治疗,病情逐渐趋于稳定,以致完全缓解。

[按] 肾病综合征相当于中医学的"肾水",一般当责之肺脾肾功能失调,水液不归正化所致。但临床观察发现:许多肾病综合征患者,特别是以前所说的慢性肾炎肾病型或者称肾病综合征Ⅱ型患者,常常兼有热毒、湿热等兼夹证,而且较普遍存在血瘀、血热等。所以治疗一般不能单纯补肾或健脾,常常需用活血凉血、清热解毒、清利湿热等法。吕仁和教授临床用药最喜黄芪,常选用当归补血汤加活血、清利之药。本案患者无明显诱因出现双下肢重度水肿,西医诊断为肾病综合征,服用大剂量泼尼松,症状未见减轻,症见有时咽痛,大便偏干,小便黄赤,提示存在热毒、湿热之邪。所以,吕仁和教授选用了益气活血、清热利水中药,因能切中病机,所以配合激素,能迅速使患者理化检查指标下降,全身症状也明显好转。二诊患者症状缓解,而出现食欲亢进,是激素的毒副作用,所以更加用滋阴凉血的生地黄、玉竹等,可以抑制食欲,减轻激素毒副作用。总之,中西医结合就是取长补短,应用中医药就是要起到减毒增效的作用。

5. 肾病综合征(二)

姜某,女,26岁。2004年9月3日初诊。

主因双下肢重度水肿2年来诊。患者2年前感冒发烧后出现双下肢重度水肿,到当地医院查尿蛋白(++++),潜血(++),白蛋白低(具体数值不详),诊断为肾病综合征,服用激素治疗。现激素已减量,尿中反复出现蛋白,转求中医治疗。查舌质红,苔黄腻,脉数而弦,化验尿常规:蛋白(++),潜血(++)。考虑肾为腰府,主骨生髓,充养腰部,外感邪毒内陷伤肾,肾之精气亏虚,骨髓不充,腰脊失养,肾精不固,故见腰部酸软,全身乏力。日久可致肾体受损,肾用失司,肾气虚,则精微下流,气化不行,水湿内停,故可见蛋白尿、水肿。

[治法] 益气活血,疏风祛邪解毒。

[处方] 荆芥10g　防风10g　炒栀子10g　蝉蜕10g　连翘30g　猪苓30g　枳壳10g　当归10g　生黄芪30g　白花蛇舌草30g　赤芍30g　白芍30g　丹参30g　玄参30g　鱼腥草30g　每日1剂,水煎服。

2004年10月15日二诊：坚持服用中药，水肿症状明显减轻，咽干、咽痛明显好转，来诊要求继服原方。查舌淡红，苔薄黄，脉数而弦，化验尿常规：蛋白（＋），潜血（±）。效不更方。后长期坚持服用中药，处方稍有出入，病情逐渐趋于稳定，尿检转阴。

［按］肾病综合征常有激素和免疫抑制剂不敏感者，多见于慢性肾炎肾病型，虽为肾水表现，实际上具有肾风病机。所以，临床上应该重视慢性肾脏病从风论治的思路，充分重视疏风祛邪、清热解毒治法。同时，有鉴于中医"治风先治血，血行风自灭"之理，临床上又当重视活血化瘀治法。该病案曾用激素治疗，病情反复出现加重，伴有咽干咽痛，舌红苔黄，脉数而弦，显然是存在热毒留恋，所以吕仁和教授在益气养阴、清利等同时，应用了大量清热解毒、活血化瘀药物，并给予荆芥、防风、蝉蜕等，充分体现了"从风论治"的精神，遂取应手之效。而效不更方，守方久用，更是肾脏病最终取得良好疗效的保证。

6. IgA 肾病（一）

张某，女，30岁。2006年3月1日初诊。

主因血尿1年来诊。

病史：1年前外感诱发肉眼血尿，查尿潜血（＋＋＋）、蛋白（＋），尿异形红细胞80%，曾服用中药汤剂治疗，症状有所缓解，肉眼血尿消失。2005年4月做肾穿检查诊断为IgA肾病，Lee分级Ⅲ级，系膜增生性肾小球肾炎（中度）。刻下症：尿频，容易疲乏，舌质红，苔薄黄，脉数。尿常规检查：尿潜血（＋＋＋）、蛋白（＋）。中医诊断为肾风病，肾体受损，肾用失司所致。肾不藏精，精微物质下泄，出现血尿、蛋白尿。

［辨证］脾肾气虚，风热化毒入血伤肾。

［治法］益气活血、清热利湿解毒，兼以疏肝。

［处方］生黄芪30g　当归10g　柴胡10g　赤芍20g　白芍20g　红花10g　连翘30g　川芎15g　桃仁10g　猪苓30g　白花蛇舌草30g　倒扣草30g　生甘草10g　每日1剂，水煎服。

2006年3月15日二诊：自述无明显不适，有时易疲乏。无肉眼血尿，化验尿潜血（＋）。查舌红，苔薄黄，脉数。考虑到患者为系膜增生性肾炎，有微型癥瘕形成，进一步治疗加用化瘀散结之药。

[处方]生黄芪30g 当归10g 柴胡10g 赤芍20g 白芍20g 红花10g 连翘30g 川芎15g 桃仁10g 猪苓30g 白花蛇舌草30g 倒扣草30g 生甘草10g 三棱10g 莪术10g 鳖甲20g 每日1剂,水煎服。

其后,继续守方坚持服用中药治疗,尿检转阴。

[按]IgA肾病,属于免疫复合物肾炎,常见系膜基质增生,常表现为单纯性血尿、蛋白尿等,属于中医"肾风"范畴,所以治疗不能单纯补虚,常常需要针对病因是风热、热毒,还是风湿,针对性选用祛邪解毒之药。该患者自述疲乏,是脾肾气虚,但同时又有风热化毒入血伤肾之病机,所以治以益气活血,兼以调肝者,女性以肝为先天,中年之后,加以久病,多肝郁故也。方中用白花蛇舌草、倒扣草等,可以清利湿热解毒,吕仁和教授经验认为对于降低肾炎患者尿蛋白有一定帮助。二诊取效后,吕仁和教授又考虑到患者有IgA肾病,肾体受损,在肾之络脉有"微型癥瘕形成"之机,所以加强活血化瘀消癥之力,更加用三棱、莪术、鳖甲活血化瘀消癥之品。当有利于防治肾脏纤维化,减轻肾小球细胞外基质增生,延缓肾小球硬化病理进展。

7. IgA肾病(二)

闫某某,女,38岁。工人。2006年7月8日初诊。

主因血压升高伴蛋白尿1月余来诊。

病史:患者2006年6月体检发现高血压,最高达200/130mmHg,至某医院做肾穿诊断为IgA肾病,口服中药汤剂2周,并服用依那普利等控制血压,辛伐他汀(舒降之)调节血脂。刻下症:易疲乏、感冒,感冒时音哑,目前血压控制在140/90mmHg。大便如常。舌质黯,苔薄黄,脉细弦。查尿潜血(++)、蛋白(++),24h尿蛋白定量1.95g,总蛋白78.2g/L,白蛋白44g/L,总胆固醇2.98mmol/L,血沉25mm/h。中医诊断为肾风病,肾用失司,肾络受损,精微物质下泄,所以出现血尿、蛋白尿。

[辨证]风热化毒入血伤肾,肾体受损。

[治法]疏风清热解毒,活血化瘀,清利湿热。

[处方]荆芥10g 防风10g 炒栀子10g 蝉蜕10g 红花10g

水红花子10g 川牛膝30g 桃仁10g 猪苓30g 白花蛇舌草30g
丹参20g 每日1剂，水煎服。

2006年7月20日二诊：自述无明显不适，有时易疲乏，查舌质黯，苔薄黄，弦脉，复查24h尿蛋白定量0.6g，症状减轻，尿蛋白减少，提示治疗有效，仍宗原方原法，加生甘草、薏苡仁顾护正气。

[处方] 荆芥10g 防风10g 炒栀子10g 蝉蜕10g 红花10g
水红花子10g 川牛膝30g 桃仁10g 猪苓30g 白花蛇舌草30g
丹参20g 生薏苡仁30g 生甘草10g 每日1剂，水煎服。

后长期坚持服用中药治疗，病情终得以完全缓解。

[按] 吕仁和教授治疗肾炎，非常重视疏风散邪治法。其中，荆芥、防风、炒栀子、蝉蜕4药是其最常用的药物组合之一，我们习惯上称之为"药串"，既可以祛外风，又可以息内风，既可祛风，又可清热，所以最适合于慢性肾炎风热之邪留恋，尤其是慢性肾脏病因外感诱发急性发作者。当然，治疗肾脏病仅仅疏风是不够的，所以吕仁和教授又加用了大量活血化瘀和清利之品，既有利于肾炎症状的解除，又有利于肾脏病病理改善。取效后，加甘草、薏苡仁者，甘草既可以解毒利咽，又能扶正调和诸药；薏苡仁既可清利湿热，又能健脾益气。在大队解毒药中，或有顾护正气之意。

8. IgA 肾病（三）

王某，男，71岁。2006年3月25日初诊。

因神疲乏力1年余，加重4个月伴肤痒、恶心来诊。患者于2005年2月11日因劳累后出现神疲乏力，到中国人民解放军总医院就诊。检查：血红细胞$3.4×10^{12}$/L，血红蛋白9.3g/L；尿红细胞满视野，异形70%~80%；血肌酐108.3μmol/L，尿素氮7.1mmol/L，24h尿蛋白定量0.36g。患者因素体健康，对身体状况未予重视，自认为加强运动即可康复。至2005年12月因过度劳累后神疲乏力加重，并出现肤痒、恶心、抽筋、尿少、便秘症状。查尿常规：红细胞满视野，尿蛋白（++）；血生化：肌酐267.8μmol/L，尿素氮14.0mmol/L。住院经肾穿刺病理诊断为：IgA肾病（Lee分级Ⅲ级），肾小管-间质损害。患者仍未重视。2006年3月6日神疲乏力加重。复查血生化：肌酐447.7μmol/L，尿素氮 20.44mmol/L,尿酸 484.5μmol/L(检查前 3 日未忌肉食)。3 月 12 日复查血肌酐 368μmol/L,尿素氮 16.52mmol/L,24h 尿蛋白定量 0.69g(检查前 3 日忌肉食);血红细胞 $3.2×10^{12}$/L,血红蛋白 9.1g/L,白细胞 $3.8×10^9$/L。血压 130/80mmHg(已口服施慧达 2.5mg,每日 1 次,倍他乐克 12.5mg,每日 1 次)。患者面色晦黯,舌胖黯淡,边有齿痕,舌苔黄腻,脉沉弦滑。既往于 1978 年于北京友谊医院行右肾盂切开取石术。因肝火旺间断服用龙胆泻肝丸多年。诊断:①肾功能衰竭(氮质血症);②IgA 肾病(Lee 分级Ⅲ级);③肾小管-间质损害;④肾性高血压;⑤肾性贫血;⑥高尿酸血症。中医诊断:关格。

[辨证] 气血亏虚,血脉瘀阻,浊毒内留。

[治法] 益气养血,活血通脉,和降浊毒。

[方药] 生黄芪 30g 当归 10g 陈皮 10g 半夏 10g 红花 10g 桃仁 10g 莪术 10g 水红花子 10g 熟大黄 10g 生甘草 10g 生薏苡仁 30g 茯苓 30g 14 剂,每日 1 剂水煎,早、晚分服。

医嘱:忌食肉类,戒烟酒,每日牛奶 500ml 分早、晚服;降血压药继服;低盐饮食;轻缓活动;保持情绪稳定。

二诊(4 月 8 日):恶心好转,肤痒改善,饮食增加,血压稳定。仍有脘痞、便秘、咽痛。舌胖黯淡,苔薄黄,脉沉弦滑。尿常规:潜血(+++),红细胞 250/HP,蛋白(+)。症状提示气机阻滞,外感风热。方药:宗初诊方加炒枳壳 10g,炒枳实 10g,牛蒡子 10g 以行气去滞、疏风清热。

三诊(4 月 28 日):患者 4 月 24 日复查血肌酐 368μmol/L,尿素氮 15.2mmol/L。脘痞、便干、咽痛好转,精神、饮食继有改善,睡眠可。舌红苔白,脉沉细。尿常规:红细胞满视野,蛋白(+)。方药:4 月 8 日继续服用 14 剂,每日 1 剂水煎,分早、晚服用。

四诊(5 月 13 日):自觉活动后疲乏,偶有心悸,头晕,舌胖黯淡,脉沉细无力。示心气不足。方药:初诊方加太子参 30g 以加强补益心气之力。

五诊(6 月 3 日):患者面色好转,无明显不适,纳眠佳,二便可。舌胖黯淡,边有齿痕,苔腻略黄,脉滑。示有湿浊。方药:宗 5 月 13 日方加萆薢 10g 以助清利湿浊。

六诊（6月17日）：患者病情稳定，无特殊不适主诉，舌黯，苔腻略黄，脉弦细数。示气滞血瘀未解。方药：宗6月3日方加丹参15g，川芎15g以加强行气活血、通活肾脏经络的作用。

七诊（7月8日）：患者面色好转，病情稳定。舌黯，苔腻略黄，脉细数。6月24日查血生化：肌酐 244μmol/L，尿素氮 15.77mmol/L，尿酸 486.1μmol/L。尿常规：红细胞满视野，蛋白（＋）。血常规：红细胞 $3.9×10^{12}$/L，血红蛋白 9g/L。方药：宗6月17日方加佩兰 10g 以芳化湿浊。

八诊（8月19日）：患者病情稳定，纳眠佳。舌红苔黄，脉数。血生化：肌酐 148.1μmol/L，尿素氮 7.73mmol/L，总蛋白 82.4g/L，白蛋白 42.5g/L，尿酸 355.7μmol/L。尿常规：潜血（＋＋），蛋白（－）。血常规：红细胞 $4.3×10^{12}$/L，血红蛋白 12.2g/L。血压 130/80mmHg。方药：予7月8日方继续服用。医嘱：继续忌肉类食品，包括肉汤，戒烟酒，牛奶每日 500ml 分早、晚服，低盐饮食；调畅情志。

九诊（2007年6月30日）：患者病情稳定。舌胖黯红，脉滑数。血生化：肌酐 107.6μmol/L，尿素氮 8.33mmol/L，尿酸 474.2μmol/L。尿常规：潜血（＋＋＋），蛋白（±）。方药：宗2006年7月8日方继续服药治疗。

［按］吕仁和教授认为，本患者虽然有三种病因，然而损害的病位都在肾，病机病理基本相同，三种因素导致微小癥瘕积聚形成，瘀阻经脉，耗伤气血，损伤肾体，复加过度劳累，使肾体虚衰，浊毒不能正常排出，留于血脉。从检查所见可知病情严重，来势凶猛，与患者过度劳累有关；因患者素体强健，肾体损伤时间尚短，癥瘕积聚微小，伤害肾体轻浅，其癥瘕易于消解，肾体易于恢复，病情可能缓解。处方中用当归补血汤益气养血、扶正祛邪。活血通脉用桃仁、红花、莪术、水红花子，破结化瘀、消解微小癥瘕积聚，既有利于通脉，又可起到"血行风自灭"的作用。再以生薏苡仁、土茯苓清利三焦水道，陈皮、半夏配熟大黄和降胃气、通腑泄浊。4月8日患者出现气机阻滞、外感风热症状，方中加入炒枳壳和炒枳实各 10g，牛蒡子 10g 行气去滞、疏风清热。5月13日

患者活动后心悸气短,示心气有伤,故加太子参以益气养心。6月3日加入萆薢以助清利湿浊。6月17日方用6月3日方加川芎、丹参加强行气活血以通活肾络,加上忌食肉类、轻缓活动、稳定情绪,减少伤损肾体的因素。至8月19日复查,血肌酐、尿素氮、血尿酸、血常规、尿常规均接近正常。1年后复查,上述指标未见反弹,保持稳定状态。

9. 紫癜性肾炎(一)

李某,女,14岁。2003年1月19日初诊。

主因四肢出现紫癜,尿中发现蛋白1年来诊。病史:2002年4月患者四肢出现紫癜,家长带至医院检查尿蛋白(+++),潜血(+++),5月在某医院肾穿回报:系膜增生性肾炎。给予雷公藤和环磷酰胺口服,撤药期间病情不断反复,遂来求中医治疗。查舌红苔薄黄,脉数。尿常规:潜血(+++),红细胞25～30/HP,尿蛋白(++)。西医诊断:过敏性紫癜性肾炎。中医诊断:慢肾风。考虑肾为先天之本,主骨生髓,邪毒内陷,肾脏受损,就出现一系列病变,如腰酸腰痛、全身乏力等,肾脏不能固摄则精微下注,出现尿中浑浊、泡沫多等。

[治法] 益气养血,清热利湿,活血解毒,凉血活血止血。

[处方] 生黄芪30g　当归10g　芡实10g　金樱子10g　丹皮15g　丹参15g　栀子10g　女贞子30g　墨旱莲30g　猪苓30g　白花蛇舌草30g　倒扣草30g　紫草15g　香附10g　乌药10g　茵陈30g　三七粉(分冲)3g　每日1剂,水煎服。

2003年6月10日二诊:坚持服用中药治疗,精神状态好转,双下肢水肿减轻。患者服用雷公藤至今,服雷公藤后月经半年未至,查舌略黯红苔薄黄,脉数。尿常规:潜血(++),红细胞10～15/HP,蛋白(+)。中药原方加用活血调经药物。

[处方] 生黄芪30g　当归10g　芡实10g　金樱子10g　牡丹皮15g　丹参15g　女贞子20g　墨旱莲20g　白花蛇舌草30g　桃仁10g　红花10g　倒扣草30g　紫草15g　香附10g　栀子10g　乌药10g　茵陈30g　川芎30g　每日1剂,水煎服。

其后继续坚持中医药治疗,逐渐停用雷公藤,尿常规化验转阴。

[按] 紫癜性肾炎,临床观察发现多为外感风热、湿热邪毒,灼伤血

络,内陷伤肾所致,肾气不固可见蛋白尿,肾络受灼,故见血尿,肾不主水,故见水肿。所以,治疗紫癜性肾炎,尤其应重视疏风解毒和活血化瘀治法。此案患者为青少年人,现有皮肤紫斑,而后斑毒内陷伤肾,存在脾肾受伤之机,所以才表现为蛋白尿、水肿等肾系疾病症状。吕仁和教授基于标本同治的精神,同时抓住紫癜性肾炎病机,治疗在益气健脾固肾的同时,更配合清热利湿解毒和凉血活血化瘀之药,所以取得了较好疗效。复诊有鉴于雷公藤多甙影响患者月经的毒副作用,加用桃仁、红花、川芎等活血化瘀调经,更可抗凝、抗血小板聚集,有利于调节肾血流量、保护肾功能。

10. 紫癜性肾炎(二)

马某某,男,35岁。2002年5月15日初诊。

主因腰酸腰痛、疲乏无力4年来诊。

病史:4年前患者淋雨后发高热半月未退,热退后出现肉眼血尿,继而四肢出现皮肤紫癜,到医院检查尿常规回报:尿潜血(+++),红细胞满视野。给予西药治疗,效果不明显,病情时有波动,故来我院门诊治疗。查舌尖红苔薄黄,脉弦而数。尿常规:潜血(++),红细胞10～15/HP。诊断为过敏性紫癜性肾炎。是典型外感化热化毒,灼伤血络,内陷伤肾之证。热灼血络,络破血溢,故见皮肤紫斑;肾为腰府,肾虚腰脊失养,故腰部酸软,全身乏力。肾精不固,则精微下泄,故见蛋白尿;肾气不化,水湿内停,故见水肿。

[治法] 补肾强腰,清利湿热解毒。

[处方] 狗脊10g 续断10g 牛膝20g 木瓜30g 白花蛇舌草30g 猪苓30g 熟地黄10g 每日1剂,水煎服。

2002年8月18日二诊:患者服药后腰酸腰痛,全身乏力症状明显好转,唯近日饮食不佳,大便不调,舌脉如前。考虑是脾虚有湿,今加炒山药、车前子健脾利湿。

[处方] 狗脊10g 续断10g 牛膝20g 木瓜30g 白花蛇舌草30g 猪苓30g 熟地黄10g 炒山药10g 炒车前子(包)10g 每日1剂,水煎服。

其后坚持服用中药,尿潜血转阴。

[按]紫癜性肾炎,肾穿病理许多情况下是 IgA 肾病,所以二者治法有相类似之处。吕仁和教授临床治疗此病,除重视其基本病机、擅用活血解毒治法外,也非常重视根据患者主症辨证用药,如此则可以在较快的时间内,使患者临床症状得到改善,有利于提高患者对中医药治疗的依从性。脊瓜汤是吕仁和教授治疗多种肾病、糖尿病及其并发症等疾病的常用方剂,用吕仁和教授自己的话说,是通过通补肾脏周围的冲任督带诸奇经,起到奉养肾脏与周身的目的。吕仁和教授在此用于治疗紫癜性肾炎,随方加用白花蛇舌草清热解毒,猪苓清利水湿,熟地黄滋阴补肾,体现邪正两顾的治疗思想。服药后症状果然迅速缓解。复诊见食欲不振、大便不调者,考虑是脾虚有湿,所以吕仁和教授更选用炒山药健脾摄精,炒车前子分利湿邪,尤妙两药炒用,足可以增强药物补益和固摄之功。

11. 狼疮肾炎

刘某某,女,53 岁。1986 年 6 月 13 日初诊。

患者于 1981 年曾因"狼疮肾炎"住某医院经激素治疗,水肿消失,而尿蛋白始终维持在(+),尿潜血(+)。胁痛腰酸,畏热汗出,血沉 80mm/h,舌质黯,苔灰,脉弦细数。吕教授辨证为风邪留恋,气血郁滞,治拟疏肝解郁、活血祛风。处方:柴胡 10g,白芍 25g,当归 15g,牡丹皮 10g,生地黄 15g,紫草 10g,栀子 10g,黄芩 6g,地龙 10g,川芎 10g,患者自述疲乏,查舌体胖,脉沉细而弦。

[辨证]气血不足,湿邪留滞。

[治法]补气养血,清利湿邪。

[处方]生黄芪 15g 当归 10g 芡实 10g 金樱子 10g 地榆 20g 石韦 30g 木通 10g 土茯苓 20g

8 月 7 日三诊:患者病情平稳,近日出现口糜,舌尖有红点,脉沉细。辨证为阴虚火旺,治拟滋阴清热。

[处方]玄参 15g 生地黄 15g 麦冬 10g 何首乌 10g 牛膝 10g 生甘草 10g

1986 年 11 月 13 日四诊:患者自诉胁胀,双肾区胀满不舒,大便偏干,尿检蛋白(±);肝功能检查:麝香草酚浊度试验(TTT)12U,麝香草酚絮状试验(TFT)(＋＋＋),舌红,苔薄腻,色黄,脉弦细。

[辨证]气阴受伤,热毒内蕴,气血瘀滞。

[治法]开郁调肝,补益兼以清化。

[处方]柴胡 10g　郁金 10g　丹参 15g　黄芩 10g　栀子 10g　猪苓 20g　枳壳 6g　枳实 6g　厚朴 6g　当归 10g　太子参 10g　紫草 10g　蝉蜕 10g

1987 年 1 月 8 日五诊:尿检阴性,肝功能正常。随访 1 年,病情稳定。

12. 乙型肝炎相关性肾炎

董某某,女,39 岁。2006 年 4 月 18 日初诊。

主因发现镜下血尿、蛋白尿 1 年余来诊。病史:2004 年 12 月底,患者因阑尾炎急性发作于当地医院就诊时,查小便发现:尿蛋白(＋)、尿隐血(＋＋),予西药抗生素治疗后,尿蛋白(＋＋＋)、尿隐血(＋＋＋)。2005 年 4 月于北京 301 医院检查,肝功能异常,考虑是乙型肝炎相关性肾炎,今转求中医治疗。刻下症:面色发灰,睡眠可,无水肿,纳食可,月经前提,经前腰酸。近期感冒诱发加重,舌体胖苔根黄腻,脉数。查:尿蛋白(＋＋),尿隐血(＋＋＋),RBC 125.59/HP,WBC 14078/HP,管型 2.70/μl。中医诊断"慢肾风"。考虑患者湿热邪毒伤肝,并累及于肾,湿浊留恋日久耗伤气血,血不上荣,则面色发灰;湿热邪毒郁于肝经,血热妄行,故月经前期;湿浊邪毒伤肾,则肾不藏精,肾虚精微不固,见蛋白尿。其他如舌质黯,苔根黄腻,舌体胖,脉数,均为肾气不足,气血亏虚,湿热毒蕴,经络不通之证。

[治法]益气固肾,健脾疏肝,清利湿热,化瘀通络。

[处方]黄芪 30g　当归 10g　芡实 10g　金樱子 10g　刘寄奴 10g　茵陈 30g　栀子 10g　土鳖虫 10g　蜈蚣 3 条　鳖甲 10g　地骨皮 20g　柴胡 10g　月季花 10g　每日 1 剂,水煎服。

2006 年 5 月 19 日二诊:自述月经来潮,胃脘胀,纳后加重,舌胖,舌质黯苔根黄腻,脉细数。3 天前于当地查:尿蛋白(±),尿隐血(＋＋)。考虑虫药不宜久用。今易以牡丹皮、丹参凉血活血。

[处方]黄芪 30g　当归 10g　芡实 10g　金樱子 10g　牡丹皮 10g

茵陈30g，栀子10g 女贞子20g 丹参20g 白花蛇舌草30g 猪苓30g 生甘草10g 每日1剂，水煎服。

其后长期坚持服中药治疗，病情持续稳定。

[按] 乙型肝炎多为湿热毒邪伤肝所致，但湿热不仅可以伤肝，更可伤肾，而出现肝肾同病的局面。治疗方面，应该肝脾肾兼顾，注意邪正两顾。吕仁和教授治疗该病重视处理正虚与邪实的关系，所以选用了益气养血、敛精固肾的当归补血汤、水陆二仙丹，同时配用了茵陈、栀子等清利湿热解毒，伍用土鳖虫、蜈蚣、鳖甲通经活络化瘀散结。结果经中医药治疗后尿蛋白漏出较前减少，但劳累后病情仍有反复。所以嘱继续治疗，并提醒避免劳累。复诊，以患者出现胃脘胀，纳后加重，考虑虫类药不可久用，所以改用丹参、牡丹皮对药，相须配伍，可以凉血活血，可以清解血分之邪。临床上，吕仁和教授更常随方加用香橼、佛手、苏叶、苏梗、香附等，理气和胃，即《太平惠民和剂局方》香苏散方意。

13. 痛风性肾病

李某某，男，60岁。2002年1月23日初诊。

主因左脚趾关节红肿疼痛反复发作2年、加重1天来诊。患者体形高大肥胖，口苦，头晕，咽干，伴有胸胁胀满，腰痛酸困，小便黄赤，大便不畅。查舌黯红，苔薄腻略黄，有沫，脉弦滑，测血压160/95mmHg。患者查空腹血糖6.8mmol/L，总胆固醇5.8mmol/L，低密度脂蛋白4.0mmol/L，甘油三酯、高密度脂蛋白正常，血尿酸571.2μmol/L，尿蛋白(±)；B超提示脂肪肝、胆囊炎。西医诊断为代谢综合征、高尿酸血症、痛风性肾病。

[辨证] 肝经郁热，湿热下注，阻痹经络气血。

[治法] 清泄郁热，清热除湿，舒筋活络。

[处方] 四逆散合四妙散加味。

柴胡9g 赤芍25g 白芍25g 枳壳9g 甘草6g 苍术25g 白术12g 黄柏9g 生薏苡仁25g 土茯苓30g 金钱草15g 萆薢12g 威灵仙12g 秦艽12g 川牛膝15g 怀牛膝15g 熟大黄12g 7剂。

并嘱其控制饮食，调节情绪。配合西药氨氯地平降压。

2002年1月23日二诊：脚痛已愈，大便较前通畅，口苦咽干诸症减轻,自述双目干涩,舌黯红,苔腻略黄有沫,脉弦,原方加草决明15g,茵陈12g,泽泻12g,14剂。

2000年2月7日三诊:自述精神好,体力倍增。原方继用28剂。

2002年3月7日四诊:复查血尿酸476μmol/L,空腹血糖5.6mmol/L,转氨酶正常,血脂指标好转,尿蛋白转阴。遂改用加味逍遥丸合二妙丸、新清宁等成药。并予菊花10g,草决明15g,泡水当茶饮。坚持服药至年余,病情持续平稳,脚痛未再复发。

[按]高尿酸血症,近年来发病率日益提高。发病因饮食失宜,过嗜醇酒厚味,高尿酸引起的肾脏损害在湿热内蕴、阻痹关节经络气血的同时,湿热邪毒内聚伤肾所致。本例患者即胃热体质,胃气盛,过食甘肥,内生湿热,加以情绪波动,气郁化热,湿热下注,阻痹经络,故见脚痛、关节红肿,郁热上熏,故见口苦、咽干、目眩、眼干涩等;胃肠通降不行,故大便不畅;湿热伤肾,肾气不固,故尿见蛋白。按照吕仁和教授对病辨证论治的思路,该患者为痛风性关节炎伴痛风性肾病,辨证当为湿热下注、络脉瘀阻,所以治疗应该重点给予清热利湿、化瘀通络治法,针对性选用了苍术、黄柏、薏苡仁、牛膝、土茯苓、萆薢等,同时又根据肝经郁热之证,配用疏肝解郁清热之药。服药7剂,脚痛消失,效不更方治疗一个时期后,取得较好的疗效。一年中痛风未再发作。

参 考 文 献

1. 李靖. 吕仁和教授对"肾络癥瘕说"的认识及分期辨治隐匿性肾小球肾炎[J]. 中国中西医结合肾病杂志,2009,10(8):661
2. 王耀献,刘尚建,付天昊,等. 肾络微型癥痕探微[J]. 中医杂志,2006,47(4):247
3. 李靖,高菁,吕仁和. 从风论治原发性肾小球疾病的病因病机[J]. 中国中医基础医学杂志,2005,11(10):731~733
4. 吴深涛. 壮督疏带法的临床应用——师随吕仁和教授临证心得[J]. 天津中医药,2006,23(3):259
5. 赵进喜,肖永华. 吕仁和临床经验集第一辑[M]. 北京:人民军医出版社,2009

(程培育)

戴希文

戴希文教授，现为中国中医研究院广安门医院主任医师、教授、硕士研究生导师，国务院特殊津贴专家。兼任中国中医药学会中医药发展研究中心委员、中国保健科学技术学会健康评价委员会肾内专家组主任委员。1955年毕业于福建医学院，1958—1961年在福建中医学院第一期西医离职学习中医班学习。1963年3月调入中国中医研究院内科研究所工作，先后跟随赵心波、黄坚白、朱颜和岳美中等名老中医学习。1985年在日本东京女子大学进修。是中国中医研究院广安门医院肾内科和血液透析中心创始人。主持或指导国家自然科学基金、国家中医药管理局课题及院所级课题多项。

戴教授临证50余年，对多种慢性肾脏疾病的诊疗有独道的经验和体会。临证涉及病种广泛，对各种原发、继发肾脏疾病如IgA肾病、紫癜性肾炎、乙肝相关性肾炎、狼疮性肾炎、高血压性肾损害、糖尿病肾病等肾小球疾病；慢性肾盂肾炎、马兜铃酸肾病等肾小管-间质性疾病以及慢性肾衰竭及其并发症等的诊治均有丰富经验，并取得较满意的疗效。

一、医论医话

（一）博采中西　兼收并蓄

总的来说，戴教授认为许多肾脏疾病往往起病隐匿，有时发病突然，且总体预后不良，任其发展会引发严重不良后果，造成个人、家庭的沉重负担，因此早期诊治尤为重要。经过多年系统学习中西医学知识，并在临床一线诊疗肾脏疾病，戴教授认为中西医在治疗肾脏病方面各有所长。应该回归中医"治病求本"的理念,应清楚认识疾病的病因、病原、发展过程以及预后,再根据疾病的不同阶段进行治疗,不能再停留于症状。中、西医的诊断、治疗方式各有优势,不可或缺,不应拘泥或偏废中医或西医,主张中西医配合诊疗,并提出具有循证医学证据的治疗目标。

在诊断方面戴教授认为传统中医的诊断方法多局限于尿血、尿浊、水肿、腰痛、腰酸等症状及舌象、脉象上,其运用能力主要取决于医生的经验、态度。有时并不能尽早发现肾脏疾病,或客观、全面地掌握病情。西医学在现代科学的帮助下取得重大的进展,对肾脏疾病的认识更加深入,更有利于早期发现。例如通过化验尿常规、血液生化指标,进行肾脏病理检查、肾脏影像学检查等。中医理论也应当将现代医学的成果融入,帮助指导肾脏疾病的诊疗,在诊断时除了通过肉眼观察总结临床证候外,应综合考虑现代检查手段。特别注重以中医学理论分析现代的检验检查结果。例如24小时尿蛋白定量异常即应注意,而不是等到尿浊、尿中大量泡沫出现,病机可归纳为脾失运,肾失藏,肺不宣,膀胱气化失职;肾病综合征患者大量蛋白漏出,肝内合成增强,纤维蛋白原及Ⅴ、Ⅶ、Ⅷ、Ⅹ因子增加,抗凝血酶水平降低,蛋白C及蛋白S活性下降,高脂血症致血液黏稠度增加;大量利尿和泼尼松治疗可缩短凝血时间,诱发高凝状态,加之水肿迁延,脏腑功能失调,气机失于调畅,血行迟滞,久病入络,均可提示血瘀证;对于肾性高血压考虑其水钠潴留等容量因素,多辨证为气虚血瘀水停;肾组织病理检查上表现为明显的小动脉管壁增厚或狭窄,足细胞损伤,球囊黏连和新月体形成,小球内微小血栓形成,肾小球缺血皱缩,细胞增殖和细胞外基质增生,球后间质缺血,肾小球硬化,肾脏包膜斑痕形成,肾缩小和小管-间质纤维化等均可联系中医的血瘀范畴。一方面借助现代科技的理化检查明确疾病诊断,明确预后,有助于临床决策;一方面发扬中医的辨证理论有助于增强治疗针对性,接近治疗目标。

关于治疗的目标,戴教授认为治疗不能仅仅停留于症状的改善,而是需要保护肾脏功能,改善预后。特别要抑制影响肾脏疾病进展的危险因素。应该回归中医"治病求本"的理念,清楚认识疾病的病因、病原、发展过程以及预后,再根据疾病的不同阶段进行治疗。并通过综合的干预手段控制患者的血压、血糖、血脂、血尿酸、尿蛋白等指标。例如以血尿为主要表现者,调整气血阴阳,清除风湿热邪,并不一味追求血尿的完全消失。还未出现肾衰竭时,针对原发病,辨证治疗。例如 IgA 肾病出现蛋白尿的患者,尿蛋白控制目标应该为 0.3g/24h 以下。以更好地保全肾功能。当出现肾功能不全时,首先要了解患者的肾功能状态,正确评价患者的肾小球滤过功能,同时了解患者的小管功能。对于新近出现的轻度氮质血症,应该有正确的估计,确定肾炎活动还是有其他因素,如肾前性因素、药物性肾损害。尽量找到短期内肾功能减退的影响因素,如感染,劳累过度,血压控制不理想,间质性肾炎等。除外上述因素后,应该考虑肾炎活动的可能,治疗常用益气活血、清热解毒、祛湿化浊等治法,必要时稍佐用大黄等通泻之品。在治疗一段时间后,肾功能可能转正常或好转。如确立为慢性肾功能衰竭,则按慢性肾功能衰竭治疗,兼顾原发病,可能使得肾功能发生不同程度的逆转。因此在肾功能衰竭早期阶段,仍然需要对原发病进行治疗。如在针对肾功能衰竭治疗的同时,兼顾对蛋白尿的控制。

治疗上戴教授主张合理应用西医学研究发现的药物,主要应用烷化剂、环孢素、霉酚酸酯等免疫抑制剂,激素,血管紧张素转化酶抑制剂(ACEI),醛固酮受体拮抗剂(ARB)等药物控制肾病进展,这些都提高了肾脏病的治疗效果。但是部分药物毒副作用较明显,患者难以耐受。如发展到终末期肾脏病,可用的药物相应更为减少,部分患者不得不选择透析或肾脏移植治疗。

但运用中医学理论治疗肾脏病却有独特的效果,有助于改善患者症状,提高生活质量,控制病情进展,应努力发掘。中药在与西药配合使用时,更有利于弥补化学药物的毒副作用,减轻不良反应,以达到较好的效果。激素和免疫抑制剂对于微小病变型肾病疗效尚可肯定,但对于其他大多数病理类型其疗效不能肯定,甚至其毒副作用还可促使肾小球硬化,诱发感染,加速肾损害,因而在临床应用时要严格掌握适应证,慢性肾炎合并高血压或肝肾衰竭、血尿的患者一般不宜应用激素治疗。

戴教授尤其重视激素与中药的有机配合。一是在用激素治疗本病过程中,加上中医辨证用药,可以提高激素疗效,减轻激素不良反应,防治激素引起的并发症,并能避免激素减撤时出现的反跳。二是对于不愿用激素治疗的患者,或较早接受单纯中医药治疗,并且病情表现出缓解迹象的患者,如1周内尿量明显增加、浮肿减轻、尿蛋白排泄减少,即可考虑继续单纯用中药治疗。而且临床证实,单纯用中药治疗而完全缓解的患者中,还没有1例复发者,肾功能保持稳定。三是难治性肾病综合征(主要指激素依赖和激素抵抗),某些不能耐受激素的患者(如老年人合并有脑梗死),运用中医药治疗可以缓解症状,改善或保护肾功能;有的病例可以达到部分或完全缓解。还有一些患者因为失治、误治,肾功能明显损害,在疾病某一阶段已经失去激素和免疫抑制剂治疗的机会,也可以选择中医药治疗。激素可导致机体对感染抵抗力减弱,损伤正气,使卫外不固;或导致血压升高,临床多为阴虚火旺和水湿内停;还可导致一些精神症状,如急躁易怒、失眠,临床应该责之于阴虚火旺;若导致内分泌变化,如闭经、多毛、痤疮、性功能障碍,亦为阴精受损。在激素早期应用时,疗效尚未发挥,中药可配以利湿消肿或活血利水之品,如五苓散、五皮饮或当归芍药散等;在大剂量使用激素阶段,阴虚火旺症状明显,宜侧重于滋阴降火法,以知柏地黄汤加减;若热毒炽盛,则加清热解毒之蒲公英、白花蛇舌草、野菊花等;当激素减至一定量时,患者火旺证候渐渐减轻,而气虚证候渐渐出现,许多患者此时表现为脾肾气虚或气阴两虚的证候,此时应侧重于益气养阴法;如肾病综合征没有缓解,则此时证候甚为复杂,往往正虚和邪实并重,且以气虚兼有湿热、瘀血多见,治疗则注重扶正驱邪并用;在缓解期和减撤激素阶段,以正虚证候为主,邪实则较轻,热象不明显,去清热解毒之品,加以温阳补肾药物,如续断、淫羊藿、黄芪、菟丝子、肉苁蓉等,以防病情复发。维持阶段则从调补脾肾入手,用金匮肾气丸加减,以巩固疗效。

以 IgA 肾病为例,在过去相当长时间内不主张糖皮质激素不加选择地使用,现阶段国内外肾脏学家在某些方面达成了一些共识:一般地说,肾功能正常,24h 蛋白排泄＜1g,现代医学无特殊治疗;ACEI 和 ARB(主要是 ACEI)适合于蛋白尿 1～2g 或有高血压患者;糖皮质激素适用于大量蛋白尿的患者，即24h蛋白排泄量＞3g者；激素合用免疫抑制剂适用于进展性肾炎过程的IgA肾病。实际上上述治疗并不能够完全阻止IgA肾病终末期肾衰竭，10年内仍有13%～20%患者会进入终末期肾衰竭阶段。对于蛋白尿1g以内的患者，可以进行治疗，填补这一人群西医治疗的不足；对于许多患者使用了ACEI和（或）ARB后蛋白尿减少不明显或达不到目标可以加用中药使蛋白尿进一步减轻，甚至达到目标（24h定量＜0.3g）。

（二）明辨标本　重视邪实

《黄帝内经》云："邪之所凑，其气必虚。"大致含义为邪气聚集之处，正气必然不足。值得注意的是，关于此句历来有两种观点。一为邪气之所以聚集必然是因为正气不足；二为邪气之聚集必然造成正气亏虚。在慢性肾脏疾病的发展过程中这两种理解都有重要的价值，在病机中各有体现。戴教授认为此类疾病的病机总包含着正虚邪实两个方面。且往往以正虚为本，邪实为标，常常因虚致实，进一步损害脏腑功能，即因实致虚，而形成邪愈实而正愈虚的恶性循环。在病程的不同阶段，证候的特点各异。部分肾病往往起始与肺相关，肺气不足易感外邪，风邪易祛，而湿邪久羁，中困脾胃，下注伤肾。脾胃为水谷精微受纳运行之脏腑，又为气机升降之枢纽，肾主气化，司水液之开阖。脾肾受损，则津液失于运化，升降开阖失常，而致浊阴内生而不降，精浊相杂，而终成浊阴弥漫之标实之证。从感受外邪到肾病发生其间隔时间或长或短，病理变化比较隐匿，至肾病出现症状时患者多难以追溯病因。部分肾病由于他病迁延日久伤肾引发。肾脏病发病后的证候则虚实并见，难以厘清。戴教授经过多年临床，对于虚实证候形成以下观点。

1. 正虚为本

正气不足既是一切慢性肾脏疾病发病之根本，是许多肾脏疾病的病因，又贯穿病程始终，成为影响预后的重要因素。而对于不同的肾脏疾病，正虚也有不同的表现。如慢性肾小球肾炎以气虚或阴虚为主。发病之际都有形体疲乏，身体倦怠，语言低微，少言，或五心烦热，口干咽燥，大便干结等一派气虚，阴虚之象。肾病综合征以肺肾气虚为本，可兼有脾肾气虚或脾肾阳虚或气阴两虚。患者可疲乏无力,尿少,大便稀,舌体胖,边有齿痕,舌质稍黯,苔白腻或黄腻,脉滑。糖尿病肾病以脾肾两虚为主,兼有气阴不足。临床表现神疲乏力,少气懒言,肢体水肿,腰背酸痛,口淡不渴。病情发展至慢性肾功能不全阶段,正虚则以脾肾虚弱为主,表现为乏力、神疲、四肢不温、面色白或晦滞、腰膝酸软、足腿疼痛、纳少、舌体胖大边有齿印、质黯淡。也有部分表现为气阴两虚,如倦怠乏力、少气懒言、五心烦热、口干、口黏、口苦,舌体较胖。

2. 邪实为标

戴教授虽然重视正气不足的证候和病机,但在治疗中逐渐发现邪实的广泛存在,并作为病理产物致病情加重。形成重视对邪实辨证论治的治疗特色。并总结出以下几种病邪。

(1)血瘀　既是肾炎的致病因素,又是肾炎发展过程中的病理产物,贯穿于肾炎的发病全过程,必须高度重视。有些患者可见明显的血瘀证候,如腰痛固定,面色晦黯,口唇青紫,或腹痛,尿血,舌质黯,有瘀斑,脉细涩等。瘀血不去则新血不生,故祛瘀生新为治血要法。临床中戴教授制定了"扶正补血去瘀"的基本治疗法则。中药选用侧柏叶、仙鹤草(对药)补虚去瘀,当归、赤芍、川芎养血去瘀,白茅根、白花蛇舌草(对药)活血利水去瘀,药选草木平和之品,以"清""利"为度,不宜选破血去瘀之品,以免损伤正气而加重虚损之证。

(2)湿邪　如慢性肾炎的患者首发症状为水肿,即是一种湿邪弥漫的表现,可发生于全身的各个部位和面部。常因浮肿症状就诊而确诊为肾炎。因而"湿"可贯穿于肾炎发病的全过程。戴教授强调,"风寒暑火热"皆能化湿,皆能夹湿,且湿邪为恶,伤人隐匿而缓慢,常易被临床所忽略。湿邪可分为本气,化气,合邪,分邪。在肾病的过程中,辨"湿"之轻重尤为重要。本气,即脾肾气虚,不能运化水湿,湿从内生;化气,指外感湿邪,或从口鼻而入,或从皮肤肌腠而入,或从下而入;合邪,指湿邪兼夹病邪合而为病;分邪,指湿邪伤人为病,而不夹其他病邪。前3种湿邪之患在肾炎的病程中比较常见,而湿邪合病尤为错综复杂。

(3)热邪　在肾炎病人中最易被忽略。世人治肾多以寒证居多,而多用桂、附之辛温中药,反使热热之弊多,其肾炎仅好一时而易复发。

戴教授在临床中观察认为,长期尿血及镜下血尿也是一种"虚热"、"实热"的重要表现。尿中见血则为热,而镜下血尿因不易被肉眼观察而忽略"热象"的存在,成为疗效提不上去和误诊的重要原因。无痛性咽炎和扁桃体肿大也是"热邪居内,隐匿时发"的重要因素。

(4)外邪　肾脏疾病往往因外感而复发或加重,因其可能造成对肾脏有害的免疫反应。风为百病之长,风邪既可单独致病,亦可与其他邪气夹杂。如风湿热毒扰肾,或发热,咽部红肿疼痛,肉眼血尿或有镜下血尿,或有不同程度蛋白尿,水肿,口干,舌红,苔薄白或薄黄,脉浮数或细数。

各种邪气又因相互夹杂或因感邪方式不同发展为风热、风毒、湿热、湿毒、瘀热。瘀血阻闭经脉,或离经之血着而不去,新血不生,血脉枯涩,加重血瘀;湿浊困阻脾胃,运化乏力则中气不足,清阳不升,使湿邪更难祛除。总之,气虚、湿、瘀是许多慢性肾脏病共见的证候。戴教授将正虚邪实的证候统一于气、血、水的失衡的病机。根据《金匮要略》"血不利则为水"之语,认为气虚可致血行缓慢,瘀滞脉内,脉道不畅则津液不能入血而停于脉外;且气虚则水液失于气化及敷布,停积体内为患,水阻经隧,络脉不通,则血瘀更甚。最终多种外邪互结成浊、毒,缠绵难去,进一步损伤脏腑正气。而风邪的作用尤易造成气、水、血的失衡。

因此随着病情的进展,肾病证候分布有所变化。疾病初期多正气略有不足,或素有湿、瘀之邪。感受外邪后,正气仍可奋起抗邪,正邪交争,酿生湿、热,外邪与体内邪气互结,停留不去,导致肾脏病的发生和加重。体现出以风、热、湿邪为主的病机。中后期体内毒邪蓄积加重造成脏腑功能损害,逐渐正气驱邪之力不足,肾脏功能下降,或出现高血压、贫血等并发症。以水湿、瘀血蓄积,逐渐产生浊、毒为突出证候,内生浊邪逐渐增多而占据主要地位,而热邪、风邪则有所减少。诸多病邪作为病理产物既阻碍正常气化过程导致各种实证的临床表现,又使脏腑失于补养,形成各种虚损的临床表现,形成恶性循环,对肾功能不全的发展和转归产生严重影响。

(三)分期调治 用药精到

经过多年系统研究、治疗慢性肾脏疾病,戴教授对于一些慢性肾脏病总结出自己的经验。

根据对慢性肾脏疾病气、水、血失衡的辨证认识,戴教授将益气活血利湿法贯穿于治疗始终,兼以泻浊、清热。对于慢性肾病水肿、高血压疗效较好。

早期治法以益气活血、清热解毒利湿为主,常用玉屏风散、银翘散、当归芍药散和二白汤为基础化裁益气固表,清热解毒,疏散外邪。其组成为:生黄芪,白术,防风,金银花,连翘,紫花地丁,当归,川芎,赤芍,茯苓,白芍,穿山龙,白花蛇舌草,白茅根。

中后期泄浊、利水法的运用较前增加,以益气养血活血、利湿泄浊的当归芍药散、防己黄芪汤运用较多,而清热、解毒法较前减少。药用人参、当归、川芎、芍药、白术、茯苓、泽泻、鸡血藤、怀牛膝、生大黄、车前草。

疾病末期,养血和中多用鸡血藤、代赭石、黄芪、白术、当归、川芎等药;补脾和胃多用香砂六君子汤;和胃降逆多用旋复代赭汤、小柴胡汤。

戴教授各期治疗的共性用药,体现了其益气活血、清热解毒利湿的大法。而根据不同分期的证候特点和治疗目标的不同,其加减化裁亦有所不同,在早期配伍加减以清热解毒、凉血利湿药物为主,提示治疗以湿热毒邪为病机,且重视外感等诱发或加重因素;中后期加减用药则以活血利水泄浊为主,反映了针对水湿蕴浊病机的治疗,体现了延缓肾功能进展、防治合并症的治疗目的;末期加减用药除以上特点外,更注重养血及理气和中,证明戴教授治疗终末期肾衰竭重视气血双亏、浊邪内蕴、扰乱气机的病机,体现其改善患者生存质量的治疗目的。

戴教授临证用药时邪正兼顾,比如扶正时不用壅滞之品;驱邪时注重给邪出路,对风热表邪予以疏解;对热毒之邪予以清解;对水湿之邪予以渗利;对中焦湿滞予以燥化;对下焦湿热予以清利;对浊邪予以降泄。又如运用活血法时注意活血不伤血,止血不留瘀。血热兼瘀者予以凉血化瘀,药用赤芍、丹参等;血瘀水停者,予以活血利水,药用益母草、牛膝等；血虚兼瘀者，予以养血活血，治以四物汤加鸡血藤等；气滞血瘀者，予以活血行气，治以郁金、川芎等；表现为血尿者，常辨为湿热灼伤脉络、血热妄行，治予凉血止血之侧柏叶、生地榆、大小蓟、白茅根等，配合收涩止血之仙鹤草，久病湿热阻滞气血、瘀血内停，可致尿血迁延不愈，常配伍琥珀粉化瘀通淋；虚证明显、实热不著者，可予收涩止血之棕榈炭、地榆炭、荆芥穗等治疗；虽然活血治法贯穿始终，却不用峻猛破血之药，是为活血不伤血；虽凉血收涩止血药并用，却配伍活血养血，是为止血不留瘀。同时重视药味的精准，为达到治疗效果常使用一些双关药，如防风疏风兼治脾虚泄泻；荆芥穗疏风解表兼能止血，可用于兼有上感症状血尿的治疗；鱼腥草、蛇舌草、白头翁、蒲公英等除清热解毒外尚有利湿通淋之功；穿山龙既可祛风湿治疗蛋白尿，又有活血利水之效。

戴教授不主张滥用肉桂、附子、干姜等大辛大热之品，以免过于温补而助邪，犯"实实"之戒。补益药常用生黄芪、太子参、当归等，而不喜用红参，以防助热。在应用活血药时，常将生黄芪与当归、川芎配伍，以补气养血活血。另外，还常用益母草、穿山龙、泽兰等活血利水，很少用桃仁、红花等单纯活血化瘀药及虻虫、水蛭等破血之品，以免燥热伤阴，犯"虚虚"之忌。清热时常选甘淡平和之品如白茅根、白花蛇舌草、仙鹤草、大青叶、侧柏叶、金银花、连翘、射干等既清热又兼活血、利湿、表、解毒之品，对肾炎的病机切守而中肯，每验临床效果均佳。

（四）归纳病情　对症治疗

长期罹患肾脏疾病的患者，随着肾脏功能逐渐下降，可能会出现不同程度的继发、并发症症状，例如高血压、贫血、低蛋白血症、骨病、血尿，成为影响患者生活质量的直接因素。戴教授结合自身治疗经验总结出对一些症状表现的调治思路。

第一，由于各种感染常为慢性肾脏疾病的致病因素和加重因素，戴教授很重视对此类兼夹证的治疗，并擅用经验药。若风热袭表，症见咽痛、音哑、流涕等，常用银花、连翘、大青叶、地丁、荆芥穗疏风清热解毒；痰热蕴肺，症见咳嗽、痰黄者，给予黄芩、鱼腥草清肺化痰；上焦热毒，症见皮肤痤疮者,常予蒲公英、蛇莓等清解热毒。泌尿系感染者若下焦湿热,症见尿频、尿急、尿痛者,予白头翁、蒲公英、鱼腥草等清热利湿通淋,或予小柴胡汤加减疏利少阳、通调水道;尿痛明显者可予川楝子凉肝止痛;小便灼热者,可予知母、黄柏滋阴泻火;少腹不适者,可予乌药行气止痛。

第二,长期蛋白尿患者,形成低蛋白血症多因肾气亏损,肾失封藏固摄之职,以至精元下注,则形成长期、反复顽固性蛋白尿,迁延不愈,为临床治疗的一大难题。戴教授认为:蛋白尿的形成,不仅与肾的封藏有关,与脾的运化、肺的宣发也密切相关,不可分割。常人或治脾、治肾、治肺,局部着手,疗效或可,但不全面和持久。戴教授注重"蛋白尿—精微物质外泄—气化功能失调"的基础理论,尤重"脏腑、三焦、阴阳之气化—五脏并六腑之气化功能—气之平衡"学说的联系与思维,三脏并治,整体与局部相结合,不拘泥于某脏某腑。肾炎的病程中始终呈现出本虚标实的病理状态,一为正虚难复,易感外邪,尤以夹风、夹寒、夹湿、夹热为重,侵袭日久,正气则虚,进而使病情虚虚实实,反复多变。二为湿邪久恋,郁而化热,热则伤阴,导致阴阳气血俱损俱虚,正气不足则湿邪更甚。三为久病气虚,血行不畅而气虚血滞血瘀血虚,导致湿阻血瘀交叉,缠绵蕴结,虚者更虚,实者更实,如此恶性循环,反复增剧,导致正气大伤,最后先天后天俱衰。而"脾失运—肾失藏—肺不宣—膀胱气化失职—形成蛋白尿",对蛋白尿的形成应提升到一个新的观点,即不仅仅固定于肾和膀胱功能的失职,而是包含了全身脏腑功能失司,动态平衡遭到破坏形成精微物质不能在肾脏留住而外泄,通过膀胱下注的形式表现,针对蛋白尿的病因病机而选用的中药如黄芪、太子参、女贞子、益母草、穿山龙、蛇莓、土茯苓、仙鹤草,能够起到直接或间接控制蛋白尿的作用。

另外,戴教授不主张积极补充人血白蛋白,因为即使输注白蛋白,在1~2天内即经肾脏丢失殆尽,故只能维持很短的疗效,输注白蛋白可引起肾小球和肾小管间质损害,且白蛋白价格昂贵,给患者带来沉重的经济负担。戴教授认为,药补不如食补,主张进适当量优质低蛋白饮食,如常嘱患者熬鲤鱼汤或鸡汤等。鲫鱼或鲤鱼汤(用油煸后加葱、姜,文火炖到汤呈乳白色即可服用)、鸡汤(要求文火炖 8h)比输血清白蛋白好。但对于重度浮肿,血浆白蛋白极低,或出现肾前性急性肾衰竭者,则主张输注人血白蛋白以治标急之证。

第三,血尿分肉眼血尿及镜下血尿,往往引起患者极大的注意、担忧。在慢性肾炎的病人中最多见。他们舌诊多见舌体胖大有齿痕、舌质呈黯紫或青紫的表现,可提示患者的病机为气血虚衰,络脉瘀阻,此为虚中夹实之证。宜用扶正活血化瘀法。应该引起注意的是,任何形式的血尿可视为"湿热内蕴,湿热未清"的表现。"湿因热更腻,热因湿更难清"。血尿的消失应以镜检下无红细胞为客观指标。常人喜用凉血止血、固涩止血的"截流止血"办法来治疗血尿,戴教授并不赞成,而是独具一格地采用"活血止血,化瘀利水"的"通""利"法收到长久稳定的疗效。其治法可概括为益气止血、活血止血、凉血止血。临床上常选用中药:侧柏叶、仙鹤草、当归、白芍、白茅根、白花蛇舌草等,多能收到预期疗效。

认为血尿的病因有外感、内伤之分,外感多因邪热烧灼脉络,起病急骤,尿色鲜红,或伴有恶寒、发热等表证,治疗当以清热泻火、凉血止血为主。内伤多因病久而致阴阳偏颇,气血虚亏,或脾肾衰败,血失统摄,起病缓慢,尿色淡黯,治疗当以调理阴阳气血,扶正为主。血尿是一症状。原发病可见于泌尿系统与全身性各种疾病。治疗原则不可一味止血,而要结合原发病辨证论治。新病、实证者用凉血止血之品,但不宜久用,以免伤正,并要佐以凉血活血之品。久病、虚证者要以扶正为主,清热凉血之品炒成炭剂入药,以助收涩止血,并要佐以养血活血之品。其辨证论治方法如下。

(1)湿热蕴结　初起多见恶寒发热,遍身酸楚,口渴热饮,或腰酸痛,小便带血,色鲜红。湿重者可兼面浮肢肿,舌苔白腻脉滑;热盛者可见发热、口干苦,或咽痛,便秘、舌质红、苔黄腻、脉数。治宜清热利湿、凉血止血。方用小蓟饮子(《济生方》)为主方:小蓟、蒲黄、栀子、淡竹叶、生地、藕节、木通、当归、滑石、生甘草。如外感风湿所致,兼有水肿,宜加祛风解表利湿之品,如银花、连翘、浮萍、荆芥穗、白茅根等;如热毒塞盛,伴有咽痛、高热,加用五味消毒饮,或黄连解毒汤,清热泻火,凉血止血。

（2）心火内盛　心烦,夜寐不安,面赤咽干,口舌生疮,口渴喜冷饮,小便带血,色深赤或鲜红。或仅镜下血尿,或伴有尿道灼热感,舌尖红,苔黄,脉数。治宜清心泻火,凉血止血。方用导赤散（《小儿药证直诀》）：生地、木通、竹叶、甘草梢。凉血止血加生侧柏、大小蓟、丹皮、白茅根；心火旺,口舌生疮加知母、黄连、黄柏、栀子。

（3）阴虚火旺　腰酸腿软,手足心热,口干、便干,或头晕耳鸣,尿血淡红或镜下血尿,舌质红苔少,脉细数,或兼有骨蒸劳热、颧红、盗汗。治宜滋阴清热,凉血止血。方用知柏地黄汤（《医宗金鉴》）：知母、黄柏、生地、丹皮、山药、茯苓、泽泻、山萸肉。止血加女贞子、旱莲草、仙鹤草、阿胶等；如兼盗汗,骨蒸劳热,加地骨皮、鳖甲、龟甲等滋阴清热。

（4）脾肾气虚　神疲乏力,面色萎黄或白无血色,纳差懒言,或见便溏,头晕目眩,腰膝酸软,自汗气短,或兼衄血、便血,皮肤紫斑,小便带血,色黯或兼血块。舌体淡胖,苔薄白,脉濡或沉细。治宜健脾补肾,益气摄血。脾虚用归脾汤（《济生方》）为主：党参、黄芪、龙眼肉、当归、白术、茯神、木香、炙甘草、远志、酸枣仁、姜、大枣。加减法：止血加地榆、侧柏炭、仙鹤草、阿胶等；肾气虚以无比山药丸（《备急千金要方》）加味：山药、肉苁蓉、熟地、山萸肉、茯神、菟丝子、五味子、赤石脂、巴戟、泽泻、杜仲、牛膝,并加上述止血药。

（5）血瘀伤络　腰或少腹胀痛或刺痛,痛有定处,痛处拒按。此外伴有气虚、阴虚或湿热等证候,舌色黯或有瘀斑,味弦细。治宜活血止血。方用蒲黄散（《圣济总录》）：蒲黄、郁金。加减法：临证用药时可加丹皮、当归、赤芍、茜草、三七、琥珀粉等。

第四,肾性高血压往往是肾脏器质性或功能病变的结果。戴教授认为肾性高血压的发病与原发性高血压多属阴虚阳亢不同,其机制为气虚血瘀,水湿内停,清阳不升,浊阴上逆,复因经脉枯涩乃发。治疗宜健脾益气,活血利水,升清降浊。如慢性肾炎的后期进入尿毒症期间多见高血压持久不降,控制高血压形成和预防发生是治疗慢性肾炎中的一个重要环节和关键因素。戴教授认为：慢性肾炎的病人其高血压发生的机制多由"气虚—血淤—水湿内停瘀浊"演变而来,"久病入络""久病必瘀"是此演变的必然结果。高血压的长期存在与波动，必定造成病人的全身状况低下，也是导致病情恶化加重进入肾功能不全及肾衰竭的致命因素之一。主症常为：神疲乏力，水肿或轻或重，或自汗出，腰痛固定，面色晦黯，口唇青紫，尿血，舌体胖大，舌质黯，边有齿痕或有瘀斑，脉细滑或弦滑。戴教授针对其病因病机制定了"益气活血，健脾利水"的基本治疗法则，方用当归芍药散合用防己黄芪汤加益母草、川牛膝。主要药物为生黄芪、汉防己、当归、川芎、赤白芍、白术、茯苓、泽泻、益母草、牛膝、车前草等。阳虚尿少者，加沉香面3g（分冲）。"久病正虚，不宜攻伐"，破血去瘀中的中药如三棱、莪术基本不选，而多采用养血去瘀、活血去瘀兼解毒，清热利水的中药，如：益母草、泽泻、黄芩、牛膝等。现代药理实验也证实了上述中药具有不同程度的降压和利尿作用。

第五，肾脏病后期患者常常出现贫血。戴教授认为肾性贫血多因脾肾衰败，中焦不能"受气取汁"化生气血，复因瘀血阻滞，"旧血不去，新血不生"；同时肾精不足，不能化生血液。临床上多见气血不足之证候，治疗宜补气养血活血。药用黄芪、当归、川芎等，而鸡血藤为养血活血之佳品。此外，戴教授认为，代赭石含铁量高，常服可以补铁，以利于纠正贫血。

第六，慢性肾功能不全常合并有肾性骨病，临床多见四肢关节疼痛，肌肉无力，甚至有骨折的出现。戴教授认为肾主骨生髓，肾之不足，骨失肾精充养而成此病。治疗宜补肾养精，可用冬虫夏草、补骨脂、怀牛膝等药物壮肾强腰，同时配合龙骨、牡蛎等药物以补充钙质。

第七，水肿往往视为湿邪汇聚，水邪泛滥于肢体、体腔的表现。湿邪内生时戴教授常选用祛湿与健脾益气、清热解毒、淡渗活血相结合，祛湿而不伤正，或从肺选取金银花、连翘、大青叶之类；或从脾渗，取茯苓、白术、白芍之流；或从下利，取车前草、白茅根、仙鹤草、泽泻之属，并用活血利水之益母草、牛膝，利水消肿之泽泻、猪苓等治之，对症用药，各有侧重。湿滞中焦，兼见大便黏滞、次数增多者，常用木香、黄连清热燥湿理气；如下焦湿热，症见尿频、尿急、尿痛者，常予白头翁、蒲公英、鱼腥草等清热利湿通淋，或予小柴胡汤加减疏利少阳、通调水道，尿痛明显者可予以川楝子凉肝止痛,小便灼热者,可予以知母、黄柏滋阴泻火,少腹不适者,可予乌药行气止痛。浊毒内蕴者,则根据大便次数、体质虚实合用焦大黄或生大黄以通腑泄浊。

(五)注重预防　延缓发展

慢性肾脏疾病极大地影响人们的生活质量,加重社会、家庭和个人的经济负担。如何预防,免除罹患此类疾病是大家关注的问题。然而,目前肾脏疾病,特别是原发性肾脏疾病的病因仍然不十分明确。其预防方法也就难以系统总结。然而戴教授对于已患有慢性肾脏疾病或可能发生慢性肾脏疾病的高危人群在养生方面,已有心得。

慢性肾炎患者病情缠绵,可持续多年,并可进展为慢性肾功能不全。湿热瘀毒,缠绵胶结,正虚邪实,互相影响,恶性循环,反复难愈。现代医学认为,慢性肾小球肾炎患者在获得临床缓解后,由于肾小球内免疫性炎症尚存,因此即使获得临床完全缓解仍需坚持服药数年,以防止炎症活动,死灰复燃。

慢性肾小球肾炎患者应注意饮食有节,心情舒畅,避免过劳。切忌暴饮暴食,忌过食辛辣厚味、油腻、过甜、过咸之品;饮食宜清淡,食物应营养、高热量、低脂肪,注意摄入适量蛋白及盐。主张进食优质蛋白,根据病情确定进食多少。

慢性肾脏病的病程短则数月,长则数十年,目前缺乏疗效明确的治愈方法。戴教授根据不同疾病的特点,倡导病人进行食疗,如对肾病综合征低蛋白血症的患者建议每日服用鲫鱼汤,常可起到改善营养状态、升高血清白蛋白的作用;对慢性肾衰竭病人则要求低蛋白饮食,提倡结合麦淀粉饮食,并注意电解质情况。

积极治疗糖尿病,对于防止糖尿病肾病的发生尤为重要。患糖尿病5年以上的患者应定期查尿微量白蛋白,力争早期诊断,为治疗创造良好时机。现代医学将糖尿病肾病分为5期,其中Ⅰ、Ⅱ期临床上仅有糖尿病表现,肾功能正常,尿中无蛋白;Ⅲ期仅表现为尿微量白蛋白异常。Ⅲ期以内,因无特殊临床表现,所以经常被临床医生忽略,但对于糖尿病肾病患者来讲,Ⅲ期开始治疗是最佳时机,可及时控制尿蛋白的排出，延缓其发展为终末期肾病，降低糖尿病肾病患者的病死率，提高患者的生活质量。

长期服用中药也应预防药物可能引起的肾损害。戴教授临床发现中草药的不正当使用，可以出现肾毒性，事实上所有药物包括中草药和西药，滥用均会造成肾损害。造成这种情况的原因很多。包括：没有遵循辨证施治和中病即止的原则；药物的误用，如木防己和汉防己，相思子和赤小豆等混淆使用；剂量的不合理，如木通药典剂量为 6～9g，在此剂量罕见肾毒性的报道，国内报道引起急性肾功能衰竭的剂量范围较大，在 10～120g，多数为 30g 以上，甚至为 60～120g；对于药物肾损害的危险因素缺少了解，在存在肾损害的危险因素的时候使用药物，肯定要增加药物肾损害的可能，如腹泻、减肥、原发性肾脏疾病时；药物制作工艺的粗糙。在甄别时可检测尿常规，多正常或轻度异常，如低比重尿、尿糖异常、无菌性白细胞尿。小管性蛋白尿，和其他肾小管性疾病一样，中药肾损害存在低分子的小管性蛋白尿，如视黄醇结合蛋白（RBF）、白蛋白、α_1-微球蛋白（α_1-M）、β_2-微球蛋白（β_2-M）升高。相对于其他原因肾小管性蛋白尿，中草药肾损害的特点为 RBF 升高发生率（24/26）最高。有报道中性肽链内切酶（NEP）在中草药肾损害时分泌显著减少（26/26），可作为中草药肾损害的监测指标；或发现贫血、高血压和肾功能损害，与肾功能损害不相平行的贫血。80%的患者有轻度血压增高。肾功能损害主要表现为急性肾功能衰竭者，多为短时间内超量使用，长期使用时则多出现进行性小管-间质性损害。

二、医案荟萃

1. 肾病综合征（一）

患者，男，39 岁。2001 年 12 月 1 日初诊。

病史：患者于 2000 年 5 月突然出现双侧足踝肿胀，查尿常规：尿蛋白（++++）。于某医院肾穿：乙肝相关性膜性肾炎Ⅱ型，查 24h 尿蛋白定量 14g，ALB：26.3g/L，胆固醇、甘油三酯高。西医诊断：肾病综合征、乙肝相关性肾炎、膜性肾病Ⅱ型、慢性肾脏病 2 期、慢性咽炎。于 2000 年 7 月 3 日开始先后服用泼尼松 65mg qd，骁悉 0.75g，bid，至

2001年10月底停药,病情未缓解。2001年10月又开始浮肿,查24h尿蛋白定量9.08g,加骁悉1.5g bid,洛汀新5mg qd。为求进一步诊治来诊。症见:四肢浮肿,头沉,睡眠差,大小便正常,舌红质胖苔少,脉细滑。查体:血压:120/80mmHg。咽部黏膜充血,双下肢轻度浮肿。辅助检查:尿常规:蛋白(+++),潜血(+++),红细胞:6~7/HP,颗粒管型0~1/HP。Cr:117μmol/L,白蛋白28.69g/L,甘油三酯＞8.0mmol/L,总胆固醇11.26mmol/L,低密度脂蛋白9.06mmol/L。

[辨证] 气虚血瘀,风热湿毒扰肾。

[治法] 益气活血,清热解毒利湿。

[处方] 当归芍药散合银翘散加减。

生黄芪15g　太子参20g　银花15g　连翘12g　当归12g　赤芍12g　白芍12g　茯苓15g　泽泻20g　穿山龙15g　白茅根30g　白花蛇舌草30g　虎杖15g　蛇莓15g　每日1剂,水煎服,分2~3次。

此后根据上方化裁,患者浮肿逐渐减轻,睡眠好转,血肌酐、血脂、尿蛋白逐渐下降,血浆白蛋白逐渐恢复。至2002年8月查24h尿蛋白4.01g。血肌酐92μmol/L,白蛋白38.05g/L,甘油三酯8.0mmol/L,低密度脂蛋白4.32mmol/L。继予上方加减,浮肿消失,无特殊不适。于2004年8月查24h尿蛋白0.36g。血肌酐76μmol/L,白蛋白49.4g/L,甘油三酯3.7mmol/L,总胆固醇4.3mmol/L。此后草药减量服用,尿蛋白长期阴性。

[按] 肾病综合征不是一个病,而是不同肾脏疾病引起的具有共同临床表现、病理生理和代谢变化的综合征。本病属中医"水肿"、"腰痛"、"尿浊"等范畴。《金匮要略·水气病》云:"腰以上肿当利小便,腰以下肿当发汗。"一般初病以"阳水"为多,久病则"阴水"常见。但有些患者不具有水肿的临床表现,还有一些难治性肾病综合征的患者,临床证候虚实寒热错杂,故不能简单以"阴水"和"阳水"区分,治疗时单纯发汗或利水常不能显效。患者病史较长,水肿反复发作,舌胖,考虑本病证属本虚标实,本虚以气虚为主;水肿迁延日久,脏腑功能失调,气机失于调畅,血行迟滞,久病入络,久病致瘀,常致湿瘀互结,故缠绵不去;气虚湿阻,易合并风热毒邪,故见咽部充血。患者正气虚弱,邪实胶着,不

宜竣补猛攻，宜标本兼治，缓缓图之，方予参、芪益气扶正，配合当归芍药散加减养血活血利水，银翘、蛇莓清解上焦热毒，蛇舌草、穿山龙清利下焦湿毒，白茅根凉血止血，虎杖清热利湿保肝。以改善临床症状、控制危险因素、延缓疾病进展为目的，把握其本虚标实的病机，坚持扶正祛邪大法，治法用药灵活精准而重点突出，主张平和用药，长期调治。对于疗效的评价，戴教授主张症状与理化检查相结合，临床与病理相结合，并以改善临床预后为最终目的。

2. 肾病综合征（二）

患者，女，60岁。

病史：曾因周身浮肿，经肾穿病理诊断为"Ⅰ期膜性肾病"，并临床诊为"肾病综合征"。曾予足量激素标准疗程治疗，症状缓解，水肿消退，但尿蛋白持续（＋＋＋），当激素撤减至30mg时，病情复发，又至周身浮肿，尿蛋白（＋＋＋＋），患者要求中药治疗。就诊症见：周身浮肿，神疲乏力，腰膝酸痛，尿少，尿蛋白4.5g/24h，腹胀纳少，咽痒，舌淡黯、水滑、边有瘀点，脉沉涩。西医治疗：激素维持原量，并逐渐缓撤。

［辨证］脾失健运，水瘀互结，邪热内蕴。

［治法］活血利水，清热健脾。

［处方］当归芍药散合防己黄芪汤合五皮饮加减。

当归15g　赤芍15g　白芍15g　川芎10g　白术12g　茯苓20g　泽泻15g　金银花20g　大青叶30g　生黄芪15g　防己15g　车前草30g　丹参30g　陈皮15g　茯苓皮15g　生姜皮15g　大腹皮15g

每日1剂，水煎服，分2～3次。

患者服上药10剂后，水肿消退不明显。在上方中加入商陆15g，益母草30g，桂枝3g，生黄芪改为30g。服药25剂后，水肿明显消退，腹胀减轻，口渴不欲饮，心烦眠差，尿蛋白（＋＋＋），2.72g/24h。于上方去利水之品，加入太子参、穿山龙等养阴、健脾去湿之剂，以助消蛋白。处方如下：

生黄芪30g　白术10g　防风10g　当归15g　赤芍15g　白芍15g　茯苓20g　泽泻15g　白茅根30g　穿山龙15g　太子参12g　金银花12g　生地黄15g　山茱萸10g　益母草30g　地骨皮12g　白

花蛇舌草 30g 每日 1 剂,水煎服,分 2~3 次。

患者服上药加减 45 剂,水肿消退,乏力、腹胀等好转。复查:尿蛋白(+),1.45g/24h。

[按] 戴教授认为肾病综合征是否应用激素,要参照病理类型而定,各病理类型对激素的反应不同,如局灶性肾小球硬化、膜增生性肾小球肾炎对激素反应差,微小病变反应良好;系膜性肾小球肾炎、系膜增生性肾小球肾炎对激素的反应尚可,但还存在争议。而其他类别的免疫抑制剂对不同病理类型的疗效也并不十分可靠。且激素等免疫抑制剂在应用时还存在许多禁忌。总之,单纯依靠西医手段治疗肾病综合征疗效仍不理想。中医在参与治疗后可更有益于缓解病情,改善预后,减轻西药的用量及毒副作用。《金匮要略》云"先病水,后经水断,名曰水分","去水,其经自下",指出水分病与血分病的先后关系及治疗先后原则。患者水肿起病,逐渐影响血分,就诊时水瘀互结较重,尿少,一般活血、利水法难以奏效。故先重用利水法,加用泄水逐饮之甘遂,并用大量黄芪补气,桂枝通阳化气。水湿消退后,血行渐畅,气阴不足之象如口渴不欲饮,心烦眠差明显,此时以正虚为主,兼有邪实,故治疗以健脾益气养阴为主,另一方面活血利水清热。益气则促血、水运行,活血则水液得于疏布。邪气消退,正气得复,故气机升降出入归于常态而症状减轻,尿蛋白减少。

3. 糖尿病肾病

患者,男,56 岁,2006 年 6 月初诊。

有糖尿病史 20 余年,水肿 4 年。就诊时见:双下肢浮肿,按之没指,口干,咽中有痰,乏力,尿少,身重,胸闷,胸痛,恶心纳差,心悸失眠,大便干结,舌质淡黯、有瘀斑,苔黄厚腻,脉沉细涩无力。尿潜血(-),尿蛋白 150mg/dl,血肌酐 126μmol/L,尿素氮 8.8mmol/L。

[辨证] 气阴两虚,水瘀蕴浊。

[治法] 益气养阴,活血化瘀,利水泻浊。

[处方] 党参 12g 黄芪 30g 熟地黄 15g 猪苓 15g 茯苓 15g 泽泻 10g 桃仁 12g 红花 12g 当归 15g 赤芍 15g 川芎 12g 益母草 12g 生大黄 9g 大腹皮 12g 车前草 30g 白花蛇舌草 30g

蒲公英 30g 每日 1 剂,水煎服,分 2～3 次。

患者服上方 14 剂后,水肿明显减轻。查尿蛋白仍如前。守方继服 1 个月后,尿蛋白 75mg/dl,血肌酐 108μmol/L。坚持原方加减,长期服用。2008 年 7 月复诊:尿蛋白在 25～75mg/dl 之间波动,血肌酐维持在 90μmol/L 左右。

［按］糖尿病肾病主要由消渴日久,致脏腑阴阳气血进一步虚衰使血行不畅,内阻肾络而成瘀;脾肾两虚,气不化水,水液潴留,湿浊内停而发病。是糖尿病最危险的并发症之一。本病在中医文献中并无相应病名。戴教授认为,糖尿病肾病早期仅表现为微量蛋白尿,无水肿及高血压者,可归入中医"精气下泄"、"尿浊"等范畴;若伴典型的多饮、多食、多尿、消瘦时,则属"消渴"、"肾消"等范畴,如《景岳全书》记载:"下消者,下焦病也,小便如膏如脂,面黑耳焦,日渐消瘦,其病在肾,故又名肾消也。"若主要表现为水肿、肾功能不全者,当属中医"虚劳"、"水肿"、"关格"等范畴,如《圣济总录》记载:"消渴病,肾气受伤,肾主水,肾气虚衰,气化失常,开阖不利,水液聚于体内而出现水肿。"患者肾之气阴不足,或有阴阳两伤;邪实为水瘀互阻。一味强调调补脾肾,有时收不到良好疗效。本案患者水湿内停,痰浊阻滞,瘀血内生。扶正用益气养阴,驱邪用活血利水。方用参芪地黄汤合桃红四物汤,酌加利水之品,一动一静,祛邪不伤正,扶正不敛邪。久病入络,穷病及肾,至肾病阶段治疗较困难。

4. 慢性肾功能不全(一)

患者,男,71 岁。2005 年 8 月 18 日初诊。

2005 年 6 月底患者出现乏力,膝软,纳差烧心,时有恶心,伴头晕,腰酸,无明显少尿,无浮肿,夜尿多,2～3 次/夜,小便不畅。于 2005 年 7 月 8 日住院治疗 11 天(具体治疗不详),烧心恶心消失,其余症状减轻。现因仍乏力而就诊。症见:乏力,腰酸膝软,双下肢水肿,时有头晕,夜尿多,2～3 次/夜,24h 尿量 1000ml,小便不畅,纳眠差,大便干。舌苔黄腻,舌质淡黯,脉弦细滑,律不齐。血压 150/80mmHg(1mmHg＝0.133kPa)。目前服药:复方 α-酮酸片每次 4 片,每日 3 次;碳酸氢钠片每次 1.0g,每日 2 次。辅助检查:血红蛋白(HGB)86g/L,血肌酐

(Scr)399μmol/L,尿素氮(BUN)12.6mmol/L。西医诊断:高血压病3级(极高危);慢性肾衰竭;肾性贫血。

[辨证] 脾失健运,气血不足,浊瘀互阻。

[治法] 补益脾肾,活血利水泄浊。

[处方] 防己黄芪汤合当归芍药散加减。

生黄芪15g 汉防己12g 太子参20g 白术12g 当归12g 川芎8g 赤白芍各12g 代赭石20g 鸡血藤20g 茯苓15g 泽泻12g 生大黄9g 藿苏梗各12g 车前草30g 10剂,水煎服,每日1剂,2次分服。

2005年9月29日二诊:仍有乏力,时恶心,口干口苦,水肿较前减轻,大便日1次,夜尿不多,舌苔黄厚,脉沉细,血压130/85mmHg。辅助检查生化:Scr:339μmol/L,BUN:16mmol/L。

原方基础上进行加减:

生黄芪15g 太子参15g 当归15g 丹皮15g 白芍20g 茯苓15g 泽泻15g 车前草30g 益母草12g 生大黄10g 旋复花10g 代赭石20g 鸡血藤15g 黄芩15g 法半夏9g 白花蛇舌草30g 南北沙参各12g 7剂,水煎服,分2~3次。

之后患者坚持汤药治疗5个月后,症状较前均有减轻,辅助检查Scr:216μmol/L,BUN:15.4mmol/L,大便1日1次,头晕等症状较前减轻。仍继续服用汤药治疗,未服其他药物。2008年12月26日复查Scr:131μmol/L。后改为中药隔日1剂。2009年3月复查,Scr:125μmol/L。

[按] 此患者为慢性肾衰竭合并高血压,但主症并非眩晕,可见眩晕与高血压并非直接相关。戴教授认为肾实质性高血压以气虚血瘀、水湿内停为多见,其机制为脾肾之气匮乏,不能运化水湿,水湿内停,气虚运化无力,血脉停滞不行,加之水湿内停,导致气机升降失司,阳用不宣,阴霾四布,湿浊蕴逆,上而不下,导致肾性高血压所见的症状,故以防己黄芪汤合当归芍药散益气活血利水治疗。防己黄芪汤和当归芍药散均出自《金匮要略》,防己黄芪汤治"脉浮身重、汗出恶风,之内有水气,外感风邪"之风水证,以补卫固表祛水邪,实际临床应用本方时不一

定有表证。其中生黄芪益卫固表,防己利水消肿,两者合用益气利水,相得益彰。当归芍药散原方治"妇人怀妊,腹中痛",其病机为血虚兼有水气,方中当归、川芎、芍药有养血活血作用,茯苓、白术、泽泻利水渗湿,故可用于血瘀水气内停之证,与防己黄芪汤合用,共奏益气健脾、活血利水之功,用于气虚血瘀水停之肾性高血压,方证合拍,谨守病机,故能中的。可佐以代赭石降逆,鸡血藤养血活血,大黄泄浊;同时视脾肾二脏的衰败孰轻孰重,气虚之偏气阴不足还是偏阳气式微而随症加减。

此患者乏力、头晕,为清阳不升,小便不畅,大便干为浊阴不降。内经云"浊气在上则生䐜胀",浊邪弥漫,困厄脾胃故纳食不佳,睡眠差。腰膝酸软为肾气不足。舌苔黄腻、舌质淡黯,脉弦细滑也符合正气不足,湿浊瘀阻之象。以戴教授观点,应先辨别脾肾不足孰轻孰重,选用扶正药物。该患者脾失健运较肾虚更为突出,故主以健脾。同时重视驱除瘀血、湿浊为主,故方用当归芍药散、防己黄芪汤。佐药主用清利宣通之品,以代赭石降逆,鸡血藤养血活血,大黄泄浊,藿梗、苏梗宣通气机。二诊时患者气机逐渐通畅,脾虚缓解,湿热内生之象较前明显,故加用利湿、清热、降浊之品,减少补益、理气之品。

5. 慢性肾功能不全(二)

患者,女,70岁。2006年1月16日初诊。

患者2002年自觉乏力,活动后尤甚,同年因肠梗阻在当地医院手术时发现轻度贫血,肌酐 Scr 278μmol/L,但未予治疗。多年来,患者时有恶心、纳差,偶伴呕吐。2005年12月在当地查血 Scr:400～490mol/L,2005年12月31日查 Scr 454μmol/L,尿素氮 15.87mmol/L。24h尿蛋白定量1.21g,HGB:101g/L。双肾B超:左肾8.7cm,右肾9.7cm,实质0.6cm。1周前患者感冒后自觉恶心、呕吐较前加剧。目前用药:碳酸氢钠片1.0g口服,每日3次;硝苯地平缓释片每次20mg,每日2次;重组人促红细胞生成素3000IU皮下注射,每周3次。

就诊症见:乏力,纳差,恶心,胸闷,小便不畅,夜尿3～4次,口干,大便秘结。舌质黯,舌苔薄黄,脉细滑小弦。诊断为慢性肾衰竭;肾性贫血。

[辨证] 脾肾气虚,湿热夹瘀,浊阴上逆。

［治法］益气健脾活血，清热解毒，利湿泻浊。

［处方］旋复代赭汤合五味消毒饮加减。

生黄芪15g　太子参20g　银花15g　连翘15g　蒲公英30g　当归12g　川芎8g　赤白芍各12g　枳壳10g　郁金12g　白花蛇舌草30g　旋复花10g　生大黄9g　知母12g　黄柏12g　车前草30g　代赭石20g　鸡血藤20g　7剂，水煎服，每日1剂，2次分服。

2006年1月23日二诊：乏力，胸闷、恶心减轻，纳差，小便通畅，夜尿较前减少，2～3次/夜，大便日2～3次，时不成形，舌质黯，体胖苔黄厚腻，脉细弦滑。血压130/85mmHg。原方去蒲公英、知母、黄柏，加泽泻15g，藿苏梗各12g，鸡内金12g，7剂，水煎服。此后本方服用4月余。

2006年6月10日三诊：患者恶心、纳差已无，胸闷明显减轻，仍乏力，查Scr 314μmol/L，BUN 13.7mmol/L，血红蛋白（HGB）106g/L。1月23日方去太子参、枳壳、郁金，加党参15g，白术12g。此方加减继服，自觉无明显不适。2009年4月复查Scr 325μmol/L。

［按］戴教授认为邪实病因在慢性肾病的发病中起很大作用。而外邪侵扰往往是许多慢性肾脏病的加重因素。该患者虽已患慢性肾功能衰竭多年，症状时有反复，但病情进展尚稳定，没有突然出现的肾功能下降。初诊前症状突然加重应与1周之前外感相关。因此患者的病机既有脾肾不足，元气亏虚，浊邪内蕴又有风邪侵扰之象，形成风湿热邪内扰之证。故可见口干，便秘，小便不畅，苔薄黄，脉细滑小弦。另外戴教授尤为重视舌脉辨证，她发现CKD患者大多舌质黯或黯红、苔黄或腻、脉细滑或细弦，这些都支持血瘀湿热的辨证。故而首诊时以益气健脾活血、清热解毒、利湿泻浊为法治疗，重在驱邪。其中知母、黄柏滋阴泻火，蒲公英清热解毒、利湿通淋，为戴教授常用配伍。二诊时患者小便通畅可见湿热之邪渐退。《素问·五常政大论》云："大毒治病，十去其六，常毒治病，十去其七，小毒治病，十去其八，无毒治病，十去其九"，提倡驱邪时中病即止，后期当注重恢复人体正气驱邪的能力。戴教授熟谙此言，故在二诊时减少清热祛湿之品，加用理气和胃之药如藿苏梗、鸡内金，及祛湿之效平和的泽泻，调理胃气，助正气恢复。三诊时

患者正虚较为突出,浊邪内阻之象减轻,故逐渐将加强助正气之力。两次变方体现出辨证运用驱邪扶正治则的特点。治疗耐心、持久,不图一时痛快,终获持久平稳疗效。药物配伍驱邪不伤正,用药兼顾驱邪扶正,如代赭石降胃气止呕也助生血;当归、芍药、川芎、鸡血藤,养血活血。胸闷加枳壳10g,郁金12g乃经验用药。

6. 慢性肾功能不全(三)

董某某,女,54岁。1989年9月初诊。

病史:患者因尿频、尿急、尿痛反复发作20余年,神疲乏力2年前来诊治,诊为"慢性肾盂肾炎,慢性肾功能不全"。就诊症见:神疲乏力,口干口苦,纳差恶心,腰痛,尿频,尿灼热,舌质黯淡、苔腻稍黄,脉沉细滑。BP:8.00/13.3kPa。查血常规:血红蛋白(HGB)7.1g/dl;白细胞(WBC)$3.6×10^9$/L;血小板(BPC)7.3万/mm;红细胞(RBC)$3.05×10^{12}$/L。肾功能:肌酐(Scr)5.7mg/dl(88.41μmol/mg);Ccr 11.6ml/min。B超示:双肾萎缩。

[证候]气阴两虚,湿热夹瘀。

[治法]益气养阴,化瘀泄浊,通利三焦。

[处方]小柴胡汤加减。

生芪15g 太子参15g 当归12g 麦冬10g 赤白芍各12g 代赭石20g 益母草20g 车前草20g 焦大黄9g 柴胡7g 黄芩10g 清半夏10g 鸡血藤20g 茯苓20g 蒲公英30g 水煎服,每日1剂,分2~3次。

服上方月余,复诊:乏力、恶心明显减轻,尿频、尿灼热基本消失。复查Scr:3.8mg/dl,Ccr:27.5ml/min。继用上方加减治疗4年余,至1994年3月查:Scr:3.3mg/dl,Ccr:34ml/min。随访半年,病情稳定。

[按]许多患者是由于出现乏力、纳差、恶心等症状就诊而发现慢性肾功能不全的。该患者已患肾盂肾炎20余年,湿热久蕴且已处于慢性肾衰竭中后期。既已出现神疲乏力、腰痛、脉沉等脾肾阳气不足之候,又有口干、口苦,恶心纳差,尿频、尿灼热,苔黄腻等湿热瘀血内生之候。此时虚实并见,寒热错杂,尤其以浊邪弥漫最为突出。戴教授辨证精准,将证候全面概括。此时若一味攻伐恐伤正气,过于滋腻易助湿敛

邪,过于温补会造成动风、动血,或助湿化热,故当以调畅气机、通利三焦为先,三焦气机得通,则邪有出路,湿浊易化,瘀血可去。小柴胡汤为仲景名方,主治邪入少阳,枢机不利,虚实夹杂之证。戴教授将其灵活加减恰合此患者枢机不利,三焦失司,湿热内郁蕴浊,损伤气阴,且有"心烦喜呕,默默不欲饮食"的临床特征,故治疗后,可使"上焦得通,津液得下,胃气因和"。初诊之时,湿热蕴浊,夹有瘀血,形成虚实夹杂之证。方中以黄芪、太子参、麦冬益气养阴,车前草、益母草、茯苓、蒲公英清热利湿,焦大黄、当归、赤芍、白芍、代赭石化瘀泄浊,柴胡、黄芩、半夏、鸡血藤调畅气机,通利三焦。攻不伤正,补不碍邪,集升清降浊、活血化瘀、补气养阴之法为一方,故能收到较好效果,且数年之后,患者亦未发展至尿毒症。对于此类慢性肾衰竭,证属气阴两虚,邪壅三焦者,戴教授常采用小柴胡汤合用生脉饮加减。

7. IgA 肾病(一)

患者,男,28 岁。2007 年 11 月 9 日初诊。

自述 2007 年 8 月无明显原因出现乏力、腰酸,就诊于当地医院,查尿常规:潜血(+++),蛋白(+++),红细胞 4~6/HP,白细胞 5~7/HP。24h 尿蛋白定量 1260mg。Scr:54.63μmol/L,BUN:3.56mmol/L。血常规及抗链球菌溶血素"O"、类风湿因子未见异常。肾穿结果示:局灶增生性 IgA 肾病。就诊时症见:乏力,自汗出,时外感,腰酸,腰痛,咽干,咽痛,纳可,眠安,大便每日 3 次,不成形,小便正常。舌淡,苔薄白,脉弦细。

[辨证] 气阴两虚,湿热夹瘀。

[治法] 益气固表,解毒活血祛湿,佐以滋阴清热。

[处方] 自创益气清解方加减。

生芪 15g　白术 9g　防风 9g　知母 12g　黄柏 12g　熟地 15g　银花 12g　大青叶 20g　茯苓 12g　当归 15g　丹皮 15g　丹参 18g　小蓟 15g　蛇莓 15g　白花蛇舌草 30g　穿山龙 18g　车前草 18g　水煎服 14 剂,每日 1 剂,分 2~3 次服。

患者腰酸、咽干减轻,故效不更方,继以原方加减服用 6 个月后,复查尿常规:PRO(−),24h 蛋白定量 0.28g。长期随访,患者无明显不适，每周化验尿常规 1 次，PRO 均为（一）。

[按] 戴教授认为长期以来，受到以正虚为纲的影响，在治疗 IgA 肾病过程中，存在过于强调从补虚着手、重视脾肾的习惯思维。例如一见腰痛、乏力就认为既然是脾肾不足，即当以补益脾肾为主。戴教授在临床过程中发现，邪实病因在慢性 IgA 肾病的发病中亦起很大作用，因而治疗中重视辨证论治，对邪实稽留的表现尤为重视。在补虚的基础上，加重了祛邪的治疗，对于湿热、热毒、瘀血应用清热、解毒、利湿及活血化瘀之法，从而达到使体内某些病理过程受到抑制、减少尿蛋白、保护肾功能的目的，并合理用补。以玉屏风、银翘散和五味消毒饮化裁。主要组成有：黄芪、防风、白术、银花、连翘、紫花地丁、蒲公英、蛇莓、白花蛇舌草、当归、穿山龙等，尤其适用于以蛋白尿为主要表现者，特别适用于 IgA 肾病每因感冒引起的患者。该患者明确诊断为 IgA 肾病，就诊时肾脏功能尚正常。长期蛋白尿，精微外泄，体质下降，故乏力；肺气不足所以反复外感，自汗；风热之邪与湿邪互阻化热伤阴易见咽干、咽痛；脾气不足则便溏。结合症状、舌、脉象，患者既有肺脾气阴不足，又有瘀血湿热。反复外感更易加重邪实、正虚的不平衡。久而肺脾肾气不足，膀胱气化无力，蛋白尿将更加严重，甚至导致肾功能不全。蛋白尿的患者使用解毒祛湿之蛇莓、白花蛇舌草、穿山龙、蒲公英、紫花地丁等中药，可减少蛋白尿的排泄，可能与这些药物的免疫抑制作用和抗有丝分裂有关。

8. IgA 肾病（二）

患者，男，44 岁。2002 年 10 月 9 日初诊。

自述病史：6 年前无明显诱因出现腰部酸痛，于医院诊断为"肾炎"，未予重视。2002 年 8 月因劳累后出现乏力，于某医院住院治疗，查血 Scr:158.9μmol/L，BUN:8.6mmol/L。尿常规：ERY（＋＋＋），PRO（一），镜下红细胞：10～15/HP。肾穿刺活检示：系膜增生型 IgA 肾病。予肾炎康复片、爱若华等药物治疗，1 周后患者因肝功能异常，停用爱若华，停药后肝功正常。患者症状未见明显好转，潜血持续存在。就诊时症见：腰背酸痛，乏力，头晕，口干欲饮，尿量可，大便日二三行，质稀，纳可，眠差。舌黯，苔微黄，脉弦细。查 Scr:141.4μmol/L，尿常规:ERY(+++),PRO(+),24h 尿蛋白定量 0.36g。

[辨证] 气虚血瘀,瘀热互结。

[治法] 益气清热,活血祛湿。

[处方] 生黄芪 15g　白术 12g　太子参 12g　银花 9g　连翘 9g　白花蛇舌草 20g　当归 18g　川芎 12g　赤白芍各 12g　鸡血藤 12g　黄芩 12g　怀牛膝 15g　酒大黄 9g　水煎服,14 剂,每日 1 剂,分 2~3 次服。

服药后患者腰痛、乏力症状减轻,Scr 下降,故继以上方为主,随症加减,患者坚持服药 3 年余后,2005 年 12 月复查 Scr:94μmol/L,尿常规:PRO(-),患者自觉症状好转,自行停中药 1 年,未再就诊。

2007 年 3 月,患者劳累后出现双踝部水肿,查 Scr:183μmol/L,BUN:5.7mmol/L,尿常规:PRO 500mg/dl,RBC 40~45/HP,24h 尿蛋白定量 5.4g。建议患者行重复肾活检。病理回报:局灶增生硬化性 IgA 肾病。

患者遂于 2007 年 5 月再次就诊。症见:乏力,微恶寒,偶有晨起颜面浮肿,时感腰酸痛,纳可,眠安,小便量可,大便稀。舌黯,苔黄腻,脉细弱。

[辨证] 气虚血瘀,湿热内停。

[治法] 益气养血活血,利湿泻浊为法。

[处方] 当归芍药散加减。

生黄芪 25g　党参 15g　白术 12g　当归 15g　川芎 8g　赤白芍各 15g　益母草 12g　茯苓 15g　泽泻 9g　车前草 30g　鸡血藤 12g　生大黄 10g　白花蛇舌草 30g　穿山龙 20g　仙灵脾 10g　水煎服,每日 1 剂,分 2~3 次服。

连续服药 12 个月,患者乏力、双踝及颜面水肿较前减轻。至 2008 年 5 月复查:Cr 125μmol/L,尿常规:PRO 25mg/dl,24h 尿蛋白定量:0.45g。

[按] 慢性 IgA 肾病是一个较复杂的疾病,因此戴教授主张应当中西医结合认识疾病,做到辨证与辨病相结合。应用中药治疗时应重视辨证论治,针对不同的临床表现、不同的病理类型而应用相应的方法。

该患者既已确诊为 IgA 肾病,两个阶段的表现却有所不同。初诊时气虚,热象较为明显,如口干欲饮,疲乏,便溏,舌苔黄。血尿明显,应有血瘀;蛋白尿尚不突出,表示肺脾肾之气化功能损害较轻。治法以清热通络化瘀为主。第二阶段就诊较初诊时虚寒之象明显,蛋白尿明显加重,且湿邪内生,如偶有浮肿,微恶寒,脉细弱,故治疗中加用祛湿、益气温阳之品如益母草、穿山龙、茯苓、泽泻、仙灵脾。虽然患者出现阳气不足表现,但整体病机兼杂着瘀血、湿热,故用仙灵脾温而不燥,药性缓和,而不用桂附等可能加重湿热、瘀血的辛温燥热走窜之品。关于复发后再次肾穿的必要性,戴教授认为,应深入了解疾病的发展过程及预后,一方面根据病情施以治疗,增强治疗针对性;另一方面,掌握疾病预后状况,有助于临床决策。而在治疗效果的判断上,提倡从整体出发,结合现代的检查手段和疗效标准,不应该停留在对腰痛、水肿等证候的缓解上。对于以血尿为临床表现的患者,治疗的重点应该是调整气血阴阳,清除风湿热邪,不要一味追求血尿的完全消失;以蛋白尿为临床表现的患者,应该尽可能控制尿蛋白的排泄,目标应该为 0.3g/24h。体现出戴教授治病求本的理念。

9. 尿路感染

患者,女,51 岁,2004 年 4 月 10 日初诊。

病史:患者 10 年前劳累后出现尿频、尿急、尿痛。诊断为尿路感染,服用抗生素治愈。此后上述症状反复发作,多于劳累后出现,均消炎治疗后好转,查肾功能正常。近 1 周来,患者自觉小便灼热、涩痛,尿急,未予特殊治疗,症状未缓解,遂来就诊。就诊症见:小便灼热、涩痛,尿急,腰酸痛,口干,乏力,动则汗出,大便正常,舌质黯红,苔薄黄,脉细滑。尿常规:白细胞(+),潜血(+),镜检白细胞 8~10/HP,镜检红细胞 1~2/HP。

[辨证] 湿热下注,气虚血瘀。

[治法] 利湿清热,通调三焦,补气活血。

[处方] 小柴胡汤加减。

太子参 20g　柴胡 12g　黄芩 12g　当归 12g　川芎 8g　生黄芪 15g　茯苓 15g　白头翁 30g　败酱草 30g　乌药 12g　车前草 30g

黄连 9g　泽泻 15g　煅龙牡各 30g　7 剂,水煎服,每日 1 剂,2 次分服。

2004 年 4 月 17 日复诊:患者小便灼热减轻,无尿急、尿痛,汗出、腰酸均减,口干,大便每日 2 次,舌质黯,苔薄黄腻,脉细滑。尿常规:白细胞(一),潜血(十),镜检白细胞 0～1/HP,镜检红细胞 0～1/HP。原方去败酱草,改生黄芪 12g,泽泻 20g,加白花蛇舌草 30g,7 剂,水煎服。三诊时尿常规正常,小便灼热已无。

[按] 因血尿、乏力、腰膝酸痛就诊的患者可能诊为不同病患,而预后不同,例如慢性肾功能不全或慢性尿路感染。但传统辨证方法可能囿于医师的诊断能力而失于对疾病的深刻认识,故戴教授结合现代诊察方法认识疾病,并将其纳入中医辨证论治之理法中,不失为可行良策,有助于把握治疗目标,掌握疾病预后。若长期泌尿系统感染也可致肾功能不全。患者湿热内阻,三焦气机不利,营卫失和,故动则汗出。久病正气耗伤则乏力,口干,且血络不畅。故君以小柴胡汤之柴胡、黄芩清热祛湿理气,太子参、黄芪扶助正气,臣以茯苓、泽泻利湿;白头翁、黄连、败酱草清热燥湿。佐以当归、川芎活血,乌药温中理气燥湿,煅龙牡收敛正气。以扶正祛邪,调理三焦气机。

参 考 文 献

1. 饶向荣,白雅雯. 戴希文治疗 IgA 肾病的经验[J],北京中医药,2008,9,27(9):691～693
2. 霍保民,郭旸,饶向荣. 戴希文治疗慢性肾脏病临证经验总结[J],中国中医药信息杂志,2010,11,17(11):87～88
3. 杨亚菁. 戴希文慢性肾炎经验方介绍. 中国民间疗法[J],2002,10(10):4
4. 包翠杰,饶向荣. 戴希文治疗肾病综合征经验总结[J],中国中医药信息杂志,2007,2,14(2):73～74
5. 郭旸,霍保民,饶向荣. 戴希文运用经方治疗慢性肾脏病经验[J]. 北京中医药 2010,6,29(6):415～416
6. 张正新. 戴希文治疗慢性肾小球肾炎的经验[J]. 湖北中医杂志. 2007,29(2):22～23

7. 潘满立,饶向荣. 戴希文治疗糖尿病肾病临证经验[J]. 中国中医药信息杂志. 2009,5,16(5):85～86
8. 霍保民,郭旸,饶向荣,等. 基于数据挖掘方法总结戴希文分期诊疗慢性肾脏病经验[J]. 北京中医药,2010,10,29(10):741～743
9. 戴希文,饶向荣. 中西医结合治疗肾小球肾炎[J]. 中国中西医结合肾病杂志,2006,1,7(1):1～3

(闫　旭)

聂莉芳

聂莉芳,1947年10月生。1970年本科毕业于北京中医药大学,1980年于同校研究生毕业,获医学硕士学位。1993年、1994年作为中国政府派遣研究员赴日本广岛大学医学部研修肾脏病。中国中医科学院西苑医院主任医师、博士生导师;肾病科主任(1983—2005年)。中华中医药学会肾病分会副主任委员、全国IgA肾病协作中心负责人,中国中西医结合学会肾病专业委员会副主任委员;北京中医药学会理事、肾病专业委员会主任委员,北京中西医结合学会肾病专业委员会副主任委员,北京医学会肾病专业委员会委员,国家科技进步奖评审专家等。工作特长:擅长中医药治疗IgA肾病、慢性肾衰、难治性肾病综合征、紫癜性肾炎等。曾承担国家"七五"攻关肾衰、肾炎课题,为肾炎课题副组长,近年来承担国家"十五"攻关课题"IgA肾病的中医证治规律研究",为课题组长。该课题获2006年中华中医药学会科技成果二等奖。已出版《肾炎的中医证治要义》、《实用常见肾脏病防治》、《血尿的诊断与中医治疗》、《肾脏病中医诊治与调养》等著作8种,在国内外杂志上发表学术论文80余篇,曾应邀赴日本、台湾、韩国、挪威、德国讲学,并多次应邀赴美国参加肾脏病年会。

一、医论医话

(一)立论关格,明辨"虚""滞"

聂教授在慢性肾功能衰竭的辨病、辨证治疗方面进行过深入的研究。认为中医学虽无慢性肾功能衰竭的名词,但古代文献中的癃闭、肾风、关格所描述的病症,与慢性肾衰患者的临床表现是很相似的。如

《素问·标本病传论》"膀胱病,小便闭。"《灵枢·本输》曰:"三焦者,实则癃闭。"又《素问·奇病论》曰:"有病庞然,如有水状,切其脉大紧,身无痛者,形不瘦,不能食,食少,病生在肾,名为肾风。肾风而不能食,善惊,惊已,心气痿者死。"《伤寒论·平脉法第二》曰:"关则不得小便,格则吐逆。"通过病名的整理研究,聂教授认为慢性肾衰的中医病名以关格较为恰当,因为它集中地突出了慢性肾衰终末期,由于正虚至极,枢机不利,气机升降失司,三焦壅塞这一病理机转所反映的临床特点。同时关格一病,历代医家向来认为是疑难重症,这对于判断预后是有一定意义的。鉴于慢性肾衰的中医病机为正虚邪实,而且在病程中有虚实主次及标本缓急之异,因而聂教授提出了慢性肾衰分为虚损期、关格期两期的新概念。虚损期是指这一阶段患者临床表现以一派虚损症状为主,病机特点以正气虚衰为主,至于究竟属于气虚、阳虚、阴虚、气阴两虚、阴阳两虚则有待于进一步辨证。关格期是后期阶段,患者的临床表现具有典型的下关上格的关格病特征,病机特点以邪实为主,且病势急骤多变,预后不良。分期是从宏观的角度划分疾病的阶段。分期与辨证可以相得益彰。然而分期并不是固定不变的,期可分而不可定。虚损期可以进展到关格期,关格期经过治疗缓解后可以转为虚损期。通过长期临床实践的验证,认为是可行的,且具优越性,关格病分期对临床的指导意义在于对其病机、临床表现特点及发展变化的规律等方面的认识具有整体观念,从而对论治具有整体性的指导意义,有利于关格病辨证论治的规范化研究及治疗的优化方案的探讨,也有利于对预后的判断。

  聂教授认为"虚"和"滞"为肾病的两大病机。前贤对关格病病机的认识见仁见智,概括起来,以邪实立论者居多。如巢元方认为是"阴阳气不和,营卫不通";朱丹溪认为是"痰阻";李东垣认为是"邪热";张子和认为是"三焦约束不行";陈士铎认为是"肝胆之气失于疏泄,而致一身气机闭塞",何廉臣认为是"溺毒入血,血毒上脑"。以正虚立论者唯张景岳一家,他认为是因于"酒色伤肾,情欲伤精"。并指出关格"虽与劳损证若有不同,而实即劳损之别名也"。聂教授在学习前贤论述的基础上,结合自己长期的临床实践,体会到慢性肾衰的病因与素体脾肾虚弱,加之过劳与外邪等诱因均密切相关。其中医病机的特点是病位广泛、寒热错杂、正虚邪实。并应抓住正虚邪实这一对主要矛盾,而且要注意观察整个病程中正邪的消长情况,才能执简驭繁。正虚之中有阴、阳、气、血虚损之异,但以气阴两虚者最为多见。邪实有外邪、水停、湿浊、瘀血、风动、蕴痰、肠胃燥结等诸种。虚实之间的关系是"因虚致实",倘若实邪久羁,又可更伤正气,终致恶性循环。例如肾气虚惫则卫气亦虚,则易感外邪,肾气、肾阳虚衰,主水失职,气化无权则现下关,继之浊阴不能从下窍而出,则湿浊上于脾胃,或水凌心肺,或泛溢于四肢,或蒙蔽心窍,以致出现尿少水肿,呕恶纳呆,胸闷憋气,神昏谵语等症。气虚帅血无权及久病入络可致瘀血内阻。肾虚藏精失职,水不涵木,精亏血少,故现乏力腰酸,头晕耳鸣,面色萎黄无华等症。血虚生风则皮肤瘙痒,土败木贼则现肢体抽搐。若血虚有热或气虚统血无权均可出现血离经妄行的鼻衄血、便血、呕血、崩漏等出血倾向。总之倘若实邪不能迅速祛除,可加重病情,使正气更虚。

(二)明辨标本,权衡缓急

《素问·标本病传论》云"知标本者,万举万当,不知标本,是谓妄行"。结合慢性肾衰的中医病机分析,如从正邪双方来说,正虚是本,邪实是标。从病位来看,原发脏器是本,继发脏器是标,从疾病先后来分,原有肾病是本,复感外邪是标等。其中以把握正与邪的关系最为重要,余则基本上处于从属地位。临床运用仍宗缓则治本,急则治标。若标本并重,则应扶正与法邪兼顾,标本同治。

1. 缓则治本,扶助正气

《素问·通评虚实论》说"精气夺则虚"。肾病患者,病程缠绵,久病多虚,及至慢性肾衰,其虚损之程度必然更重。临床表现有腰酸痛,极度乏力,面色萎黄无华,耳鸣头晕,咽干口燥,自汗或盗汗,手足不温,甚则周身畏寒,或五心烦热,精神委靡,形容憔悴等各种虚损症状。此时当辨清究属气、血、阴、阳何者虚损,而采用相应的益气、补血、养阴、助阳之法。即治病求本,扶助正气,待气血阴阳归于平衡。证属脾肾气虚、阳虚者,常用方为补中益气汤、保元汤、金匮肾气丸。证属肝肾阴虚者常用方为六味地黄汤加味,如夹湿热,可用知柏地黄汤;如患者常伴有舌燥、咽干痛、咽红之症,则以麦味地黄汤加忍冬藤,以增润肺解毒之力。肝肾阴虚、兼肝阳上亢者,常以建瓴汤、三甲复脉汤收功。证属肾阴阳两虚者,常用方为金匮肾气丸、济生肾气汤。气阴两虚型在慢性肾衰虚损期中最为多见,其辨证要点是气虚证与阴虚证并见。细辨识又可分为心肾气阴两虚、肺肾气阴两虚、脾肾气阴两虚、肾气阴两虚、肝气阴两虚诸种。同时在气阴两虚的程度方面又可细分为气阴两虚偏于气虚、气阴两虚偏于阴虚、气阴两虚并重3种情况,因而在临床上应根据患者的实际情况予以恰如其分的治疗才能取得较好的疗效。若偏于气虚者以党参易太子参;气虚重者可加人参;若偏于阴虚者生地增量,芪参减量;若气阴两虚并重者加西洋参。同时在运用补益之法时,应注意护养胃气,护胃气而不壅,养阴而不腻,常于补益剂中酌加少量理气醒胃之品,如陈皮、砂仁之属。通过扶助正气,临床观察到,患者不仅症状明显减轻,纳增神振,而且血红蛋白也有所上升,血肌酐及血尿素氮水平有所下降,病情好转而稳定。

2. 急则治标　祛邪为首

主要是在标病甚急,可危及患者生命或影响对本病治疗时采用的一种临时应急措施。临床上常常看到慢性肾衰患者因复感外邪、湿浊中阻而见呕恶频作、大便不通、尿闭、浊邪滞留、水凌心肺、喘憋心悸、肝风内动、时现抽搐等急症,以致病情发生急剧变化,生命垂危。此时若仍拘泥于扶正治本,不仅难以奏效,且贻误病机。我们遵急则治标之旨,以祛邪为首务,往往可使病情很快得到缓解。如何祛邪,聂教授认为首先应使邪有出路。若感受外邪而现恶寒发热、咽痛头痛、全身不适等,当微汗以解,证属风热以银翘散辛凉疏散,证属风寒宜荆防败毒散辛温宣散。若小便不利,全身浮肿,可根据不同病机,分别采用宣肺、温阳、健脾、行气、活血、利尿诸法,以渗湿于下,方如越婢五皮饮、济生肾气汤、春泽汤、导水茯苓汤、当归芍药散等加减。如水凌心肺而呼吸急促,气短心悸,不能平卧,宜温阳蠲饮,泻肺行水,方如苓桂术甘汤合葶苈大枣泻肺汤;如大便秘结,口中溺臭,当通腑泻浊,方如大黄附子汤、增液承气汤、温脾汤等。因慢性肾衰患者正气虚馁,所以在施用祛邪法则时,要注意中病即止。

3. 擅用大黄,排除毒素

中医的通腑泻浊法主要是运用泻下药通导大便,排除肠胃积滞,使浊邪从下窍而出。此法常用于慢性肾衰患者。现代医学认为尿素氮由尿中排出,由肠道随粪便排出,因而近年来问世的口服肠道吸附剂如氧化淀粉等,就是着眼于导泻以降低尿素氮。然而在临床运用中出现了腹泻过多,患者体力不支,胃肠不适,难以受纳,尿素氮虽降而症状不减的情况。中医通腑泻浊的长处在于结合患者的个体证候特点,灵活地运用大黄,不仅无以上弊病,且在降低尿素氮的同时,患者便调纳香神振,确有扶危救急之功。运用大黄治疗关格始自唐代,近年来大黄治疗慢性肾衰已成常现,方法多采用灌肠。实验研究提示大黄有降低尿素氮、降解血内中分子量含氮化合物等促使体内毒物排出和减少其毒害,改善肾功等多方面的综合作用。聂教授运用大黄尤注重在选择制剂、用量、煎法,配合扶正药 4 个方面下功夫。生大黄适宜于肠胃积热、大便燥结的患者,用量为 3~20g,要注意掌握各个患者的有效治疗量。生大黄宜后下,便前常有轻微腹痛感,不必过虑,便后迅失。对于大便偏干而脾胃虚弱或者是年老的慢性肾衰患者,则宜选用制大黄同煎,用量为 3~20g。有时还可采用配服麻仁润肠丸或连翘败毒丸等成药以图缓泻。由于慢性肾衰患者正气多虚,纵然腑气不通,亦多为本虚标实证,所以应采用扶正攻下法方合病机,如此可避免一意攻下后正随邪脱的险候。若系脾胃虚寒、大便偏干者,常用香砂六君、六味地黄汤加大黄,倘若气阴两虚兼有大便秘结者,常用参芪地黄汤加大黄,若系肾阳虚而大便偏干者,可用肾气汤加制大黄。再者,若痰热中阻较甚且大便干结者,可暂不配扶正药,选用黄连温胆汤,加生大黄以清化痰热、通腑泻浊为首务。运用通腑泻浊法一般掌握药后每日排便两次为度,过多则伤正气。对于慢性肾衰大便并不秘结或反溏薄,甚至腹泻的患者,则不宜选用大黄,倘若滥用之则有"虚虚"之弊。

(三) 注重正气,顾护脾胃

聂教授注重调理脾胃,脾胃属土,居于中焦,胃纳脾运,滋养五脏,为后天之本。肾居下焦,主水藏精,为先天之本。脾肾两脏关系密切,相辅相成。病理上两脏也相互影响。就慢性肾衰而论,患者常以消化系功能紊乱为突出表现,如恶心、呕吐、口黏纳呆、便秘或腹泻等,舌苔黄腻,或水滑,或焦黄起刺,或焦黑燥裂等。通过临床观察,消化系统症状的轻重,与肾功能毁损的程度呈正相关性。中医学认为上述现象是肾病及脾的结果,它是五脏相关学说在病理上的具体表现。由于慢性肾衰患者肾气衰败,气化无权,二便失司,遂致湿浊内停,上干脾胃,从而影响胃纳脾运、升清降浊的功能。继之波及他脏,变证丛生。既然由肾及脾,而致脾肾同病,那么为什么要强调注意调治脾胃呢?聂教授认为,肾病日久,虽然肾之气阴俱耗,但久病之人脾胃多弱,欲补肾虚,益气之品容易壅塞气机,养阴之药则滋腻碍胃,多虚不受补。倘若蛮用补品则使脾胃更为呆钝。又肾病患者,病机复杂,本虚标实,虽为气阴两虚,但湿浊中阻,呕恶频作,徒进温补滋腻之属,不仅难以受纳,且增湿助热,使其胶结难解,往往适得其反,加重病情。再者,对于脾胃濒临衰败的患者,其谷药难进,若不迅速调养脾胃,则预后不佳。此时如能顾护胃气,使患者渐进水谷,不仅可以后天补先天,而且脾胃健运也能够充分地发挥补益药的作用,于肾脏有所裨益。因而治疗慢性肾衰,要权衡标本缓急,注意护养胃气。同时,从患者的脾胃情况,亦可推测其预后。《素问·平人气象论》说"人无胃气曰逆,逆者死","人以水谷为本,故人绝水谷则死"。临床上见有部分慢性肾衰患者,经调治脾胃后,呕恶除,纳增神振,苔净,尿素氮逐渐下降,病情能相对地稳定一段时间。反之脾胃衰败,水谷不进,百药难施,则病情急转直下,患者旋即死亡。因此调治脾胃,有时确能起沉疴,愈痼疾。如何调治脾胃应以患者临床表现的证候特点为依据,进行相应的治疗,即辨证论治。通过临床实践,兹归纳常用的调治脾胃法如下。

1. 温胃降浊法

此法适宜于慢性肾衰患者,证属脾胃气虚,兼夹寒湿而现恶心呕吐,纳差便溏,神疲乏力等症。其辨证要点为舌淡胖润,边有齿痕,苔白腻。常用方为香砂六君子汤。方中木香的用量为10g以下,过量易伤气,且于便溏不利,半夏以姜半夏或法半夏为佳,一般用量10~15g,重症者可增至 30g。

2. 清胃降浊法

慢性肾衰患者常常湿浊中阻,郁而化热则成湿热之证。施用清胃降浊法,每奏良效。方如黄连温胆汤、苏叶黄连汤等。黄连温胆汤宜于慢性肾衰患者形体偏胖,素有痰热之人。临床表现有呕恶纳呆、失眠等。苏叶黄连汤药仅两味,但轻灵好用。每遇呕恶频作、药难受纳之际,以少量浓煎频频呷服,常显奇功。必须指出,辨识湿热,察苔黄腻,口发黏,口干不欲饮,脉滑数是为要点。方中的黄连用量为3~10g,应注意中病即止,以防久用损伤胃气。慢性肾衰虽系疑难重症,但若中医药治疗得当,确实能对缓解病情、延长患者的生命起到积极作用。

3. 顾护正气应贯穿始终

中医学认为"正不胜邪"、"正邪消长"与疾病的发生与发展关系密切,其中正气又占有主导地位。关格病虚损期病机以正虚为主,关格期虽呈现下关、上格的表现,其实也是因虚致实的结果,而且此时正气虚衰的程度更重。因此,治疗关格病应注意始终顾护正气。虚损期应根据病位、病性及虚损的程度予以相应的补益方药。至关格期则以救治脾胃为重心,顾护脾胃之气,以冀转危为安,正如《素问·六节脏象论》云"五味入口,藏于肠胃,味有所藏,以养五气,气和而生,津液相成,神乃自生"。例如在肾性贫血的治疗中,有轻、中、重度之分,促红细胞生成素确有一定的疗效,但长期使用给患者造成一定的经济压力,且有依赖性。聂教授体会对轻、中度的贫血,着眼于培补先后天,宗中医学"精血同源"、"气旺血生"、"脾为营血化生之源"等理论,观察到在肾功能改善、症状减轻的同时,贫血也得到不同程度的改善,继之可以逐步减少促红素的用量。对本病虚损期的患者,常选参芪地黄汤化裁。其中六味地黄汤重在滋阴补肾,可有填补先天精血之功。方中参芪并用,益气以生血。重症患者聂教授用西洋参或人参,以增补气之力。正如李东垣曰"仲景以人参为补血者,盖血不自生,须得生阳气之药乃生,阳生则阴长,血乃旺矣。若阴虚单纯补血,血无由而生,无阳故也。"对本病关格期的患者,常选香砂六君子汤或黄连温胆汤化裁,通过救治后天脾胃,使气血化源有继,对肾性贫血的改善确有神益。关于补血药的选用,以生地、当归、龙眼肉、枸杞、大枣为宜,阴柔碍胃的补血药物则应慎之。中医药治疗肾性贫血虽然升高血红蛋白的速度不如促红素迅速,然而它立足于调动机体本身的生血机能,且药效持久,无毒副作用,较为经济。

4. 协调阴阳,预防为主

中医治疗慢性肾衰竭的优势,在于提高机体的自我调节能力,"阴平阳密,精神乃治"、"谨察阴阳所在而调之,以平为期"。说明调整阴阳的平衡是中医学治疗的极则。针对慢性肾衰本虚标实、下关上格的病机,中医药干预主要是运用辨证论治的方法,以冀提高患者的自我调节能力,积极诱导机体进入一个良性的抗病程序,如此可缓解下关上格的状态,使机体达到一个新的稳态平衡。其结果是患者的症状得以减轻或消除,生活质量得以提高,肾功能相关的指标明显改善。正如《伤寒质难》所说:"夫治病之要,必先观察体气。医者调护体力,使其适符自然疗能,则厥疾可瘳,亦执简驭繁之道也。"

中医学十分强调"治未病",正如《素问·阴阳应象大论》所说"故邪风之至,疾如风雨,故善治者治皮毛"。慢性肾衰患者因机体免疫力低下而极易感冒,致使肾衰竭病情加重或恶化,因此,运用中医药积极防治外感是十分重要的。聂教授平素治疗虚损期的患者,常常顾及预防感冒,例如患者有自汗恶风、易感冒,常在方中参入玉屏风散。又如常现咽痛者,常在方中加入银花、牛蒡子;若大便常干结者,方中酌加大黄。上述措施均可防患于未然,对减少感冒有所裨益。一旦患者感冒,医者也不应摒弃中药,而一味地选用抗生素。因为中医药治疗外感是有优势的,它的长处在于能针对个体与感邪之异辨治方法灵活,如辛温、辛凉、扶正解表等。再者对于长夏之湿与秋之燥,亦有化湿与润燥诸法。若辨证选药得当,常可效如桴鼓,以迅速控制加重因素。

5. 慎用活血化瘀

现代医学研究证实慢性肾衰患者肾脏多存在肾小球硬化和间质纤维化,以致肾萎缩的表现。有学者从中医"久病入络"入手,十分强调活血化瘀的治疗。聂教授认为慢性肾衰中、晚期患者肾脏已有形态学的改变,活血化瘀法是无济于事的,相反由于尿毒症毒素对造血系统的损害导致血小板功能障碍,加之毛细血管脆性增加,易致出血倾向,若此时再以活血化瘀为主治之,则会加重出血的情况。因而聂教授常慎用活血化瘀药,但若肾衰患者有面色晦黯、唇甲青紫、腰腹刺痛且部位固定不移,舌有瘀斑、脉涩等征象时,则在辨证选方的基础上加入丹参、当归尾、牛膝等较平和的活血药物,使瘀去而正不伤。

(四)分病辨证,益气滋肾

聂教授在临床实践中立足于中医药辨治不同肾脏疾病,并主张分期、分型治疗,取得了一定的疗效。IgA 肾病是聂教授治疗较多的,也是比较普遍的慢性肾脏疾病。兹以此为例介绍其经验。

IgA 肾病以血尿为主要表现,与中医学的尿血极为相似。尿血是一个病证名,出自《金匮要略·五脏风寒积聚病脉证并治》:热在下焦者,则尿血。《黄帝内经》中曾称为溲血、溺血。中医的尿血是指小便中混有血液,或伴有血块夹杂而下,多无疼痛感,这与 IgA 肾病所见的肉眼血尿是相吻合的。对中医尿血混血块者,可能包括有非肾小球源性血尿的疾病。关于 IgA 肾病所见镜下血尿的中医病证名的诊断,聂教授认为,镜下血尿和肉眼血尿只是出血量多少不同而已,没有质的区别。限于古代的历史条件,对镜下血尿不可能被诊察出来。本着对中医病症名应继承与发扬相结合进行研究的精神,IgA 肾病的镜下血尿和肉眼血尿均可归属于中医学尿血的范畴。

本病的好发年龄为青少年,其病因有主因与诱因之分。主因多系脾肾虚损,因先天不足、饮食失常、七情内伤等多种因素耗伤正气,以致机体免疫功能失调;诱因则责之外邪与过劳,以致血尿反复发作,呈迁延性病变。鉴于 IgA 肾病之血尿在病程中的特点,聂教授将 IgA 肾病的血尿分为急性发作期与慢性迁延期,而两期的中医病机特点是各不相同的。急性发作期的病机以邪实为主,有因肺胃风热毒邪壅盛,下迫肾与膀胱,以致血络受伤;亦有因心火炽盛,移热于小肠与膀胱,遂致尿血者;再者肠胃湿热和膀胱湿热均可迫血下行。慢性迁延期的病机以正虚为主,尤以脾肾气阴两虚最为多见,因脾不统血,血随气陷,加之肾虚封藏失职,血从小便而出;亦有因肝肾阴虚,虚热内蕴,血失所藏而致尿血者；偶可见到因脾肾气虚、阳虚，摄血无权的虚寒性尿血证。

聂教授首辨病期，分清是急性发作期，还是慢性迁延期，在此基础上再辨证，将辨病期与辨证有机地结合起来。这样不仅能准确地辨证，而且对指导治疗是十分有益的。将 IgA 肾病血尿的中医证型规律介绍如下。

急性发作期可见：①肺胃风热毒邪壅盛，迫血下行证，主症：发热微恶风寒，头痛咳嗽，咽喉肿痛，尿红赤或镜下血尿，舌边尖红，苔薄白或薄黄，脉浮数。②心火炽盛，迫血下行证，主症：心胸烦热，口舌生疮，尿红赤或镜下血尿，舌尖红，苔薄黄，脉数。③肠胃湿热，迫血下行证，主症：腹痛即泻，泻下秽臭，心烦口渴，或腹痛，里急后重，下痢赤白，尿红赤或镜下血尿，舌苔黄腻，脉滑数。④膀胱湿热，迫血下行证，主症：尿频、急、热、涩、痛，腰痛，大便干结，尿红赤或镜下血尿，舌红苔黄，脉数。

在以上 4 个证型中，以肺胃风热毒邪壅盛最为常见。急则治标，IgA 肾病血尿急性发作期的治疗目的在于迅速截断病程，祛邪以安正。对于多见的肺胃风热毒邪壅盛，迫血下行证，治宜疏散风热，解毒利咽，凉血止血。常选银翘散、银菊玄麦海桔汤（自拟方：银花、野菊花、玄参、麦冬、胖大海、桔梗）、五味消毒饮加生地、白茅根、小蓟等凉血止血之品，或与小蓟饮子合方化裁。若为心火炽盛，迫血下行证，可选加味导赤散引导心火下行以止尿血，方中以通草易木通，泻火不伤胃，利水不伤阴，看上去平淡无奇，然临床常显神功，肠胃湿热，迫血下行证，可选葛根芩连汤、芍药汤清热燥湿，并酌加凉血止血之品；膀胱湿热，迫血下行证，宜清利湿热，凉血止血，可选小蓟饮子。

慢性迁延期可见：①脾肾气阴两虚，血不归经证，主症：镜下血尿或伴见蛋白尿，疲乏无力，腰膝酸痛，怕冷或手足心热，自汗或盗汗，口不渴或咽干痛，舌淡红，边有齿痕或舌胖大，苔薄白或薄黄而干，脉细数而无力。②肝肾阴虚，血不归经证，主症：镜下血尿或伴见蛋白尿，五心烦热，咽干而痛，头目眩晕，耳鸣腰痛，大便偏干，舌红苔干，脉细数或弦细数。③脾肾气虚，血不归经证，主症：镜下血尿或伴见蛋白，神疲乏力，腰膝酸软，夜尿偏多，大便溏薄，口淡不渴，舌淡胖边有齿痕，苔薄白，脉沉弱。④脾肾阳虚，血不归经证，主症：镜下血尿或伴见蛋白尿，腰膝冷痛,手足不温,舌淡苔白,脉沉迟无力。

在以上4个证型中,以脾肾气阴两虚最为多见。慢性迁延期注重益气滋肾。由于 IgA 肾病病程迁延,因而慢性迁延期在整个病程中处于较长的时期,病机以正虚为主,证候有气阴两虚、肝肾阴虚、脾肾气虚,其中又以气阴两虚证最为多见。其原因在于,在 IgA 肾病的中医证候演变过程中,其他证型易于演变为气阴两虚证。如初为外感风热,若治不及时,则热邪入里耗气伤阴而成气阴两虚之证;或部分患者长期服用激素,始则伤及肝肾之阴,久则阴损及气,而终成气阴两虚之证。此外,部分患者因禀赋不足,始为脾肾气虚,然脾气虚则津血化生无源,又脾气虚,统摄无权,不能固摄精微物质,则临床可见血尿、蛋白尿;肾气虚,封藏失司,精血同源,亦可见血尿、蛋白尿;精微物质属阴血范畴,泄漏日久,终成气阴两虚之证。基于以上认识,加之慢性迁延期病程较长,因而也进一步佐证了 IgA 肾病以气阴两虚证为主的病因病机的基础。缓则治本,IgA 肾病慢性迁延期的治疗目的在于扶助正气以渐止尿血,应守方以图缓功。对于最常见的脾肾气阴两虚,血不归经证,治宜脾肾气阴双补以止尿血,常选自拟的益气滋肾汤(生黄芪、生地、旱莲草、小蓟等)或加味参芪地黄汤和生脉饮。太子参、生黄芪、生地为常用之药,其中太子参的使用频率最高。聂教授认为太子参味甘性平,补气而无助热之弊,生津即有养阴之功,是一味平和的益气养阴药,最符合 IgA 肾病气阴两虚证之病机。在此基础上加生黄芪、生地以增益气养阴之力。同时聂教授在辨证时还注意权衡气虚和阴虚的程度,又细分为气阴两虚偏于气虚、气阴两虚偏于阴虚、气阴两虚并重3种情况。若偏于气虚者常以党参易太子参,用炙黄芪并增量,气虚重者则加人参;若偏于阴虚者生地黄增量,太子参和生黄芪减量;若气阴两虚并重者加西洋参。聂教授在辨治气阴两虚证时,注重抓主症而选方,如参芪地黄汤证和益气滋肾汤证虽均针对气阴两虚而设,但临床应用有别,参芪地黄汤证偏重于虚,而益气滋肾汤证则虚中夹实,在气阴两虚的基础上可兼夹风热或湿热。故 IgA 肾病气阴两虚证患者若症见神疲乏力、腰膝酸软、舌淡、苔白,脉沉弱,则为参芪地黄汤的应用指征;气阴两虚证患者若见神疲乏力、咽干肿痛或咽部充血、舌红、苔薄黄或黄腻、脉细数,则为益气滋肾汤的应用指征。若在上述两证的基础上伴见心悸和(或)气短者,常加入麦冬、五味子,即生脉散之义;若在上述两证基础上伴见烦热、口渴、多汗中之一症者,常加生石膏、知母(白虎汤之义)以清气分之热。此外,针对气阴两虚证,聂教授虽强调扶正补虚,益气养阴,但同时考虑到人体气血贵在通调,并非一味蛮补,常补中有通,以冀补而不滞,在益气养阴方中常加入银花,银花可疏散上焦风热,解毒利咽,一方面可预防风热外感;再者 IgA 肾病日久必有郁热,方中选用银花、竹叶可清透郁热,给邪热以出路。此外,常在方中加丹参以凉血养血而活血。对于 IgA 肾病伴见肝气郁结证者,聂教授喜用柔肝养肝之法以疏肝,因为肝体阴而用阳,其疏泄之功能是建立在肝藏血的基础上的,故常用当归、白芍柔肝体以助肝用。同时从现代医学的角度来看,考虑养肝护肝对清除 IgA 免疫复合物亦有所裨益。

需要指出的是无论病期抑或证型,在整个病程中并不是一成不变的,它可随病机的变化而演变,应注意其动态变化的情况。若为肝肾阴虚,血不归经证,治宜滋养肝肾以止尿血,可选知柏地黄汤或黑逍遥散加味化裁;若为脾肾气虚,血不归经证,治宜健脾益气以止尿血,可选参苓白术散或补中益气汤加味化裁;若为脾肾阳虚,血不归经证,治宜温补脾肾以止尿血,可选保元汤或金匮肾气丸加味化裁。

在运用活血或止血药时,聂教授十分慎重。认为药物的归经是指药物的作用定位,明确提出归经学说的当是金元著名医学家张元素,他在《珍珠囊》、《医学启源·用药备旨》书中注明了每一味药的归经,认为药归其经则力专用宏,疗效显著。止血药的归经大体有两类,一类是作用范围广,可通治各个部位的出血;一类是专归某经,针对性较强。例如三七、蒲黄、仙鹤草就是通用的止血药;而白及主治咳血,地榆、槐角、伏龙肝主治便血等就属于专用的止血药。聂教授治疗 IgA 肾病血尿时,不仅选择止血药的寒热温凉之性,还注意将通用的止血药与专用的止尿血药物相结合。经常喜用的止尿血药物有小蓟、旱莲草、白茅根、炒栀子,并常配用通用止血药三七。临证时只要谨守病机,在辨证用药的基础上,注意选好止尿血的药物,定能达到良好的治疗效果。聂教授临床观察到 IgA 肾病的血尿因热因虚而致者多见,因瘀而致者少见,故认为应慎用活血化瘀药,否则可使尿血加重,以致 IgA 肾病患者的血尿迁延难愈。宗中医学止血不留瘀之训,聂教授于止血剂中加少量散血和血之品,如当归、丹参等,当归为养血和血之要药,丹参有散血凉血之功,所谓"一味丹参功同四物",决不能片面地理解为补血药,仅喻其活血化瘀之力较为和缓而已,丹参的用量一般为 3~6g。现代医学认为 IgA 肾病血尿的产生机制,可能与肾小球毛细血管基底膜的断裂有关,此与中医学的创伤性出血相近,因而聂教授选用了治创伤出血的要药三七,三七止血而兼有散瘀之功,通治各种出血证,用量为每次1~1.5g 冲入已煎好的药液中服用。中医学强调人身气血不仅需要充盛,更贵在通调,在止血的前提下,佐和血散血之品,寓意即在于此。近年来在治疗 IgA 肾病血尿的过程中,部分患者可见月经量减少,对此可嘱患者经期停用原止血剂,并酌情于经期服用调经的方剂。聂教授体会中医治疗的优势在于改善患者体质状态、控制诱发因素、减少肉眼血尿的反复发作、阻断病程的迁延发展,从而不仅可以减轻或消除血尿,更重要的是控制病情,有利于保护肾功能,改善患者的预后。

总之,益气滋肾法治疗 IgA 肾病有其坚实的理论及临床实践的基础,气阴两虚证在 IgA 肾病中医证型中所占比重最多,是 IgA 肾病慢性迁延期的病机中心,益气滋肾法治疗 IgA 肾病疗效确切,因而益气滋肾法治疗 IgA 肾病值得进一步深入研究与临床推广应用。

二、医案荟萃

1. 糖尿病肾病

患者,女,50岁。

病史:主因多饮、多尿 10 年,间断双下肢浮肿 2 年,加重伴周身浮肿 3 天于 2006 年 10 月 16 日入院。患者两年前无明显诱因出现双下肢浮肿,在当地医院考虑为微循环障碍,口服利尿剂后水肿减轻。2005 年 5 月患者出现眼底出血,自诉因血小板低而未行治疗。同年 5 月,出现周身浮肿、胸水、腹水,10 月在北京某大型三甲西医院住院,做肾穿提示:糖尿病肾病,血肌酐正常,对症治疗后效果不理想。11 月,转入另一家大型三甲西医院,予多次静点白蛋白、低分子右旋糖酐、利尿、超滤及抗凝、降压、降糖对症治疗,出院时水肿略有减轻,但24h尿蛋白定量仍为10.92g。为寻求中医治疗而收入我科,入院时见:乏力、纳差、腹胀,眠差,二便尚调。舌质淡,苔白,脉沉细。既往2型糖尿病10年,血糖控制不佳。高血压1年余,最高210/103mmHg,血压控制不理想,有双下肢动脉及双侧颈动脉硬化病史。查体:右下肺呼吸音消失,右第7肋叩诊浊音,腹水征(+),双下肢重度指凹性水肿。辅助检查:24 h尿蛋白定量:10.92g,生化:Scr 76μmol/L,ALB 20.3g/L。血常规:HGB 88g/L,HCT 26%。入院诊断:中医诊断:水肿。西医诊断:①糖尿病肾病,肾病综合征,肾性贫血,肾性高血压;②2型糖尿病,糖尿病性视网膜病变;③双下肢动脉及双侧颈动脉硬化;④子宫肌腺瘤;⑤缺铁性贫血。入院后予降糖、降压、补血对症治疗,入院初仅用白蛋白扩容利尿一次,但利尿效果欠佳。

[辨证]气阴两虚,脾虚湿盛,气滞水停。

[治法]益气养阴,清热利湿。

[处方]中药以参芪地黄汤加味。

生地12g 丹皮12g 泽泻12g 山萸肉10g 当归10g 山药15g 生黄芪15g 天麻15g 茯苓30g 冬瓜皮30g 丹参30g 太子参20g 芡实20g 菟丝子20g 银花20g 紫河车6g

5剂后患者水肿消退不明显,仍腹胀。辨证同前。

[治法]行气利水,兼以益气补血。

[处方]导水茯苓汤加减。

茯苓20g 大腹皮20g 麦冬12g 白术12g 苏梗12g 当归12g 槟榔15g 泽泻15g 桑白皮15g 猪苓15g 生黄芪15g 冬瓜皮30g 车前子30g 广木香10g 砂仁10g 灯心草2g

并配合鲤鱼汤每周1次。7剂后患者尿量大增,水肿明显消退,体重较入院时减轻6kg,乏力好转,但仍腹胀、纳差,前方加厚朴、苍术、陈皮各10g以增行气除满之功。7剂后患者体重再次减轻6kg,双下肢水肿消退,腹胀减轻,中药上方去行气利水之厚朴、苍术、大腹皮、槟榔,加太子参、白芍、丹参、芡实以养阴益气和血兼以涩精。7剂后患者腹胀明显减轻,纳食好转,眠可,二便调,上方去猪苓,加熟地12g以补血继服7剂,出院时患者无水肿,一般情况良好,复查胸水、腹水均消失,24h 尿蛋白定量降至2.39,血ALB升至22.4g/L。出院后水肿未再反复,表现以气阴两虚为主,聂教授将方易为参芪地黄汤合水陆二仙丹加味益气养阴兼以固肾涩精。两年间,患者一直在聂教授门诊服中药调理,病情稳定,肾功能正常,Scr维持在100μmol/L左右,尿蛋白维持在2g左右,水肿未复发。

［按］患者辨证为气阴两虚,水停气滞较为恰当。而且病程较长,水停气滞之证较明显。若治疗先以益气养阴为主,则不能获效,反易壅滞气机。须当先祛除郁结之水气,再缓缓补益,滋养正气,方可或良效。该案治疗过程正说明这一点,故前5剂药服后效果不佳,而驱邪之后再行补益终于控制病情,缓解症状。

2. 肾病综合征(一)

患者,女,28岁。1984年8月1日住肾病科。

病史：患者入院时,全身高度浮肿,以下肢为甚,尿少,尿量每天500～800ml,腹胀,乏力,纳差,舌淡,苔白腻,脉沉迟。检查尿蛋白定量5.25g/24h,血清白蛋白(ALB)20.7g/L,TC：8.75mmol/L,TG：3.59mmol/L,血红蛋白99g/L。诊断为肾病综合征,皮水,中医辨证属脾虚气滞,水湿内停。先以导水茯苓汤行气利水法治标,仍尿少,水肿不退。9月9日始用温肾益气法(济生肾气汤)配合黄芪鲤鱼汤：黄芪、赤小豆、薏苡仁、冬瓜皮各30g,芡实、茯苓各20g,生姜、砂仁各10g,与鲤鱼1条(约250g)同煎,不入盐,饮汤食鱼,每日1剂。服用鱼汤后尿量明显增加(1700～2000ml/d)。为观察鱼汤的疗效,9月12日停用中药汤剂,至9月19日尿量达到2300ml/d,水肿全消,但尿蛋白仍高,定量在7g/24h以上,最高时达到11.96g(9月28日)。后以补肾涩精法辅以活血通络,24h尿蛋白明显减少,10月6日蛋白尿降至7.48g/24h。10月30日3.29/24h,11.20日0.48g/24h,继用升清降浊汤及麦味地黄汤加味善后,12月25日降至0.24g/24h,至1985年1月8日复查,患者尿蛋白定量0.2g/24h,ALB：37.8g/L,TC：4.13mmol/L,TG：1.37mmol/L。临床治愈出院,整个治疗过程未用激素、免疫抑制剂、白蛋白等,采用纯中医治疗。长期随访,患者体质增强,未复发。

[按]患者久病气虚,气不化水,水湿内停则水肿,属本虚标实,急则治标,但此时本虚为主,故以导水茯苓汤行气利水难以取效。后以黄芪鲤鱼汤血肉有情之品利水健脾,黄芪补气升阳;赤小豆活血利水;冬瓜皮、薏苡仁、茯苓益气健脾,利水消肿;芡实补肾固精;生姜温阳利水,和胃降逆;砂仁和胃醒脾。配合中药先后健脾以温肾、益气养阴、补肾涩精、活血通络为法扶正祛邪,使正气得复,精微得固,最终临床痊愈。体现了重视扶正,以脾肾为本的治疗思路,调理脾胃法也一直贯穿其中。

3. 肾病综合征(二)

曹某,男,18岁,2008年7月19日初诊。

患者于2008年3月出现眼睑及双下肢水肿,当地医院诊断为肾病综合征,予激素60mg/d,晨起顿服,治疗后水肿和蛋白尿均无明显好转。为求中医治疗来门诊治疗,症见:眼睑及双下肢中度浮肿,神疲乏力,心慌,腰酸,心烦不寐,舌红苔稍干,脉细数。尿量每天1000ml。检查尿蛋白定量4.42g/24h,血清白蛋白(ALB)26.59/L,TC:9.6mmol/L,TG:4.27mmol/L。诊断为肾病综合征,皮水。

[辨证]脾肾气阴两虚证。

[治法]健脾滋肾利湿。

[处方]参芪地黄汤加味。

太子参15g 生黄芪15g 山药15g 生地12g 麦冬12g 天麻12g 山萸肉10g 丹皮10g 泽泻10g 五味子10g 茯苓20g 丹参20g 炒酸枣仁20g 冬瓜皮30g 车前子30g 鹿角胶10g(烊入)。

配合黄芪鲤鱼汤:黄芪、赤小豆、薏苡仁、冬瓜皮各30g,芡实、茯苓各20g,生姜、砂仁各10g,鲤鱼1条(约250g)同煎,不入盐,饮汤食鱼,每周2剂。

治疗中,激素规律撤减。8月13日复诊,患者双下肢轻微水肿,各种症状均明显减轻,尿量增至1600ml/d。实验室检查尿蛋白定量减至1.744g/24h,血清白蛋白(ALB)提升至32.99/L,TC:6.27mmol/L,TG:2.68mmol/L。

[按]患者使用激素后表现为脾肾气阴两虚之证,治以参芪地黄汤益气养阴利水,麦冬、五味子益气养心阴,取生脉散义;天麻,炒酸枣仁滋补肝肾、安眠。黄芪鲤鱼汤为血肉有情之品,提高血浆白蛋白而利水消肿。方中黄芪补气升阳以运脾消肿;赤小豆活血利水,冬瓜皮、薏苡仁、茯苓益气健脾,利水消肿;芡实补肾固精;生姜温阳利水,和胃降逆;砂仁和胃醒脾。如此正气渐复,疾病大为减轻。

4. 肾病综合征(三)

患者,男,24岁。

病史:1988年5月患肾病综合征,对激素依赖,曾两次在撤停激素过程中病情反复,1989年6月拒绝服用激素,为求中医治疗来我院。入院时患者已停激素,呈全身高度浮肿,尿蛋白(++++),24h尿蛋白定量5～8g,血浆白蛋白16g/L。中医辨证属脾肾气阴两虚,先以生芪地黄汤加减治疗4个月,病情缓解,再以左归丸加减治疗2个月,尿蛋白转阴,血浆白蛋白39g/L,获临床痊愈。两年后患者参军入伍,1996年转业,1997年6月因患淋病、附睾炎后致肾病反复,在当地查:ALB 27.7g/L,尿蛋白定量:3.87g/24h,自用左归丸加减治疗3月余无效。9月来京求治。症见:腰酸,身倦乏力,面色无华,手足不温,纳眠尚可,大便先干后溏,舌淡边尖红,苔薄白,脉细弱。

[辨证]腰痛脾肾两虚。

[治法]健脾益气,补肾固精。

[处方]补中益气汤加减。

党参30g　生黄芪30g　白术10g　陈皮10　当归10g　升麻6g　柴胡6g　炙甘草6g　金樱子30g　芡实30g　菟丝子30g　杜仲15　川断12g　生地12g　紫河车15g

治疗1个月后诸症缓解,附睾肿块明显减轻,仍症见腰酸,纳可,睡眠差,查:ALB 39.5g/L,24h尿蛋白定量:1.2g/24h。1997年12月12日,仍以补中益气汤加减,方药调整如下:

党参30g　生黄芪30g　白术10g　陈皮10g　当归10g　升麻6g　柴胡6g　炙甘草6g　生地12g　芡实20g　银花30g　连翘10g　荔枝核10g　土茯苓30g　桃仁10g　怀牛膝10g　红花10g

经治疗,患者病情稳定,查 ALB:43.8g/L,24h 尿蛋白定量:0.5g/24h。继续该方治疗3个月,尿检阴性。随访12年尿检一直为阴性,肾功能正常。

[按] 患者第一次治疗以左归丸加减见效,因其年少肾精不足。后患者因长期生活劳累、饮食不节,以致脾肾两虚,且以脾胃虚弱为主,故以补中益气、补肾固精而收功。虽同一患者,由于年龄、病因不同,其治疗方法亦异。

5. 肾病综合征(四)

患者,女,8岁。2005年11月25日初诊。

病史:患儿于9月出现全身水肿,在某医院诊治效果不佳,由其父背入门诊求治。诊见:全身重度水肿,尿少,尿量每天约680ml,伴胸腹水,乏力,难以站立,饮食不佳,平素易感冒,舌淡红、苔白腻,脉沉弱。检查尿蛋白定量8g/24h,血清总蛋白(ALB)21.9g/L,TG:3.59mmol/L,TC:10.75mmol/L。

[辨证] 脾胃气虚,水湿内停。

[治法] 健脾益气,行气利水。

[处方] 香砂六君子汤合五皮饮加减。

茯苓30g 冬瓜皮30g 太子参20g 金银花20g 芡实20g 桑白皮15g 大腹皮15g 川牛膝12g 鸡内金12g 黄芪10g 木香10g 砂仁10g 陈皮10g 紫苏梗10g 白术10g 竹茹10g 西洋参5g(另煎兑服) 姜半夏5g 20剂,每天1剂,水煎服。

配合黄芪鲤鱼汤:

赤小豆30g 薏苡仁30g 冬瓜皮30g 黄芪20g 芡实20g 茯苓20g 生姜10g 砂仁(后下)10g 鲤鱼1条(约500g),同煎,饮汤。8剂,每周服3剂。

二诊:患儿尿量增加,每天约1200ml,水肿消退,但仍感乏力,纳差,尿蛋白未见明显减少,因其家人着急,遂予泼尼松,每天45mg,顿服,并配合上方加减。1个月后复查尿蛋白定量4.8g/24h,其后多次复查尿蛋白定量均>4.5g/24h,考虑激素疗效欠佳,泼尼松服3个月后开始减量,中药仍以健脾利湿,佐以摄精。2007年1月22日复诊:

无明显不适,复查尿蛋白定量 0.29g/24h,ALB:41.3g/L,TC:4.33mmol/L,TG:1.75mmol/L。治疗过程中未出现痤疮、潮热等激素毒副反应,临床治愈。随访患儿已上学,体质增强,平素甚少感冒。

[按]《素问》曰:"诸注肿满,皆属于脾"。脾阳不足则气不化水,泛溢肌肤则水肿,故以香砂六君子汤益气健脾、补脾土以制水;加冬瓜皮、桑白皮、大腹皮等行气利水,使邪有出路;黄芪益气升阳,补肺脾之气,既启上源,又助脾运,补气助阳以利水;川牛膝活血利水;竹茹、鸡内金和胃消食。患者年幼体弱,不胜峻利攻逐,故合黄芪鲤鱼汤以血肉有情之品利水健脾;黄芪补气升阳,赤小豆活血利水;生姜温阳利水,和胃降逆;砂仁醒胃化浊。聂教授常用本方治疗难治性肾病综合征患者,发现有增强消除水肿、提高血浆白蛋白的作用,使机体水液代谢的自调能力复常,水肿不易复发。本例始终治以健脾和胃、培补脾肾,药味平和而收效甚佳,提示疗效的关键是辨证准确,用药灵活。

6. 特发性水肿(一)

患者,女,32岁。2007年4月23日初诊。

病史:主诉双下肢水肿反复发作1年余。患者2006年2月出现双下肢水肿,当时未予注意,其后水肿反复发作,时轻时重,经某医院多次检查血生化、血常规、尿常规、心电图等,均未发现异常,曾服用利尿剂无效,患者由是常感心情烦闷,故来就诊。刻症见:双下肢轻度可凹性水肿,自感胀紧不适,情绪变化时加重,胸胁满闷,急躁易怒,纳眠差,手心热,面色晦黯,伴痛经,月经量少,色黯,有血块,舌红边有瘀斑,苔薄黄,脉弦细数。西医诊断为特发性水肿,中医辨病为水肿。

[辨证]脾虚血瘀水停证。

[治法]健脾疏肝,活血利水。

[处方]当归芍药散加味。

当归尾12g 赤芍12g 白芍12g 川芎6g 白术12g 茯苓15g 泽泻15g 生地15g 柴胡10g 黄芩10g 薄荷(后下)10g 桃仁10g 红花10g 益母草15g 炒枣仁20g 7剂,水煎服。

2007年5月14日复诊:患者自述服药后,肿胀较前减轻,心情较前舒畅,眠亦转佳,遂又自服7剂。此次来诊,正值月经来潮,痛经未发作,经量较前增多,余症均明显改善。嘱再进10剂以资巩固。

[按]本病重于气滞血瘀,故用药在当归芍药散的基础上,加柴胡、黄芩、薄荷疏解肝经郁热,加桃仁、红花加强活血化瘀之力,益母草活血利水,一物两善其功,酸枣仁宁心安神,因患者兼有阴血不足之病机,更加生地,既含四物汤义滋阴养血,亦含黑逍遥散义滋阴疏肝。

7. 特发性水肿(二)

患者,女,40岁。初诊时间:2007年9月26日。

主诉眼睑及四肢水肿3个月。患者2007年6月初无明显诱因出现眼睑及四肢水肿,经各项理化检查未见异常,为求中医治疗就诊。刻症见:双眼睑水肿,四肢肿胀,劳累时加重,常感乏力,纳差,时感腰部胀痛,大便稀溏,舌质黯,苔白,脉沉涩。诊断为特发性水肿。

[辨证]脾虚血瘀。

[治法]健脾活血。

[处方]当归芍药散化裁。

当归尾10g　赤芍12g　白芍12g　川芎6g　炒白术15g　茯苓20g　泽泻15g　生黄芪20g　川牛膝15g　怀牛膝15g　川断12g　冬瓜皮30g　车前子(布包)30g　鸡内金10g　7剂,水煎服。

2007年10月10日复诊:服上药后主症均见减轻,上方7剂继服以善后。

[按]患者脾虚湿盛较明显,故在当归芍药散的基础上加生黄芪、鸡内金健运中焦脾胃,加冬瓜皮、车前子增强利水渗湿之功,川、怀牛膝、川断以补肝肾,强腰膝。加减化裁得当,用药变通灵活,使药与病机皆相符合,故取效甚佳。

8. 尿路感染(一)

患者,女,28岁。

病史:因尿频、尿急、尿痛1周,于1999年12月1日来门诊。患者诉,曾在当地医院以中药补药治疗,但药后症状加重,伴睡眠不安,大便秘结,两日1次,情绪烦躁不宁,舌尖红、苔薄黄,脉弦,尿镜检白细胞15～20/HP。

[辨证]膀胱湿热伴肝郁气滞。

〔治法〕清热通淋,益气补肾。

〔处方〕淡竹叶 12g　生地 15g　车前草 15g　黄芪 15g　生甘草梢 10g　柴胡 10g　通草 3g　川、怀牛膝各 20g　天麻 20g　炒枣仁 20g　制大黄 20g　石韦 20g　白芍 30g　7剂。

二诊时,患者诉服药两剂,排出混浊小便后,尿路症状明显减轻,睡眠和大便转入正常,继服上方 7 剂,临床症状消失,尿检查正常而痊愈。

〔按〕聂教授认为尿路感染与膀胱湿热、肺失通调、肾虚不足有关。方选《小儿药证直诀》导赤散加味,导赤散由生地、生甘草、木通、竹叶 4 味药组成。据报道木通有可能导致肾损害,故以通草易之。4 药相合,甘、淡、寒,清利膀胱、心经之热。聂教授认为治疗尿路感染,用药不可过于苦寒,苦寒则使湿热之邪伏而不畅,影响疗效,如八正散之属,聂教授则很少用。《黄帝内经》认为"魄门以为五脏使",即是说大肠功能正常与否,与五脏功能密切相关。故聂教授方中多用大黄,以恢复魄门的正常升降,从整体上调节脏腑的生理功能,从而达到病愈。

9. 尿路感染(二)

患者,女,58 岁。

病史:因尿频、尿急、尿痛,混浊不清,腰酸痛半月来诊。患者即往有多囊肾、多囊肝病史,查患者舌质黯红、苔黄厚,脉沉弦,尿镜检白细胞 5~10/HP。

〔辨证〕湿热蕴结膀胱,肾气亏虚。

〔治法〕清利湿热。

〔处方〕淡竹叶 12g　生地 15g　车前草 15g　杜仲 15g　怀牛膝 15g　通草 3g　生甘草梢 10g　黄芩 10g　广木香 10g　白芍 30g　7剂。

二诊时患者仅有极轻度尿路刺激症状,上方再加川断 15g,太子参 12g,麦冬、五味子各 10g,7剂后,症状消失,尿镜检为阴性。

〔按〕聂教授亦强调肺在通利小便中的作用,肺气通降则水液下行,致膀胱而出,黄芩、车前草均能归肺经而清肺热,从而加强这方面的作用。凡病者皆有正虚的一面,由于肾主水液,司前后二阴,故小便不畅,与肾虚不足有关,故以杜仲,川、怀牛膝治之。聂教授认为人体生理机能正常的关键在一个"通"字。若脏腑气血运行通畅,通而不滞,则人体不会生病。所以通过药物调整,从各方面使气血畅通,人体生理机能恢复,疾病就会好转或消失,正如《金匮要略》所云:"若五藏元真通畅,人即安合。"

10. IgA 肾病(一)

患者,男,36 岁。

病史:患者于 2003 年 7 月进食不洁后出现腹泻、恶心呕吐,伴发热恶寒。第二日后出现肉眼血尿,尿蛋白(+++)。8 月 5 日肾穿病理诊断:轻—中度系膜增生性 IgA 肾病。24h 尿蛋白定量 0.64g。有咽炎及扁桃体炎史,平素易腹泻。2003 年 10 月 8 日主要症状:身倦乏力,轻度腰酸,手足不温,时有咽痛,睡眠稍差,舌质淡红苔薄,脉沉细。血压 120/80mmHg。尿红细胞计数 30～40/HP,24h 尿蛋白定量 0.66g,血常规、肝功能正常,免疫球蛋白 IgA:326mg/dl,IgG:988mg/dl,IgM:47mg/dl。肾功能:Scr 123.7μmol/L。血脂:胆固醇:6mmol/L,甘油三酯 8.05mmol/L。

[辨证] 脾肾气虚。

[治法] 健脾补肾。

[方药] 参等白术丸加减。

党参15g　生黄芪15g　白术12g　茯苓20g　陈皮10g　炒扁豆10g　当归10g　莲子肉15g　防风10g　炒薏苡仁20g　小蓟20g　仙鹤草15g　芡实20g　金樱子15g　焦三仙各10g

西药配合非诺贝特胶囊 200mg/d 降脂治疗。2003 年 10 月 14 日就诊自觉症状同前,查尿红细胞计数 15～20/HP。24h 尿蛋白定量 0.13g。2003 年 12 月 4 日自觉症状无明显不适,查尿红细胞计数 0～3/HP。24h 尿蛋白定量 0.06g。肾功能均正常,Scr:83.2μmol/L;血压 120/80mmHg。胆固醇:8.01mmol/L,甘油三酯:5.19mmol/L。守前方去焦三仙,加焦山楂 30g。2004 年 1 月 13 日自觉症状无明显不适,查尿红细胞计数 0.2万/ml。24h 尿蛋白定量 0g,肝肾功能均正常,血压 120/80mmHg。胆固醇:5.9mmol/L,甘油三酯:2.62mmol/L。随访 5 年余,病情稳定,尿检阴性,肾功能正常。

[按]"谨守病机,各司其属",审因论治是获得临床疗效的关键。本病例根据患者有反复的腹泻,抓住素体脾胃虚弱的主要病机,据此采用健脾益气的治法,通过一段时间的调理,患者体质明显改善,腹泻未再反复,血尿和蛋白尿亦消失,肾功能恢复正常。

11. IgA肾病(二)

患者,男,20岁,学生。

病史:患者因反复发作肉眼血尿4年余,复发一日入院。4年来患者频繁外感,且每遇外感即诱发血尿,并因此休学已2年。近2年先后住院10余次,多方治疗效果不明显。1997年6月在某院行肾穿刺诊断为IgA肾病。此次发病复因外感后出现血尿,伴发热,恶寒,咽痛不适,时有咳嗽,舌红,苔薄白,脉浮数。尿镜检:红细胞10～15/HP,尿蛋白(+)。病程分期:急性发作期。

[辨证]肺胃风热,毒邪壅盛,迫血下行。

[治法]疏散风热,解毒利咽,凉血止血。

[处方]银翘散加减。

金银花30g 连翘10g 淡竹叶10g 牛蒡子10g 薄荷10g 芦根15g 荆芥10g 桔梗10g 生甘草6g 小蓟30g 三七粉2g(冲) 白茅根20g

水煎服日1剂。5剂后患者已无肉眼血尿,恶寒发热消失,无咽痛。但患者自述乏力,自汗出,活动后加重,伴口干纳差,畏寒肢冷。舌淡红,苔薄白,脉细弱。尿镜检:红细胞0～1/HP,尿蛋白(+)。此为邪实已去,正虚明显,应扶正固本。

[辨证]脾肾气阴两虚。

[治法]脾肾气阴双补为主,佐以止血、调血、摄精。

[处方]益气滋肾汤加味。

太子参15g 生黄芪20g 生地黄15g 小蓟30g 墨旱莲12g 金银花30g 当归10g 白药15g 三七粉1g(冲) 芡实20g 鸡内金10g 炒栀子6g 丹参10g 麦门冬10g 五味子10g 水煎服,每日1剂。

7剂后,患者乏力、自汗等症状明显减轻,复查尿常规示红细胞

(一),尿蛋白(一)。守上方续进 7 剂,上述症状基本消失。复查尿常规及镜检无异常,临床痊愈出院。出院后以益气滋肾为法,巩固治疗 1 个月余,随访 6 个月患者病情无反复。

[按] IgA 肾病常因外感邪气引发或加重。聂教授深谙此病病机,故总结出急性发作期与慢性缓解期的分期,以指导中医临床治疗。该案病程对此病的发病过程概括较为全面。前期就诊时发热、恶寒、咽痛、咳嗽、脉浮数为外感风热邪气,损伤肺络而血尿,当急则治标,银翘散疏风清热,酌加凉血止血较为恰当。后阶段就诊患者以虚寒证候为主,邪实不明显,故缓则治本,益气养阴,收敛肾精。

12. IgA 肾病(三)

患者,男,34 岁,已婚。

病史:因反复出现血尿 2 年,于 1998 年 9 月 18 日就诊。患者于 2 年前因受凉感冒后出现血尿,无尿频、尿急、尿痛、腰痛等,因无特殊不适,未引起重视,此后经常发作,遂多处求医,服用中药汤剂和成药,效果不理想。即在北京某医院检查腹部平片、双肾 B 超等,均未发现明显阳性体征。做肾活检示:IgA 肾病。就诊时症见:镜下血尿,腰膝酸软,易感冒,身软乏力,怕冷,无咽痛,大便少而干,舌红、苔薄,脉细数。尿常规:RBC(++),PRO(+)。体检:BP:14.7/9.3kPa,心肺无异征,双肾区无叩击痛。

[辨证] 气阴两虚,精血不固。

[治法] 益气养阴,止血。

[处方] 益气滋肾汤加减。

太子参 15g　生地 15g　杜仲 15g　车前子 15g　川怀牛膝各 15g　生黄芪 20g　芡实 20g　旱莲草 12g　灵芝 12g　当归尾 10g　白芍 10g　炒栀子 10g　黄芩 10g　小蓟 30g　银花 30g　丹参 6g　虫草粉(分冲)1g　三七粉(分冲)3g　15 剂,水煎服,每日 1 剂。

二诊时,服上药后尿色清,前述诸症减轻,查尿常规 RBC(+)、PRO(一)。效不更方,继服前方 60 余剂,诸症消失,复查尿常规正常。继以六味地黄丸及玉屏风散调理,未再复发。

[按] 该患者病情迁延日久,正气虚弱,而邪实之象不明显。正气

久亏,虚热内蕴,故取法益气养阴为主,辅以清热止血。此案与前一案的后期治疗相近。后以玉屏风散调理更有利于防范外感,减少复发。

13. IgA 肾病(四)

患者,女,28 岁,2006 年 8 月 14 日初诊。

病史:患者于 2006 年 3 月 5 日出现颜面及双下肢水肿,在某医院诊治,血压 150/100mmHg。实验室检查:尿蛋白(+++),尿红细胞 329.8/HP,尿蛋白定量 8.09g/24h;血浆白蛋白 28.6g/L,血总胆固醇(TC)8.6mmol/L,甘油三酯(TG)8.01mmol/L。肾穿刺病理报告示:局灶增生性 IgA 肾病。肾功能检查正常。诊断为肾病综合征。给予泼尼松,每天 60mg,口服;环磷酰胺,每次 200mg,隔天静脉注射。治疗期间多次发现血糖升高,故泼尼松服 6 周后即开始减量,复查尿蛋白定量最低为 3.76g/24h,其后多次查尿蛋白定量均未改善,于 8 月 14 日延聂教授诊治。诊见:患者满月脸,乏力,腰膝酸软,时感咽痛,潮热,双下肢不肿,舌红、苔薄黄,脉细。尿蛋白定量 3.82g/24h,尿红细胞 122.6/HP。给予泼尼松,每天 40mg,早晨顿服,并逐渐减撤激素,停用环磷酰胺。

[辨证] 脾肾气阴两虚。

[治法] 益气滋肾。

[处方] 黄芪 30g 小蓟 30g 金银花 30g 太子参 20g 芡实 20g 金樱子 20g 菟丝子 20g 仙鹤草 15g 炒白术 12g 生地黄 12g 旱莲草 12g 白芍 12g 草河车 12g 鹿角胶 12g(烊) 竹叶 12g 当归 10g 牛蒡子 10g 沙苑子 10g 三七粉 3g(冲) 炒栀子 6g 丹参 6g 紫河车 6g 每天 1 剂,水煎服。

10 月 11 日复诊:服药月余,患者偶感双目干涩,余无不适,舌红、苔黄,脉细。复查尿红细胞 38.5/HP,尿蛋白定量 2.68g/24h。上方加密蒙花、菊花各 12g,继续治疗。2007 年 1 月 8 日复诊:无明显不适,复查尿蛋白定量 1.05g/24h,尿红细胞 25.5/HP。继续以此方加减治疗,缓图收功。

[按] 聂教授在临床上将 IgA 肾病分急性发作期和慢性迁延期辨治。临床观察发现,脾肾气阴两虚为 IgA 肾病慢性迁延期主要证型,

急性发作期则以肺胃风热、毒邪炽盛多见,故以益气滋肾汤治疗 IgA 肾病气阴两虚证。本例久服激素后耗气伤阴,初诊即呈现气阴两虚证,故选用太子参、黄芪、白术补气健脾;生地黄、白芍、当归补肾滋阴柔肝;金银花、牛蒡子疏风清热利咽;小蓟、仙鹤草、三七凉血止血;佐以丹参止血而不留瘀;芡实、金樱子、菟丝子、沙苑子补脾固肾涩精;并加鹿角胶、紫河车血肉有情之品大补精血。全方脾肾气阴双补,以复脾之统摄、肾之封藏。治疗后患者症状改善,尿蛋白、血尿明显改善,取得较好疗效。

14. 紫癜性肾炎(一)

患者,男,15 岁。1999 年 12 月到聂教授门诊求治。

初诊时患者诉 5 年前感冒约 1 个月后出现双腿及双踝部出血点,未予重视,此后皮肤紫癜发作 2 次,查尿有潜血及微量蛋白,未做其他化验检查,曾用过中药汤药等治疗。此次 2 周前无明显诱因出现双下肢及臀部散在紫癜,症见患者疲乏无力,双下肢沉重,口咽干燥,大便干结,盗汗,舌红,苔薄黄,脉沉细。患者否认药物、食物过敏史。查体患者体瘦,面色萎黄,咽部轻度充血,扁桃体未见肿大,毛细血管脆性实验阳性。化验检查:尿沉渣镜检红细胞 15～20/HP,24h 尿蛋白定量 1.6g,肾功能正常,其他化验检查未见异常。此患者过敏性紫癜与肾损害明确,因此诊断为过敏性紫癜肾炎。中医属迁延期。

[辨证] 气阴两虚,夹有热毒证。

[治法] 扶正为主兼以祛邪。

[处方] 紫癜肾 1 号方。

太子参 15g　生黄芪 10g　生地 10g　白芍 10g　芡实 10g　旱莲草 10g　银柴胡 10g　乌梅 10g　地龙 10g　五味子 10g　银花 15g　丹参 6g　小蓟 15g　三七粉 1.5g　制大黄 5g　芦根 15g

共服 1 个月。二诊时,患者紫癜已退,乏力、口咽干燥、盗汗减轻,大便通畅,患者的热毒症状有所减轻,上方减芦根,余药未变,再进 30 剂。三诊时,患者除感轻度乏力外,余症消失,化验 24h 尿蛋白定量 0.15g,尿沉渣镜检红细胞正常。经随访,未有紫癜出现,尿化验检查在正常范围内。

[按]紫癜性肾炎病程迁延缠绵,日久则进入迁延期,此期病位主要在脾肾。此时的中医病机多为脾肾虚损,兼夹热毒。脾虚则统血无权,肾虚则藏精失职,精血同源,两脏封藏失司,精微物质下泄,以致血尿和蛋白尿;脾肾气阴两虚,虚热内生,伤及血络而尿血。加之热毒久羁,易耗气伤阴,脾肾气阴两虚则易复感外邪,两者互为因果,恶性循环,使本病缠绵不愈。对迁延期的患者,聂教授认为单用清热解毒止血药是不够的,应立足于治本,即扶助正气,这正是中医"见血休止血"之意。治疗宜益气养阴滋肾,以脾肾气阴双补为主,常选自拟的紫癜肾Ⅰ号方加减治疗。聂教授在治疗中始终贯彻两个原则:一是在权衡气虚和阴虚程度的基础上又细分为气阴两虚偏于气虚、气阴两虚偏于阴虚、气阴两虚并重3种情况,掌握好益气药与滋肾药的恰当比例。二是把握好每位患者的扶正与祛邪比重,做到恰如其分,祛邪时注重清肺通便、解毒利咽及凉血化斑3个环节。

15. 膜性肾病(一)

患者,女,44岁。

患者1995年无明显诱因出现腰背酸痛,双下肢轻度浮肿,1996年被诊断为"慢性肾炎",经激素治疗后尿检转阴。1997年患者因停药出现双下肢浮肿,1999年浮肿加重,并有大量蛋白尿。1999年12月9日患者初诊,症见:双下肢轻度浮肿,轻度腰痛,大便不成形,偶有咳嗽,舌黯红,苔薄黄,脉沉滑。查:ALB 24.7g/L,24h尿蛋白定量5.25g。西医诊断为膜性肾病Ⅱ期,肾病综合征。中医辨证为脾肾气虚夹湿夹瘀,治以平补脾胃,兼以利湿化瘀,方用参苓白术散加减。药用:太子参20g,茯苓30g,白术12g,扁豆10g,陈皮10g,山药15g,莲子肉10g,砂仁10g,薏苡仁30g,桔梗10g,川牛膝15g,怀牛膝15g,车前子30g,冬瓜皮30g,丹参30g,芡实20g,焦山楂15g。经治疗后,患者症状减轻,双下肢仍微肿,稍有乏力腰酸,大便偏干,查24h尿蛋白定量:2.7g。

[辨证]脾肾气阴两虚兼血瘀。

[治法]健脾益肾,兼以活血利湿。

[处方]参芪地黄汤加减。

太子参12g　生黄芪15g　生地黄12g　山药15g　山萸肉10g

牡丹皮 12g　川牛膝 15g　茯苓 20g　怀牛膝 15g　车前子 30g　金银花 30g　丹参 30g　赤芍 12g　白芍 12g　当归 15g　制大黄 10g

2000 年 3 月查 24h 尿蛋白定量：0.17g。随访 9 年余，病情无反复。

［按］对于膜性肾病的中医治疗，聂教授主张先消水肿，后治蛋白尿，先调理脾胃，后补肾涩精。该患者初诊时大便不成形，故以健脾益气为法，以参苓白术散加减治疗，待脾气健运后，再以参芪地黄汤加减健脾益肾，脾肾同调而获效。

16. 膜性肾病（二）

患者，男，74 岁。

患者 2008 年 9 月无明显诱因双下肢浮肿，被当地医院诊为肾病综合征，转院至北大人民医院行肾穿刺活检术，病理诊断为膜性肾病Ⅱ期，开始口服醋酸泼尼松 15mg/d，环孢素 A 4 片/日。2010 年 3 月患者自行停用激素及环孢素 A，水肿加重，遂于当地医院住院治疗，水肿症状未见缓解，并于 20 天前出现腹胀伴胸闷憋气，为求中医治疗入住我科。患者有冠心病和高血压病史 10 余年，血压最高升至 200mmHg（1mmHg＝0.133kPa），现服用硝苯地平控释片 30mg/d。慢性支气管炎病史 30 余年。2010 年 4 月 30 日初诊，患者症见：腹胀，胸闷憋气，气短，呼吸急促，双下肢肿胀，纳差，恶心，眠可，小便量少，每日约 600～800ml，大便不爽，舌淡红，苔薄黄腻少津，脉滑数。查体：BP：120/75mmHg，双肺呼吸音粗，右肺可闻及少量湿啰音，双下肺呼吸音消失，叩诊呈浊音。叩诊心界向左扩大，心率 101 次/分。腹膨隆，全腹膨胀，左下腹有压痛及反跳痛，腹水征（＋）。查肾功能：ALB 24.3g/L，K^+ 3.08mmol/L，BUN 17.0mmol/L，Scr 136.58μmol/L，TG 3.30mmol/L，TCH 5.59mmol/L。血常规：RBC $3.24×10^{12}$/L，HGB 94g/L，WBC $16.70×10^9$/L，N 85.2％，L 8.4％。24h 尿蛋白定量 5.9g，体重 81kg。西医诊断为膜性肾病Ⅱ期、肾病综合征、肺部感染。

［辨证］风热毒邪袭肺，肺气不宣，水道通调不利，湿热壅滞三焦，水湿内停。

［治法］清热利湿，行气利水。

[处方]杏仁滑石汤合五皮饮加减。

杏仁10g 滑石30g 陈皮10g 黄连6g 法半夏10g 黄芩12g 茯苓30g 广木香10g 槟榔10g 厚朴10g 大腹皮15g 怀牛膝10g 车前子30g 桑白皮15g 制大黄6g。

配合黄芪鲤鱼汤食疗,隔日1次,吃鱼喝汤。西医给予头孢曲松抗感染,低分子肝素抗凝治疗。

2010年5月6日二诊:患者胸闷、憋气、咳喘等症状减轻,每日尿量约1200~1500ml,体重下降2kg,但纳食差,脘腹胀明显,大便溏,全身浮肿,舌质淡红苔薄黄,脉沉细数。

[辨证]脾虚水停兼有湿热。

[治法]益气健脾,祛湿降浊。

[处方]香砂六君子汤加减。

广木香10g 砂仁10g 陈皮10g 法半夏10g 太子参15g 白术10g 茯苓30g 大腹皮15g 怀牛膝10g 车前子30g 竹茹10g 黄连6g

经上方治疗1周后,患者尿量明显增加,胸腹水明显减少,体重75kg。继服前方20余剂,患者体质量下降至65kg,浮肿消失,自觉无明显不适,能下地活动,复查肾功能:TP 49.6g/L,ALB 30.4g/L,K$^+$ 4.56mmol/L,BUN 7.1mmol/L,Scr 86.5μmol/L。血常规:RBC 3.86×10^{12}/L,HGB 105g/L,WBC 7.60×10^9/L。24h尿蛋白定量3.14g。随访2月余,病情进一步好转,TP:53.2g/L,ALB:35.7g/L,Scr:80.6μmol/L,24h尿蛋白定量3.8g。

[按]对于老年人特发性膜性肾病,聂教授一般不主张使用激素及免疫抑制剂进行治疗。老年膜性肾病患者体质较弱,肾气不足,长期服用激素及免疫抑制剂治疗,往往会使正气受损,易感外邪。该患者初诊病位重心在肺胃,治疗先以宣肺利水与健脾和胃利水同用,待患者咳喘缓解后,继以健脾和胃、行气利水为主,配合黄芪鲤鱼汤,使病情得到控制。

17. 膜型肾病(三)

患者,男,57岁,2005年2月7日初诊。

病史：患者8个月前体检时发现尿蛋白(＋＋)，在某医院检查尿蛋白定量为2.05g/24h。检查乙型肝炎五项指标：HBeAb(＋)，HBeAb(＋)。肾功能正常，并行肾穿刺组织活检，确诊为膜型病毒性乙型肝炎相关性肾炎。曾服中药汤剂治疗，疗效不明显，遂来门诊求治。诊见：腰膝酸软，乏力，气短，易疲劳，纳差，寐可，二便调，双下肢不肿，舌黯红、苔黄白微腻，脉沉弱。检查尿蛋白定量3.99g/24h。

[辨证] 肝、脾、肾气阴两虚，瘀血阻络。

[治法] 补益气阴，佐以化瘀解毒。

[处方] 参芪归芍地黄汤加减。

太子参20g　黄芪20g　芡实20g　丹参20g　白芍15g　山药15g　茯苓15g　泽泻15g　生地黄12g　鸡血藤12g　半枝莲12g　金银花12g　山茱萸10g　牡丹皮10g　当归10g　紫河车10g　佛手各10g　陈皮6g　每天1剂，水煎服。

二诊：仍乏力，腰痛，夜尿多，检查尿蛋白定量为2.08g/24h。守上方黄芪用30g，加桑螵蛸10g，杜仲20g。以后用此方加减：寐差加天麻、炒酸枣仁；咽痛加牛蒡子、麦冬等。至2006年6月复诊：患者已无明显不适，检查尿蛋白定量0.11g/24h。

[按] 本例病毒性乙型肝炎相关性肾炎据脉症当属中医学虚劳范畴，病机为肝、脾、肾功能失调。肝肾同处下焦，乙癸同源，肝藏血，肾藏精，若肝肾精血不足，可致邪毒着肝侵肾，久则耗气伤阴，症见腰膝酸软，乏力，气短；肝体阴而用阳，主疏泄，肝血不足，疏泄失司，肝木克脾土，久之气血生化乏源，脾不升清，统摄功能失职则精微下泄。如《金匮要略》所曰："见肝之病，知肝传脾，当先实脾"。故以参芪地黄汤补益气阴，加当归、白芍养血柔肝以补肝体；丹参、鸡血藤补血活血；太子参、黄芪、山药、芡实健脾益气，升清固涩；半枝莲、金银花清解肝经热毒。聂教授认为，寒凉药久用可伤脾败胃，故药味宜少用，佐以陈皮、佛手健脾和可。药症相合，故取佳效。

18. 慢性肾功能不全（一）

患者，男，38岁。

病史：2006年9月因乏力、纳食不馨，查体时发现肾功能异常，血

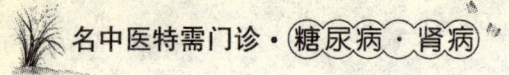

肌酐 322μmol/L,尿蛋白(＋＋＋),2007 年 10 月来聂主任门诊求治。症见腰酸,乏力,纳差,脘部痞满,大便偏干,舌淡红,苔薄黄腻,脉沉细弦,查血肌酐 346μmol/L,血色素 98g/L,血压 140/100mmHg。中医诊断:关格。患者有腰酸乏力,说明有脾肾虚损,但主要病机属湿热中阻,气机不展,以致乏力。

[辨证] 脾肾虚损,湿热中阻,气机不展。

[治法] 清热利湿,舒展气机。

[处方] 黄连温胆汤加减。

黄连 6g　法半夏 6g　茯苓 20g　枳壳 10g　竹茹 10g　制大黄 20g　当归 10g　金银花 20g　鸡内金 12g　生黄芪 15g　丹参 30g　黄芩 10g　冬葵子 15g　紫河车 3g　紫苏梗 10g　佩兰 10g　川怀牛膝各 10g

服尼群地平控制血压。该方加减治疗 3 个月,患者自觉症状改善,血压平稳,血肌酐 256μmol/L,血色素 102g/L(未用促红细胞生成素),以后患者以该方加减治疗,至 2009 年 3 月患者血肌酐 279μmol/L,血色素 106g/L,尿蛋白(＋＋),血压 130/80mmHg。

[按] 聂莉芳教授将关格病分为关格期和虚损期,该患者虽属虚损期,有乏力腰酸等气阴两虚症状,脾胃为气血生化之源,患者纳差,脘部痞满,大便偏干,苔薄黄腻,其关键病机在于湿浊之邪壅滞中焦,影响水谷的气化,治疗重点在于清化湿热、和胃降浊,使浊气得降,清气得升,病情得以稳定好转。

19. 慢性肾功能不全(二)

患者,女,48 岁。

病史:因恶心、乏力 3 个月余,胸闷 1 周于 2004 年 6 月 28 日就诊。患者于就诊前 3 个月无明显诱因出现恶心欲吐,疲乏无力,就诊前 1 周又出现胸闷憋气,于夜间发作,移时可缓解,夜尿频繁而量少,头晕,纳差,大便偏干。到当地医院查血常规:HGB 89g/L。肾功 Scr:730μmol/L,BUN:23mmol/L。B超检查:双肾体积缩小。诊时查体:T:36.3℃,P:64 次/分,R:18 次/分,BP:120/84mmHg,慢性贫血貌,心肺正常,腹部及四肢无水肿,肾区无叩击痛,舌质淡红,苔薄黄腻,脉细滑无力。化验：Cr 627.7mmol/L，BUN 69.2mg/dl，UA 391umol/L。血常规：Hb 84g/L，P^{3+} 2.5mmol/L，Ca^{2+} 2.5mmol/L，TP 77.5g/L，ALB 44.2g/L。B超检查：左肾大小：7.2cm×3.5cm×3.3cm，右肾大小：6.7cm×3.7cm×3.0cm，结构模糊。追问病史，患者既往因口干、口苦长期间断服用龙胆泻肝丸达9年。中医诊断：关格（关格期）。西医诊断：慢性肾功能衰竭。

[辨证] 湿热中阻兼气阴虚损。

[治法] 急则治标，兼顾正气，祛湿降浊，益气养阴。

[处方] 黄连温胆汤加味。

黄连6g 姜半夏12g 竹茹12g 陈皮12g 云苓15g 鸡内金15g 砂仁10g 枳壳10g 太子参15g 麦冬12g 五味子6g 生薏苡仁15g 石菖蒲15g 川怀牛膝各12g 川断15g 制大黄6g

每日1剂，煎服两次。西药配用利血宝、叶酸、福乃得、龙百利、健骨钙等以生血补钙。以上方加减治疗近两个月，症状明显缓解，恶心欲吐、胸闷憋气诸症消失，纳增，复查肾功能：Scr 505μmol/L，BUN 42.6mmol/L，P^{3+} 1.62mmol/L，Ca^{2+} 2.15mmol/L，血HGB：127g/L。复查B超：左肾大小：7.1cm×4.1cm×3.3cm，右肾大小：7.0cm×3.8cm×3.0cm。继以参芪地黄汤加味调治。

[按] 分期辨治本病意义深远。《素问·标本病传论》说："知标本者，万举万当，不知标本，是谓妄行。"就慢性肾功能衰竭而言，正虚是本，邪实是标。缓则治本，扶助正气；急则治标，祛邪为首务。患者胸闷憋气，纳差，恶心，尿频量少为湿热中阻，上焦气滞，下焦闭塞之象。同时兼有气阴不足。故以黄连温胆汤去邪实为主，生脉饮兼顾正气为辅，切中病机。

20. 慢性肾功能不全（三）

患者，男，60岁。2006年8月9日初诊。

病史：患者15年前患高血压病，血压高达200/100mmHg，虽服药血压控制不理想。2005年12月在某医院检查血肌酐489μmol/L，谷丙转氨酶80U/L。经治疗效不佳前来诊治。诊见：乏力，食欲不振，时有恶心，反酸，口有异味，腹泻，每天4～6次，寐安，小便调，舌淡、苔白腻,脉弦。检查肾功能:Cr 636.2umol/L,血红蛋白 110g/L,肾脏 B 超检查示:双肾萎缩,左肾 8.6cm×5.1cm×4.2cm,右肾 8.8cm×5.2cm×4.0cm。

[辨证] 脾不化湿,湿阻中焦。

[治法] 益气健脾化湿。

[处方] 参冬白术散加味。

太子参30g 丹参30g 薏苡仁30g 茯苓20g 白术12g 扁豆12g 紫苏梗12g 莲子12g 菊花12g 陈皮10g 山药10g 砂仁10g 半夏6g 黄连3g 每天1剂,水煎服。

9月12日复诊:乏力减轻,已无恶心、反酸,大便基本正常,每天1~2次,纳食仍不馨,舌淡、苔白腻,脉弦。复查 Cr:379.8μmol/L。

[辨证] 脾胃气虚。

[处方] 香砂六君子汤加味。

太子参20g 茯苓20g 芡实20g 白术15g 鸡内金12g 菊花12g 竹茹12g 丹参12g 金银花12g 当归10g 木香10g 砂仁10g 陈皮10g 半夏6g

11月23日复诊:患者微感乏力,余无不适。复查 Cr:235.6μmol/L。续以上方加减,病情稳定。

[按] 慢性肾功能衰揭据临床表现可归属中医学关格病范畴。聂教授治疗本病据其标本、虚实、缓急、轻重之不同,分为虚损期和关格期。虚损期表现以一派虚损症状为主,关格期有典型的下关上格的特征。关格期治疗注重调理脾可,聂教授将此期归纳为 2 个证型,即脾胃气虚兼夹寒湿者,治以温胃降浊法;湿热中阻者,治以清胃降浊法。本例即属关格期,由脾虚夹寒湿所致。脾胃虚弱,运化失职,则气血生化不足,肢体失于濡养,故四肢乏力;脾失健运,湿自内生,脾不升清,湿邪下注则泄泻;气机不畅,胃失和降则纳差、恶心、反酸。患者先见脾虚泄泻为主症,故治以参苓白术散加减,调脾止泻。方中用药甘淡平和,补而不滞,利而不峻,补中焦之虚,助脾气之运,渗停聚之湿,行气机之滞;恢复脾胃受纳与健运,则诸症自除。后期患者大便正常,以胃气不行为主,表现为纳差,故去渗湿止泻之品,以香砂六君子汤健脾调胃以善

其后。

21. 慢性肾功能不全(五)

患者,女,37岁。2009年6月17日首诊。

病史:患者1987年感冒后出现咽痛、肉眼血尿,未予系统诊治。1994年,在上海某三甲西医院肾穿示:IgA肾病(肾小球球性硬化及局灶节段硬化),经用泼尼松规律治疗血尿、蛋白尿消失后,患者未再复查。直至2007年,发现血肌酐为156.6μmol/L。经多种中西药治疗,效果不明显。患者为求系统治疗而求诊于聂教授。来时症见:略乏力,腰膝酸软,纳眠可,二便调,无浮肿,舌黯苔薄黄,脉细略数。诊为慢性肾衰虚损期。

[辨证]肾气阴两虚。

[治法]益气养阴,祛湿清热。

[处方]参芪地黄汤化裁。

太子参15g 生芪15g 生地15g 山药15g 山萸肉10g 丹皮12g 茯苓20g 泽泻12g 金银花30g 冬葵子15g 川断20g 紫河车5g 菟丝子20g 杜仲20g 水煎服,每日1剂。

经前方略事加减治疗2个半月,至2009年9月9日患者五诊时,无特殊不适,查Scr 103μmol/L,尿检:尿(+),尿RBC(-)。病情明显好转,目前继续门诊治疗。

[按]患者表现以一派虚损症状为主,病机特点以正气虚衰为主,因此聂教授强调慢性肾衰虚损期的治疗一定要抓住缓则治本,扶助正气这一原则。因正气虚衰有气、血、阴、阳虚损之异,所以要辨清气、血、阴、阳何者虚损,而采用相应的益气、补血、养阴、温阳之法,使气血阴阳归于平衡。常用太子参以求益气与养阴兼顾且无刚燥伤阴之弊;地黄多用生地而不用熟地,因生地性寒,补而兼清。

参 考 文 献

1. 孙红颖. 聂莉芳辨治糖尿病肾病经验[C]. 第21次中华中医药学会肾病分学术会议论文汇编. 102～104

2. 徐建龙,孙红颖. 聂莉芳教授运用当归芍药散治疗特发性水肿的经验[J]. 辽宁中医药大学学报.2009,11:88～89
3. 于大君. 聂莉芳教授运用导赤散治疗尿路感染的经验[J]. 陕西中医,2001,22(4):227
4. 余仁欢. 聂莉芳教授运用调理脾胃法治疗慢性肾脏病的经验[J]. 中华中医药杂志(原中国医药学报)2010,5(8):1241～1243
5. 张晓林,雷国栋. 聂莉芳教授治疗IgA肾病的经验[J]. 河北中医,2003,25(5):338～339
6. 王安新. 聂莉芳教授治疗IgA肾病的经验[J]. 四川中医,2001,19(4):4～5
7. 于大君,金俊佑. 聂莉芳教授治疗过敏性紫癜肾炎的经验[J]. 中国中西医结合肾病杂志,2003,4(4):190～191
8. 韩东彦,倪丽. 聂莉芳教授治疗过敏性紫癜肾炎经验简介[J]. 光明中医.1999,6:23～24
9. 欧阳晃平. 聂莉芳教授治疗慢性肾功能衰竭经验[M]. 中医药发展与人类健康:896～897
10. 余仁欢. 聂莉芳教授治疗膜性肾病的经验[J]. 西部中医药.2011,24(9):25～26
11. 徐建龙,孙红颖,韩冬彦,等. 聂莉芳教授治疗肾疾病验案4则[J]. 新中医.2008,40(3):106～107

(裴军斌)

特邀临诊 肖相如

　　肖相如教授，男，北京中医药大学肾病会诊中心博士、副研究员、研究生导师。曾被授予"白求恩式的好医生"称号。出生于中医家庭，自幼跟随父亲名医肖立渭（全国名老中医，湖北省仙桃市中医院名誉院长）学医，受到中医的熏陶。在湖北中医学院学习期间，曾师事著名中医学家、伤寒学界泰斗李培生教授和梅国强教授。还得到诸如李金庸教授、杨百茀教授、陈伯庄教授、朱曾柏教授、田玉美教授等名家的教诲。后考入中国中医研究院跟随著名肾病学家、我国肾病学科创始人时振声攻读肾病学博士学位，成为时振声教授的第一位博士研究生；又在学术上得到当代最著名的医家如方药中教授、董建华教授、高辉远教授、路志正教授等的指导。

　　肖教授继承了导师时振声的经验，强调病证结合，着眼于致病后整体反应的证。注重运用现代医学技术手段诊断治疗疾病。在对各种肾脏疾病的诊断、治疗上总结出许多经验，特别是将中医整体观念、脏腑相关学说、治未病理论和西医代偿理论相结合，建立了治疗慢性肾衰的"整体功能代偿疗法"。突破了以前被动地辨证分型治疗的思维定势，根据慢性肾衰竭的发展变化规律以及与全身各脏腑的关系，以更加积极的态度调治相关的脏腑，增强各脏腑自身的功能和对肾功能的代偿。同时在治疗时总结前人经验，参照本学科同行治疗方案总结出详尽的治疗思路和用药心得。

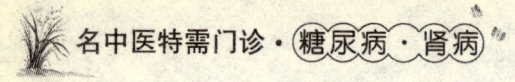

一、医论医话

(一)深入辨证,重视病邪

经过学界多年的研究、探讨,在肾脏疾病的中医病理方面,总结出了湿热、瘀血、风邪等最常见的病理特征。它们既可以是在肾脏病发病机制作用下的病理产物,也可以进一步引发肾脏损伤,是慢性肾病缠绵难愈或持续进展的重要原因。肖教授在总结前人经验的基础上,联系临床经验,又对这些病理因素的发生、发现、辨证论治补充了自己的见解。

先谈风邪,大多可表现出外感之证,如急性肾炎大多有发热恶寒、脉浮、水肿等以头面为先、风邪袭表的临床表现。慢性肾病常因感受风邪而复发或加重,慢性肾炎、肾病综合征经治缓解常因感受风邪而复发;慢性肾炎、肾病综合征、慢性肾衰竭等常因感受风邪而加重。大量蛋白尿的患者尿中常有大量的泡沫,辨证属风,为风激水遏而成。通过这些表现可以辨别风邪的存在。

风邪造成诸多表现的机理肖教授也逐一总结。例如水肿的形成机理很复杂,但风邪袭表,肺气郁闭,不得宣降,脾气上归于肺的津液既不能宣发于肌表而为汗,又下能下输膀胱而为尿,水泛肌肤则成水肿的机理众所周知。《素问·水热穴论》中有"肾者,至阴也,至阴者,盛水也,肺者太阴也,少阴者,冬脉也。故其本在肾,其末在肺,皆积水也……勇而劳甚则肾汗出,肾汗出逢于风,内不得入于脏腑,外不得越于皮肤,客于玄府,行于皮里,传为胕肿,本之于肾,名曰风水。"《金匮要略·水气病脉证并治》有"风水其脉自浮,外证骨节疼痛,恶风";"寸口脉弦而紧,弦则卫气不行,即恶寒,水不沾流,走于肠间。少阴脉紧而沉,紧则为痛,沉则为水,小便即难。"从《黄帝内经》和《金匮要略》的论述可以看出,风水不仅与外感受风邪有关,而且与肾虚有关,这与肾病水肿的临床事实相符,具有指导意义。

而蛋白尿是诊断肾病的最基本的实验指标,肖教授认为其形成机理关键在于脾肾,脾不统摄,清气下陷,肾不藏精,精气下泄是形成蛋白尿的基本病机。而影响脾肾的因素很多,风邪就是其一。风邪侵袭人体,多首先客于肌表。若脏腑虚损,则风邪亦可直接侵犯脏腑。《素问·金匮真言论》中有"天有八风,经有五风……八风发邪,以为经风,触五脏,邪气发病。"即阐明了风邪在特定的条件下可经过经脉客于内脏。《素问·金匮真言论》中还说"北风生于冬,病在肾。"提出了风邪伤肾的外部条件,地域为北方,时令为冬季。中医的理论认为,风邪的性质除了"善行数变"外,还有"开泄"。若其侵袭肌表,则致腠理疏松,津液外泄而汗出,若客于肾,则可致肾不藏精,精气下泄而形成蛋白尿。虽然在《内经》时代和张仲景时代不能进行尿液化验而对蛋白尿进行描述,但肾病水肿时有蛋白尿的存在却是肯定的,因而风邪侵袭肾脏而形成蛋白尿的机制也就不难理解了。

血尿也是肾病的常见表现,根据其程度的轻重可区分为肉眼血尿和镜下血尿。中医古代医籍中所论述的血尿当属现在的肉眼血尿,肉眼血尿和镜下血尿除有程度的轻重外,无其他区别,可相同对待。血尿的病因病机亦相当复杂,风热犯肺是其重要原因。风热犯肺,肺热下迫于肾,损伤血络,则可致血尿。王肯堂的《证治准绳》中说"肺金者,肾水之母,谓之连脏,肺有损伤之血,若气逆上者则为呕血矣,气不逆者,此之何不从水道下降入胞中耶,其共热亦直抵肾与膀胱可知也。"唐容川在《血证论》中亦认为"盖肺为水之上源,金清则水清,水宁则血宁,故治水即是治血。"

在辨证治疗时肖教授总结出诸多祛风之法。祛风解表散邪用于肾病过程中感受外邪者,应分辨其性质进行治疗。若感受风寒者,宜辛温发汗,祛风解表,可用桂枝汤。若兼气虚,可用人参败毒散、参苏饮等,益气以祛邪;若兼有阳虚,则宜温阳以解表祛邪,可用麻黄细辛附子汤。若感受风热者,表现为发热恶寒,口渴、咽干、咳嗽、舌尖红苔薄黄等,宜辛凉解表,疏散风热,可用越婢汤、麻杏石甘汤,或用银翘散、桑菊饮;若兼阴虚,则宜滋阴以解表散邪,方用银翘汤(银花、连翘、竹叶、生地、麦冬、甘草)。益气固表祛风用于慢性肾病过程中见气短乏力,自汗怕风,反复感冒,或感冒缠绵难愈者,方用玉屏风散。由于慢性肾病时机体免疫功能低下,容易遭受风邪的侵袭,以致发生感冒或感染而使肾病加重或恶化。该方可治疗、预防气虚肌表不固的感冒或感染,使肾病稳定或好转。若风邪兼有水邪当疏风解表,宣肺利水。如外感所致的肾病水肿,多见于急性肾炎的水肿和慢性肾炎急性发作的水肿。水肿而见风寒表证者,治宜辛温解表,宣肺利水,方用麻黄汤合五皮饮;水肿而见风热表证者,治宜辛凉解表,宣肺利水,方用麻杏石甘汤合五皮饮;水肿而见有皮肤疮毒者为湿热犯表所致之水肿,治宜清热利湿,解表利水,方用麻黄连翘赤小豆汤加车前草、益母草、白花蛇舌草、白茅根等。肖教授还补充对于表证水肿的辨识可从以下方面考虑:①水肿伴有明显的表证;②水肿以头面为主或以头面肿为先;③水肿伴有咳喘等肺经的表现;④水肿病程在1个月以内者。风邪若波及血,如外感风热后,咽红咽干咽痛,口渴喜饮,舌红苔薄黄,脉浮数等风热症状仍在,同时见血尿者;或每因咽痛而有镜下血尿者。应疏风散热,凉血止血。方用银蒲玄麦甘桔汤(银花、蒲公英、玄参、麦冬、生甘草、桔梗)加益母草、白茅根、大小蓟等。肾病表现为脾虚湿胜者,如病人有头身困重,脘腹痞闷,纳呆便溏,腰脊强痛,舌苔白腻,脉濡等;或者表现为易受外邪;或有变态反应性病变者。可用祛风胜湿法,方如羌活胜湿汤(羌活、独活、防风、川芎、蔓荆子、甘草),或用参苓白术散加羌独活、防风、升麻、柴胡之类。

肖教授还补充道:肾病,特别是慢性肾病,其基本病机为本虚标实。本虚为脏腑虚损,特别是脾肾虚损;标实为因虚所致之实,如风邪,还有湿热、瘀血、痰浊等。所以标本兼顾,扶正与祛风兼顾是肾病用祛风法的基本原则。治疗外感风邪所致的肾病水肿,应遵循"急则治标"的原则,以祛风解表、宣肺利水为主,水肿消退后以扶正固本为主。慢性肾病过程中合并的外感,应扶正与祛风并用,如风寒者祛风与益气或温阳并用,风热者祛风与滋阴并用等。特别慢性肾衰至"关格"阶段合并外感,由于气血阴阳俱虚,湿浊瘀血交结,再受外邪冲击,易使病情恶化,而且辨治极为困难。若素体阳虚,或病久肾阳衰败者,感受外邪易寒化,呈现邪陷少阴之势,发热常不明显,而以畏寒为主,脉不浮反沉,甚则微细欲绝,此时尚可见嗜睡、精神淡漠等,宜用桂枝加附子汤,或参附再造汤助阳解表,扶正祛邪。若素体阴虚,感受外邪易热化,此时热耗阴精,阴损及气,临床上每呈气阴两虚、邪火缠绵之势,患者既有腰膝酸软、头晕乏力、腹胀纳差等脾肾两虚之象，又兼口干低热不退、舌红脉数等风热上扰之证，宜用生脉散、二至丸与银蒲玄麦甘桔汤合用。或用参芪地黄汤合银翘散，滋肾培土与疏风清热并用，使正复不留邪，祛邪不伤正。另外，玉屏风散可以预防外感，在没有外感情况下也可加用。导致外邪侵袭的直接原因是卫气薄弱，藩篱不固。中医认为卫气"根源于下焦，滋养于中焦"，是人体元气的一部分。肾为先天之本，元气之根，脾为后天之本，气血生化之源。故脾肾虚损是肾病的基本病机，肾虚则卫气不固，脾虚则卫气资助乏源。培补脾肾是根本之图。

再谈到湿热，是肾病，特别是慢性肾病缠绵难愈和持续发展的重要因素，湿热不除，则肾病难愈。肖教授从辨别、治疗两方面就临床中有关湿热的问题进行探讨。

中医对病机证候的辨别是以病人的临床表现为依据的，如一般所说的湿热中阻就是病人有恶心呕吐、口苦口干口黏、舌苔黄腻等表现，肝胆湿热就是有黄疸、胁痛、口苦口干口黏、舌苔黄腻等表现。这就是中医的辨证。学术界已经公认，湿热是贯穿于肾病始终的病机，可是在临床上有些肾病患者并没有一般公认的湿热证的临床表现。对此，肖教授认为思路可以更加开阔一些，从对每一个具体病人具体就诊时的临床表现的考察扩展至对肾病的整体的动态的考察，就可能得到一些启示。第一，临床上经常能够见到，有些肾病患者没有湿热的临床表现，用调补脏腑等治法无效，加上或者改用清利湿热就能明显缓解。第二，临床上还有一种普遍现象，就是一般的肾病患者如果体内有感染存在，不控制感染肾病就难以缓解；或者由于感染使肾病复发或加重。而西医诊断的感染多表现为中医的湿热或热毒，在肾病过程中出现的感染以湿热更常见。第三，小便混浊发黄是中医湿热证的特征；尿液的改变是诊断肾病的主要根据。肾病时尿中有形成分增多其结果就是尿液趋于混浊，只不过是许多时候其混浊的程度肉眼难以发现，而在显微镜下这种变化是明确的。如果尿中有形成分增多到一定的程度，就会出现肉眼能够见到的混浊发黄。如正常人憋尿后的浓缩尿要比平时的尿颜色深，气味重。这些可以作为发现湿热的指征。

在治疗上，中医治疗湿热的方法比较丰富，根据部位的不同而有不同的治法,叶天士提出了著名的"分消走泄",亦即所谓的"开上、宣中、导下"。肾病湿热从部位来看主要在下焦,治法以清利为本,常用药物是一类性寒凉的利湿药,如小叶石韦、白茅根、白花蛇舌草、车前草、益母草、茵陈、七叶一枝花、半边莲、半枝莲等。肾病的治疗不能忘记湿热的存在,但也不是只治湿热,一般可在辨证论治的基础上选加上述清利湿热的药,如肝肾阴虚者可用六味地黄汤或知柏地黄汤加小叶石韦、白茅根等;气阴两虚者用参芪地黄汤加小叶石韦、白茅根等;肾阳虚弱者用桂附地黄汤加石韦、白茅根等。下焦湿热还有一种证型就是明显的尿频、尿急、尿痛、小便赤涩淋漓等尿路刺激征,中医属于淋证,西医属于泌尿系统感染急性期,治法仍宜清利湿热,但同时还要泻火通淋,常有方如八正散(木通、车前子、萹蓄、瞿麦、生甘草、滑石、大黄、山栀子);慢性期则尿路刺激征不明显,但尿化验还有红白细胞、上皮细胞等,同时伴有肾阴虚的表现,如腰膝酸软、五心烦热、舌质红苔根部黄腻、脉细数等。治宜滋养肾阴与清利湿热并用,方如知柏地黄汤加萹蓄、瞿麦等。如果辨证还有其他部位明确的湿热证,则应根据不同部位进行治疗。如湿热在表,可参考前文祛风治法;若痰热壅肺,主要见于慢性肾病,特别是慢性肾衰过程中合并肺部感染表现为发热、咳嗽、胸痛、痰黄、舌质红苔黄腻,治宜清热宣肺,化痰利湿,方用加味杏仁滑石汤(杏仁、滑石、黄芩、黄连、厚朴、郁金、橘红、半夏、通草、贝母、瓜蒌皮)。慢性肾衰过程中合并肺部感染对抗生素不敏感,用本方效果肯定。湿热中阻主要见于慢性肾衰的消化系统表现,症见恶心呕吐,脘腹痞闷,口苦口干口黏、舌苔黄腻、脉滑等,治宜辛开苦降,用半夏泻心汤(半夏、干姜、黄连、黄芩、人参、甘草、大枣),浓煎,少量多次频服,可收立竿见影之效。此外,在肾病的治疗过程中还须注意其他证候向湿热的转化。如有些脾肾阳虚的水肿,经用温补脾肾到一定程度便不再消退,若有湿热的征象,加用清利湿热会收到意想不到的效果。

瘀血证和活血化瘀法的研究是中医最活跃的领域,在肾病也毫不例外。瘀血是肾病持续发展和缠绵难愈的影响因素之一,其重要性是不言而喻的。肖教授认为根据中医的理论正确地辨治肾病与瘀血十分重要。

首先在辨瘀血证时肖教授认为肾病中的瘀血或隐或现,或主或次,表现复杂,辨认并非易事。就临证辨瘀血的方法进行总结,以供参考。瘀血的证据可以直接从面色黧黑或晦黯,腰痛固定或呈刺痛,腰痛静则加重活动减轻,肌肤甲错,四肢麻木,或有神志异常,妇女可见月经量少,舌黯,或有瘀块,或有不明原因的低热,舌质紫黯或有瘀斑瘀点,脉细涩中求得。间接的从病程较长,或常规治疗无效推测。还可以参考甲皱微循环异常;血液流变性异常;血 FDP 增高,尿 FDP 阳性;血小板聚集性增强;凝血系统功能亢进等指标。

之后肖教授对瘀血在许多肾病相关的表现都有治疗体会。例如水肿的形成其病机关键是人体气化功能障碍,津液运行不畅,溢于肌肤。若瘀血内停,阻滞气机,津不畅行,则可溢于肌肤而为水肿。在慢性肾病的过程中,瘀血和水肿是可以互相影响的,水湿内停可以阻滞血液的运行而致血瘀,瘀血内停也可影响津液的运行而形成水肿。《金匮要略·水气病》有"妇人则经水不通;经为血,血不利则为水,名曰血分。""经水前断,后病水,名曰血,先病水,后经水断,名曰水分。"治疗宜活血利水同用,方用当归芍药散加怀牛膝、车前子;若见明显阳虚,则可合真武汤。

还有蛋白尿的形成其基本病机是脾肾功能失调,即脾不统摄,清气下陷,肾失封藏,精气外泄。当然,导致脾肾功能失调的原因很多,从正虚而言有脏腑的虚损,从邪实而言则有外邪、水湿、湿热、瘀血等。邪实之中,瘀血的重要性是不言而喻的。如瘀阻肾络,精气不能畅流,壅而外溢,则精微下泄而成蛋白尿。治疗应根据瘀血的程度考虑。常加活血化瘀药物如益母草、丹参;如辨证为气阴两虚者,可用参芪地黄汤,稍重则加桃仁、红花,再重则加水蛭、全虫;瘀血证突出者可合用桃红四物汤、血府逐瘀汤之类。

血尿属于中医血证的范畴,凡是能引起出血的病因都可导致血尿。中医认为"离经之血为瘀血",离经之血排出体外的就是出血,蓄于体内的就是瘀血。因为离经之血并不可能全部排出体外,所以可以认为只要有出血就肯定有瘀血。肾炎血尿,特别是慢性肾炎的血尿,除了有"离经之血为瘀血"的病机外,还存在久病入络为血瘀的病机,可见血尿的瘀血是不可忽视的。治疗以活血化瘀为主,但应分辨寒热。若阴虚应凉血活血止血,方用滋肾活血清利汤(生地、丹皮、茅根、生侧柏、大小蓟、马鞭草、益母草、石韦、白花蛇舌草、女贞子、旱莲草等),甚则加三七、琥珀粉;若阳虚、气虚,应益气温阳,活血止血,方用补中益气汤合桂枝茯苓丸,甚者加炮姜炭、刘寄奴。

另外,眩晕的基本病机是"升降反作",即清阳当升不升,清窍失养,浊阴该降不降,蒙蔽清窍。瘀血内阻是导致"升降反作"的重要原因。常可加川牛膝、丹参、葛根,甚者加地龙、水蛭、生大黄。

瘀血阻滞是影响人体气化功能的原因之一,进而损害肾功能,导致浊邪内留,清浊相混,继则或浊邪化热生毒,生风动血,或化寒成痰,蒙神闭窍,或浊瘀互结,残害五脏,变证峰起,产生尿毒症的种种表现。而浊邪既成之后又可加重瘀血,病至晚期,浊瘀互结是肾功能持续损害和不可逆的重要因素。应在辨证论治,扶正降浊,化毒排毒基础上加强化瘀之品,如丹参、全虫、水蛭、生大黄。

同时应注意辨明瘀血是主证还是兼证,如果瘀血是主证则应以活血化瘀为主,如果瘀血是兼证则在辨证论治的基础上兼以活血化瘀。一般而言,在肾病的过程中瘀血多为兼证,以活血化瘀为主的治法用的并不多。还要辨明瘀血兼夹,由于瘀血的兼夹不同,应与相应的治法同用。如瘀血与阴虚同见,则应滋阴与活血化瘀同用,或选用具有滋阴作用的药物和方剂,如血府逐瘀汤等;如瘀血与阳虚同见,则应温阳与活血化瘀同用,或选用具有温阳作用的药物和方剂,瘀血与痰浊同见,则活血和化痰同用等。

(二)积极治未病,把握整体观

创立"整体功能代偿疗法"。慢性肾功能衰竭(CRF)是各种肾脏疾病晚期的严重综合征。虽然疾病的关键是肾脏结构的破坏、功能丧失,但是CRF对全身的影响是广泛而深重的,因而也是不可忽略的。既往对CRF的研究治疗过分集中在肾,忽略了整体,更忽略了整体的功能代偿,没有以积极的态度调治其他脏腑,以恢复和增强其他脏腑的功能,使其他脏腑能尽可能多的对丧失的肾功能进行代偿。肾病治肾当然是无比重要的,而单纯治肾的疗效却强烈提示我们,CRF仅仅治肾是不够的。肖教授根据长期的研究和大量的临床治疗实践,提出慢性肾衰的基本病机可归纳为:气化功能逐渐减退乃至丧失,湿邪停留,湿邪化浊,湿浊化毒,毒入血分。总结出"慢性肾功能衰竭的整体功能代偿疗法",其核心就是将CRF时肾脏自身的功能代偿扩展至脏腑间整体的功能代偿。

既往的研究业已证实,慢性肾衰的基本病机是本虚标实,本虚指的是脏腑虚损,特别是脾肾虚损;标实指的是代谢废物的潴留,即中医所指的湿浊毒邪。湿浊毒邪因脏腑虚损而生,而湿浊潴留又可进一步损伤脏腑(如困脾犯胃、阻滞气血,即西医所说的自身中毒),本益虚则标益实,标益实则本益虚互为因果缠绵不休。在慢性肾功能衰竭(CRF)的内科非透析治疗中,中医治疗的地位是不可替代的。如何将中医的理论优势和CRF有机结合,就显得格外重要。

现代科学研究证明,一旦生物体受到伤害和病损,其受损部分的功能则可由健存部分代偿,使生命活动得以继续,病损部分得以修复。肾脏的代偿能力也很强大,如动物切除一侧肾脏后,对侧肾脏很快增大,最后达到能代偿两肾的功能,动物得以健康生存。大量临床资料表明,当肾单位减少50%时,肾脏的排泄和调节功能尚好,血Cr、BUN多在正常范围,患者可无临床症状。基于上述理论,西医学将保护残存的肾单位、维护肾脏的代偿功能作为治疗的重要目的。基于上述理由,保护残存的肾单位及其代偿能力就成了治疗CRF的重要目的。然而,肾脏本身的代偿能力毕竟有限,且肾实质损害多是进行性的、不可逆的,造成此目的始终难以达到。如果根据中医的整体观念和脏腑相关学说,就可以不局限于一个"肾脏"的自身功能代偿,而是扩展成中医理论中各脏腑整体的功能代偿,使视野顿显开阔。用中医的理论对CRF进行分析,其所影响的生理功能主要是人体的气化功能,即水液代谢和分清泌浊的功能。CRF就是人体的气化功能逐渐减退乃至衰竭的过程。中医学认为,人体是一个以五脏为核心的有机整体,任何生理功能的实现都是各脏腑协调配合的结果。虽然五脏功能各有所主,但决不是孤立的,只不过是不同脏腑对不同的生理功能有主次先后的差异而已。

气化功能虽然与肾的关系密切，但决非肾脏所独主，而是在全身各脏腑的共同作用下得以实现的。肾主水，是人体气化功能的原动力，无疑是最重要的；此外，脾的运化、升清，肺的宣发、肃降、司汗孔开合、通调水道，肝主疏泄、调畅气机（气行则水行，气滞则水停，气机调畅是维持人体气化功能的生理基础）、藏血（血与水的关系），心主血脉（血和水的关系）、心火下降温暖肾阳（心肾相交，水火既济）等，都是人体气化功能的重要组成部分。《黄帝内经·素问·经脉别论》云："饮入于胃，游溢精气，上输于脾，脾气散精，上归于肺，通调水道，下输膀胱，水精四布，五经并行"。简要说明了水液代谢是一个全身各脏腑相互配合的复杂生理过程（其中肾的气化功能无疑是最重要的），其他脏腑与水液代谢的关系前已述及。此外，三焦有运行水液、通行元气的功能；大肠有主津、传导化物的功能；小肠有主液、分清泌浊的功能等，都与水液代谢密切相关，这就是CRF时各脏腑对肾功能进行代偿的生理基础。其实西医学也发现了肾脏以外的一些代偿途径，如CRF者汗液中、消化液中肌酐及尿素氮等代谢废物的含量显著升高，按照中医的理论，这是肺和脾对肾功能的代偿，因为肺主皮毛、司汗孔开合，脾主运化。所以CRF时，不仅肾脏会对丧失的气化功能进行代偿，所有的脏腑都有可能对气化功能进行代偿，显然，肾衰不仅仅治肾，而且应该更加积极地调治其他脏腑。

CRF时各脏腑参与代偿的规律。在CRF的过程中，出现其他脏腑的症状是判断参与代偿脏腑的依据。但是等到已经出现症状才能判断，显然已经失去了治未病的时机，因此，研究CRF时各脏腑参与代偿的规律是必要的。根据中医的理论，CRF的主要病位在肾，所影响的生理功能主要是气化功能，即水液代谢和分清泌浊（或叫升清降浊）的功能。人体气化功能主要由肾所主，亦是肾脏的主要功能。CRF时各脏腑参与代偿的先后顺序由各脏腑与肾功能，亦即气化功能的密切程度而定，脾最先参与代偿，肺次之，肝再次之，心最后。肾脏病损时，气化功能减弱，为了维持生命活动，机体需要进行整体调节，动员其他与气化功能有关的脏腑增加负荷，参与代偿调节。五脏之中，除肾以外，与气化功能最密切的就是脾，所以CRF时，脾最先参与代偿，所受的影响也最早最大。临床上 CRF 的病人，恶心呕吐、纳呆等脾胃症状出现最早且贯穿始终是其明证，若病情尚轻，通过脾的代偿，气化功能得以维持，则临床表现为病情稳定。若病情发展，脾的代偿不足以维持气化功能，则肺将参与代偿，因为肺的宣发肃降、通调水道功能是气化功能的重要组成部分，所以早期可见气短乏力、面白声低、自汗怕冷、易感冒、咳嗽、头面肿甚等肺脏病变表现。若脾肺的代偿还不足以维持气化功能则病情向纵深发展，肝脏也要动员其贮备能力参与代偿，其常见表现有神情默默、抑郁不舒、善太息、胸胁苦满或脘腹痞闷，或急躁易怒，甚至可见动风之象，如皮肤瘙痒、眩晕耳鸣、肢体抽搐等。病至晚期，脾、肺、肝脏的代偿不能维持生命活动所需的最低限度的气化功能时，心脏亦竭尽所能参与代偿，临床上出现心脏病变的表现，如心悸气促、尿少身肿、面青唇紫，甚则四肢厥冷、冷汗淋漓、神识昏糊、脉微欲绝等，或见高热神昏谵语、烦躁不宁等。从以上分析可以看出，随着病情的轻重，即肾功能损害的轻重，参与代偿的脏腑多寡不一，且有主次先后。CRF 时，若心脏参与代偿，则说明机体的能量贮备将绝，超越了机体自身调节的极限，病情深重，多属终末期尿毒症、尿毒症性心包炎、心功能衰竭等。

　　影响参与代偿脏腑表现的因素，主要包含 3 个方面，一是需要代偿的肾功能丧失的程度，二是代偿脏腑本身的状态，三是是否有外加因素的影响。笔者以 CRF 时脾的代偿情况进行分析，若肾的气化功能损害不重，脾本身也很强健，且没有外加因素的影响，则通过脾的代偿气化功能得以维持，临床上可以没有脾脏的表现，既或有也轻微；如果脾本身不强健，或虽然脾脏强健而肾的气化功能丧失太重，超过了脾的代偿极限，或者在此基础上又有外感、情志刺激、饮食失调等外加因素的影响，则可导致脾失代偿而出现脾病的表现；又由于脾的功能是多方面的，脾失代偿对其功能的影响也有先后。最先受影响的是与气化密切相关的运化、升清等功能。若失代偿程度加重，则其他功能亦受影响。如在 CRF 的过程中，可见脾不统血的出血、脾虚气血生化无源的贫血和脾不主肌肉四肢消瘦乏力等症状。脾脏如此，其他可以类推。

　　调动各脏腑的代偿。整体功能代偿疗法的宗旨在于充分调动机体的整体调节机能,发挥各脏腑潜在的代偿能力,对损失的肾功能进行代偿。

1. 首先要保护肾脏的功能

前已述及,CRF 的主要病位在肾,所影响的主要是气化功能。由于肾脏主司人体气化功能,所以 CRF 时治肾的重要性是不可替代的。凡是慢性肾脏疾病,即使尚无肾功能损害,也应积极治肾,保护肾脏功能,防止疾病向 CRF 发展;已经出现肾功能损害者,虽然为时已晚,但仍应不遗余力地治肾,尽量保护残存的肾功能,延缓病情的发展。CRF 时治肾以补肾为主。

滋养肾阴可选用六味地黄汤、麦味地黄汤合二至丸、左归丸、左归饮等。兼阳亢者应佐以潜阳,可用杞菊地黄汤、建瓴汤等;兼湿热者应佐以清利湿热,方用知柏地黄汤加茵陈、薏苡仁、怀牛膝等;兼有水湿者应佐以利水,方用六味地黄汤加怀牛膝、车前子或猪苓汤。

温补肾阳可选用桂附地黄汤、右归饮、右归丸之类。阳虚兼有身肿者,应温阳利水并用,方有济生肾气汤、真武汤等可选用。益气养阴常用方有参芪地黄汤、大补元煎等。阴阳双补常用方有地黄饮子、桂附地黄汤加淫羊藿、仙茅等。

2. 其次应增强脾胃的代偿功能

脾位居中焦,职司运化、升清,与人体气化功能关系甚切。所以,当 CRF 时,其最早参与代偿,所受影响也最大。由于肾功能损害,气化失司,湿浊内留,此时,除了肾脏本身残存的功能代偿外,脾也动员贮备能力,加强其运化和升清降浊的功能,尽可能多的化解和排泄体内的湿浊(即代谢废物);又由于 CRF 时肾功能的损害是不可逆转且进行性加重的,所以湿浊的潴留终将超过脾胃的代偿极限而致脾肾俱病。因此,CRF 时,除治肾以外,加强对脾胃的调治,对维护肾功能具有积极意义。根据常规的辨证论治理论,只有 CRF 出现脾虚的证候时才能用健脾法,而临床实践证明,有脾虚证时才用健脾法为时已晚。根据"整体功能代偿"的理论,CRF 时脾参与代偿是最早的,也是必然的,因此,凡是慢性肾病肌酐清除率下降、血 Cr、BUN 上升者,不论患者有无脾虚的证候,都应在补肾的基础上积极健脾,特别是在尚无脾虚表现时及时健脾,对维护肾功能具有更加积极的意义。

益气健脾可用于顽固性食欲不振,由于脾胃阳气受损,无消化纳谷之力所致。治宜振奋脾胃阳气。可以温化健脾。方用香砂平胃散(苍术、厚朴、陈皮、甘草、木香、砂仁);或升阳燥湿,方用加减羌活除湿汤(羌活、苍术、防风、柴胡、陈皮、砂仁、白蔻仁);若湿毒化热,阻滞气机,治宜清化开泄,方如黄连温胆汤。

化浊降逆方法较多。如患者出现恶心呕吐、不能进食属于湿浊困阻中焦,症见频繁恶心呕吐,口中尿臭,伴有舌苔白腻,为寒湿中阻,可选用吴茱萸汤、小半夏加茯苓汤以温化降浊;若伴有口苦、口干、口黏、舌苔黄腻者,乃湿浊化热,困阻中焦,可选用苏叶黄连汤加竹茹、黄连温胆汤、半夏泻心汤等以清化降浊,均宜浓煎多次少量,频频呷服,可使呕吐停止。气逆较重者,可合用旋复代赭汤。

运用通腑法泻浊时,若是脾阳不足,浊邪冷积,治宜温脾通腑,方用温脾汤;如果是胃肠积热,浊邪热秘,治宜清热通腑,方用大承气汤。肖教授在临床上发现,CRF 表现虚实夹杂者多,特别是脾气虚弱夹浊邪者较多,故常用香砂六君子汤加大黄治之,可使恶心呕吐控制,湿浊得从大便排泄。如辨证为脾肾气阴两虚者,可用参芪地黄汤加生大黄等。此外,无论患者有无恶心呕吐和便秘,在辨证论治中加入生大黄,使病人保持每天 2~3 次大便,可提高疗效。大便不到 2 次则应将大黄后下或加量,超过 3 次则应减少大黄用量。以大黄为主的灌肠方法以及在此基础上发展出来的结肠灌洗或中药结肠透析,可常规运用,对降低血 Cr、BUN 确有帮助,常用药物有人工牛黄、附子、生牡蛎、蒲公英等,隔日 1 次。

3. 增强肺的代偿功能

肺为相辅之官,主治节、肃降而通调水道,主宣发卫气和津液,故有"肺主行水","肺为水之上源"之说。肺的宣发和肃降功能是机体水液代谢的重要组成部分;而且对升清降浊的功能也有很大影响,肺气宣发则有助于升清,肺气肃降则有助于降浊,升清降浊相辅相成,互相促进。所以,CRF 时肺也是最早参与代偿的脏腑之一。如果肾脏的功能受损不重,其他参与代偿的脏腑也很强健,则肾脏功能可以得到完全代偿,可无明显症状出现。若肾脏功能损伤太重，虽肺脏健全也不足以完全代偿，或肺脏本身就不太强健，则可同时出现肺脏的病变表现。据此而论，在治肾的同时兼顾治肺对保护肾功能无疑是有好处的。CRF 时治肺方法非常丰富，临床当根据证候详辨病机，合理选用。

运用宣肺法有两个目的，一是有外感时宣肺解表，二是没有外感时的宣肺发汗排毒。①宣肺解表根据风寒、风热不同分别选用益气解表和滋阴解表，前者可用人参败毒散、参苏饮；后者可用加减银翘汤。②宣肺发汗排毒：CRF 时由于肾脏排泄废物的功能丧失，机体通过代偿调节，使一部分代谢废物通过汗腺排出体外，延缓肾衰的进程。常用的方法是用麻黄汤加羌活、红花、川芎等进行药浴或熏蒸，每日 1～2 次，有明显疗效。

患者若出现自汗恶风、易感冒或感染者可用益肺法，方用玉屏风散。但出现呼多吸少，肾不纳气表现可用黑锡丹或蛤蚧散。

清肺法多用在合并肺部感染，出现发热、咳嗽痰黄、胸痛、舌红苔黄腻等表现时，中医辨证属于痰热阻肺，治宜清肺化痰，方用加味杏仁滑石汤，疗效肯定，可使感染迅速控制。

泻肺法多用于病人出现胸闷憋气、呼吸困难、不能平卧、咳喘、尿少身肿等水气凌心射肺的证候时，治宜通心阳，泻肺水，方用苓桂术甘汤合葶苈大枣泻肺汤，方中葶苈子可用至 30g，可使许多患者症状缓解，为进一步治疗争取时间。如果引发胸痛者，治宜宽胸理气，通络止痛，方如四逆散加桔梗、郁金、延胡索、瓜蒌皮、丝瓜络、丹参、红花等；如果有发热者，可用小柴胡汤加减治疗。

4. 增强肝的代偿功能

肝主疏泄，调畅气机，对人体气化功能的影响很大。《格致余论》谓："主闭藏者肾也，主疏泄者肝也。"说明肝肾二脏在气化功能中的重要地位和相互关系。CRF 时主要矛盾是肾脏主水和分清泌浊的功能障碍，湿浊内停，肝脏也和其他脏腑一样动员其贮备能力参与代偿调节，由于 CRF 的不可逆性和进行性，肝脏的病损将是不可避免的。早期由于浊邪内陷，肝气不畅，或因为病程冗长，辗转反复，患者难舒情怀，抑郁伤肝，致肝气郁结；后期常因湿浊久郁化热而致血瘀。所以，

CRF 时常用治肝法。

疏肝解郁法用于肝气郁结表现者，方可选用柴胡疏肝散、逍遥散等，或在扶正解毒化浊的基础上加用柴胡、香附、郁金、白芍等疏肝解郁之品。若因气滞导致血瘀，症见面色晦黯、唇色发紫、舌黯红或有瘀斑、脉细涩等，可选用桂枝茯苓丸、血府逐瘀汤之类，或在前述基础上加丹参、川芎、益母草、川牛膝等。

养肝法用于患者出现胁痛、眼口干涩、视物模糊、月经量少、肢体麻木等肝阴血不足，或见烦躁潮热等肝阴虚损、阴虚内热的表现时。肝血虚者可用四物汤加枸杞、怀牛膝、木瓜等；肝阴虚者可用杞菊地黄汤加减。若病人出现皮肤干燥、脱屑、瘙痒，肌肤甲错等，为血虚风燥所致，可在养血基础上加刺蒺藜、白鲜皮、荆芥、防风等。

平肝法，表现有血压升高、头痛头晕、耳鸣耳聋、眼目干涩、面色灰黄、面部烘热、五心烦热、夜寐不安、腰膝酸软、足跟痛、口干喜饮、小便黄、大便偏干、舌红苔少或薄黄，脉沉细或弦细。若肝肾之阴亏于下，不能涵养肝阳，则致肝阳上亢而出现眩晕。治宜滋阴潜阳，方如建瓴汤、镇肝息风汤、加味三甲复脉汤等。在滋补肝肾的基础上加潜降药，如牛膝、磁石、龟甲、鳖甲、牡蛎等，同时少佐升发之品，如葛根、柴胡等。

若在 CRF 的过程中浊邪化热，邪热炽盛，内扰肝木，肝风内动，病人出现抽搐痉厥，甚至抽搐而呼吸停止，治宜镇痉息风，方用羚角钩藤汤加减；危急者还可用羚角尖清水磨服，以食匙喂之，每次 1～2 匙，直至抽搐停止 2～3 天后停用；若属邪热伤阴，虚风内动，表现为手指蠕动，神倦瘛疭、肌肉眴动、舌光红无苔、脉虚数等，宜选用大定风珠、三甲复脉汤等加减。

5. 增强心的代偿功能

在正常情况下，肾水上承以滋心阴，心火下潜以助肾阳，即所谓心肾相交，水火既济，共同维护正常的生理活动。在 CRF 的早期，由于肾脏本身的代偿和其他脏腑的参与，对心脏的影响较小，除非心脏本身虚弱，一般较少出现心脏症状。因此，CRF 时心脏参与代偿较晚，一旦超越心脏的代偿能力出现心脏症状，也预示病情危重，进入尿毒症终末期，多表现为尿毒症性心包炎，肾衰合并心衰，当积极救治，力图增强心功能,缓解病情,为进一步治疗争取机会。

心气阴两虚也是慢性肾衰心脏并发症的基本病变。多表现为心悸气短、头晕乏力,活动加重,手足心热,心烦失眠,自汗盗汗,舌质淡苔少而干,脉结代或细数或细弱等证候,治宜益气养阴,方用生脉散加炙黄芪(人参或西洋参6g,麦冬、五味子各10g,炙黄芪15g)。表现为心悸、怔忡,脉细数或有间歇,加苦参、郁金;伴心胸憋闷疼痛,舌紫黯或有瘀斑瘀点,或见苔厚腻,为兼有痰瘀阻滞,可合用瓜蒌薤白半夏汤(瓜蒌15g,薤白、半夏各10g)加红花10g,丹参30g。

若发展至心悸胸闷,自汗气短,畏寒肢冷,舌质淡,脉沉迟或结代或细弱的心阳虚。治宜益气温阳,方用桂枝甘草汤,加红人参、炙黄芪、制附片。

当浊邪化热,内闭心窍,致高热神昏、谵言,或舌强不语、烦躁不安者,可用清营汤送服安宫牛黄丸、紫雪丹、局方至宝丹等以清心开窍;如属湿盛弥漫、蒙蔽清窍者,则可用菖蒲郁金汤送服苏合香丸以温开。

温阳固脱法用于患者症见四肢厥冷、大汗淋漓、神识昏糊、脉微欲绝等心肾阳气欲脱之证,治当回阳救逆,用参附龙牡汤加减,药用人参、生附子,煅龙骨、煅牡蛎先煎。

辨证运用驱邪和扶正。在调整各脏腑功能参与代偿的同时,祛除体内积存之邪也非常重要。正虚邪实贯穿于病程的始终,从理论上说,扶正祛邪应该贯穿于治疗的始终。这就要求医生区别正虚邪实的主次轻重,在制订治疗方案的时候区别对待。如果临床表现以正虚为主,无明显实邪的表现,原则上以扶正为主,配合化毒排毒降浊。如果临床表现邪实突出,不解决邪实就无法扶正,甚至危及病人的生命,则应以祛邪为主,兼以扶正,或者先祛邪,后扶正。标证缓解再根据情况或扶正祛邪并重,或以扶正为主兼以祛邪。

其解决途径有三:第一是减少其产生,沿着这条思路学术界提出了营养疗法,如必需氨基酸疗法、α-酮酸疗法等。第二是促进其排泄,这是现在最常用的方法。第三是促使其转化,即"化毒疗法"。慢性肾衰时代谢废物的潴留,按照中医的理论分析,相当于湿浊毒邪。对于湿浊毒邪中医以化解为其主要治法。所谓"化毒"显然与排毒、祛毒有区别,其目的在于使之转化、分化，改变其性质，消除其毒性。现在的有些研究资料或许对我们有所启发。有研究认为，大黄及大黄鞣质能达到降低正常大鼠血尿素氮（BUN）和缓解尿毒症症状的目的。南京军区总医院也曾报道，大黄对CRF的治疗作用不仅仅是泻下作用，也不是简单地抑制尿素合成，而是使机体的蛋白质及脂质代谢趋于好转。这种促进物质代谢好转、促进氮质再利用的过程似乎与中医所说的"化毒"作用相仿。至此，我们可以得出这样的结论，即大黄治疗CRF至少存在两种机制：其一是促进代谢废物的排泄，即发挥其泻下祛毒的作用；其二是有促进代谢废物分解、转化的作用，即"化毒"作用。因为临床经验和许多研究都表明，对一些并无可下之症的CRF患者也可用大黄，而且用了以后并不一定出现泻下反应，但同样有治疗作用。那么，我们应该有理由将大黄作为一种"化毒"药进行治疗CRF的进一步研究。当然，仅仅研究大黄是不够的，更重要的是在这一思想的指引下，按照中医的理论去寻找有效的"化毒"药。既然CRF时代谢废物的潴留主要相当于"湿浊毒邪"，那么从"化浊法"去探讨则是顺理成章的。根据这一思路，肖教授进行了临床研究，选用一些化浊药物，如法半夏、淡竹茹、荷叶、茵陈、厚朴花、扁豆花、蒲公英、苏叶等，并根据治疗CRF的综合思路治疗，取得很好的疗效，部分已经透析的患者经治疗可不用透析。

　　而能否准确、适度、辨证地运用扶正和泻浊排毒的方法，是反映肾科医生水平的标尺。现在用大黄、用泻法，几乎成了治疗CRF的法宝，很多医生一味追求降低Cr、BUN，用泻法为主，初用有效，久用则不仅无效，反而会使患者的体质更加虚弱，病情更加复杂。根据肖教授的体会，如果患者有明显的恶心呕吐、大便秘结，则应以通腑泻浊以治其标，若大便通畅、呕吐停止，则应以扶正为主，兼以化毒排毒降浊。虽然湿浊内留是CRF的核心问题，但中医认为，湿浊内留源于脏腑虚损，只有脏腑强壮，才能发挥化毒排毒降浊的作用；另一方面，扶助正气，增强脏腑功能，还可以提高人体对尿毒症毒素的耐受能力，提高患者的生存质量。我们在临床上经常可以见到，有些病人虽然Cr、BUN很高，但体质状态较好，并无太多临床症状，生存质量尚可；相反有些病人Cr、

BUN并不太高,但体质状态较差,临床症状很多,生存质量很差。可以打一个浅显的比方,有的地方河水很大,但堤坝很高,所以不会发生洪灾;有的地方河水并不很大,但堤坝不高,也可以造成洪灾。肖教授曾经治疗一位患者,血 Cr 超过 9mg/dl,西医院让其必须透析,否则不给治疗;找中医治疗则以泻下为主,最后病人被泻得大便失禁,不能活动。后来找肖教授治疗,改用扶正为主的治法,血 Cr 反而下降到 7mg,重要的是病人大便恢复正常,体质增强,不仅生活自理,而且每天还可以跳舞 1~2 小时。可见,即使是排毒,也不能完全依赖于强制性的泻下,而应以恢复人体正气、增强人体的气化功能为目的,气化功能增强,浊毒的排泄自然增加。所以,《黄帝内经》认为"化不可代,时不可速"。化不可代,指的是中医治疗不能靠包办代替;时不可速,指的是不可拔苗助长,否则往往欲速则不达。

饮食管理对于 CRF 患者是至关重要的,因为 CRF 患者的脾胃功能多受到损害,上述措施就是因此而提出的。中医学认为,脾胃为后天之本、气血生化之源,脾主运化,饮食的消化吸收主要是脾胃的功能。CRF 时饮食过多,一则加重脾胃的负担,使脾胃的功能更受损伤,再则饮食过多,特别是蛋白质摄入过多,所产生的含氮代谢废物会加重肾脏的负担,加速肾功能的恶化;若饮食过少,则会造成负氮平衡,使病人营养缺乏,体质更加虚弱,治疗更加困难。所以,对 CRF 患者的饮食管理就是要制定适合于每个患者的最佳标准,可根据患者肾功能的情况,结合中西医的理论,制定具体方案。

治疗时还需注意调整脏腑间的生克制化关系。脏腑相关学说是整体功能代偿疗法的重要理论基础,脏腑之间的关系就是生克制化的关系。CRF 的过程中脏腑间生克制化的关系紊乱,常须予以调整。如有的病人辨证为肾阴虚损而用滋补肾阴法治疗效果不好,此时应考虑肾虚土乘或火侮的可能,在补肾的同时加入竹叶、石膏、黄连等清肝热泻心火之品,常可明显提高疗效。又如有的病人出现脾气虚弱的表现,但用益气健脾的方法治疗效果不理想时,应考虑适当配伍疏肝泻肾之品,如柴胡、香附、泽泻、黄柏等。因脾属土,生理情况下是木克土,土克水;在病理条件下脾虚会导致肝乘、肾侮,故单纯健脾疗效欠佳。

"整体功能代偿疗法"突破了以前根据西医的思路治肾为主的局限和常规的辨证分型方法,将中医的整体观念、藏象学说和西医的代偿学说有机地结合在一起,较好地体现了中医的优势和特色以及中西医在理论层次上结合的意义。正确利用脏腑间的整体功能代偿规律,增强脏腑的代偿能力,对于早期肾功能损害轻微者,可促进肾功能的恢复,阻止病情发展;对于病情严重、肾功能丧失殆尽者,通过代偿可以维持机能活动,延长寿命;对于已经透析的患者,可以延长透析的间隔时间,减轻病人的经济负担。为 CRF 提供了"治未病"的新理论。

(三)灵活处理多种并发症

慢性肾衰患者随着病情迁延、逐渐加重,出现多种证候。除了之前所述与各脏腑直接相关的症状外还有一些证候其病机与多个脏腑的气血阴阳相关,虽一时不致引发严重后果,但常常加重患者的痛苦,影响远期生活质量和生存时间,临床治疗有所侧重。

1. 眩晕与高血压

高血压是大多数肾功能不全患者的并发或继发症。例如需要透析的患者几乎均有高血压,大部分患者经用低盐饮食和透析去除体内过多的细胞外液后,血压即可控制;也有少数患者用透析去除体内过多的钠和水后,血压反而升高。此外,慢性肾衰的高血压有其固有的特征,表现为夜间生理性下降趋势丧失,部分可为单纯性高血压。从中医的角度而言,慢性肾衰的高血压有两种情况,一是血压高同时有眩晕的表现;一是血压高无眩晕的表现,应区别对待。对于前者应该以眩晕为主线进行辨治,兼顾慢性肾衰;对于后者则应以肾为主。

对于慢性肾衰高血压伴眩晕表现者,根据既往对眩晕病因病机的最普遍的认识——肝阳上亢,进行治疗,临床疗效不尽满意。肖教授的临床研究表明,眩晕的病机关键在于"升降反作",当该升者不升,清窍失养,该降者不降,清窍被扰,皆致眩晕。而肝阳上亢、脏腑虚损、痰浊阻滞等,都是导致"升降反作"的原因。也就是说,眩晕的病机应分为直接病机和间接病机两种,直接病机是"升降反作";间接病机是导致"升降反作"的病机,即脏腑的虚损和病邪阻滞,如脾虚导致清阳不升、肝肾阴虚导致肝阳上亢、痰浊阻滞导致痰浊上犯等。由于慢性肾衰的基本病机是脏腑虚损，气化功能（水液代谢和分清泌浊的功能）减退乃至丧失，导致浊邪停留而上犯，上犯中焦则见恶心呕吐等；上犯清窍则会出现眩晕。眩晕在病机上有一致性，所以，慢性肾衰多并见眩晕也是理所当然的。

所以在治疗上应助其升降。帮助升发，常用药如升麻、柴胡、葛根、防风、羌活、桔梗等；助其降下，常用药如牛膝、枳实、石决明、草决明、夏枯草、钩藤、代赭石、磁石、吴茱萸、旋复花等。中医还认为"升降相因"，即正常的升发有助于降下，正常的降下有助于上升，所以，治疗时往往是"升降互调"。

在辨证治疗上可分为：①肝肾阴虚，肝阳上亢。可参考整体功能代偿疗法之平肝法。②气阴两虚，肝阳上亢。其临床表现有血压升高、头晕耳鸣、腰膝酸软、五心烦热、疲乏无力、纳呆便溏，或畏寒而足心热，舌黯红色齿痕苔薄黄而干，脉弦细或沉细。治宜益气养阴，平肝潜阳，方如参芪地黄汤、大补元煎加川牛膝、磁石、龟甲、鳖甲等潜降之品，少佐葛根、防风等升发之品。③脾气虚弱，水湿不化。其临床表现有血压升高、头晕耳鸣、头痛眼花，或头重不清、疲乏无力、便溏纳少，或尿少身肿、舌淡有齿痕苔白滑，脉濡细等。此乃脾气虚弱，水湿内阻，清阳不升所致。治宜健脾利湿，益气升阳，方如益气聪明汤或补中益气汤合五皮饮加牛膝、防己、车前子等降下之品。④湿瘀互结。其临床表现有血压升高、头晕耳鸣，伴有水肿，或有头痛、面色黧黑，或有固定疼痛，或舌有瘀斑瘀点等。乃湿痰互结，阻于体内，清阳不升、浊阴不降所致。治宜活血利湿，升清降浊，方如当归芍药散加牛膝、防己、车前子、益母草、泽兰、葛根、防风、僵蚕。

慢性肾衰高血压患者有的只有血压升高而不伴眩晕的表现，对此往往随着肾功能的改善，血压也趋下降。具体方法可参加前面的整体功能代偿疗法，并针对高血压加用一些有降压作用的药物，如防己、川牛膝、葛根、水蛭、地龙等。对于透析前的高血压，可以利水为主，基本方是当归芍药散加怀牛膝、车前子，再根据阴虚、阳虚的不同合用猪苓汤、真武汤。对于利水治疗无效或透析后的高血压，应以养阴柔肝、缓急活血为主,方如四物汤加炙甘草、木瓜、枸杞、牛膝、水蛭、地龙、生大黄等。

2. 肢体皮肤病变

许多患者在慢性肾衰竭过程中逐渐表现出骨痛、骨折、骨骼畸形,关节疼痛,肢体无力,皮肤瘙痒,或原有以上表现而逐渐加重。有时可归为西医认识的肾性骨营养不良。

肾与骨关系密切,肖教授认为骨由肾所主,肾精充沛,骨得所养,其生长发育和功能才能正常,所以肾性骨营养不良也主要与中医的肾相关,其病因病机和辨证论治都应以肾为主。除肾以外,本病还与肝和脾相关。肝主筋,主藏血,肝肾同源,筋束骨,筋骨相连;脾主肌肉四肢,主运化,化生气血,为后天之本,气血生化之源,受先天滋养,骨肉不分。骨的生长发育和运动机能还需气血的滋养,筋、肉的协助。若肝脾虚弱,筋弱肉痿,则易导致骨折和运动障碍。肝肾亏虚,筋骨失养:肾虚不能主骨,肾虚精亏,骨髓空虚,骨失所养,则会出现骨骼软弱、变形、生长发育迟缓;肝虚血亏,血不营筋,筋不束骨,则易导致骨折和运动障碍。脾肾虚弱,骨肉失养:肾虚骨弱加上脾虚气血生化无源,则后天无以滋养先天,骨弱更甚;脾虚肌肉失养,则骨肉痿弱,易导致骨病发生。

另一方面,脾胃生化乏力,肝肾亏虚,血虚风燥,皮肤失养,则出现皮肤干燥脱屑,肌肤甲错,顽固性瘙痒。浊瘀互结,气血亏虚,寒邪凝滞,浊邪停留,阻滞气血而致气滞血瘀,日久浊瘀互结,气血亏虚,若外加寒邪凝滞,可致皮肤青紫、坏死,或顽固难愈的溃疡。浊瘀互结,阻滞关节,郁而化热,则可致关节红、肿、热、痛等关节炎的表现。浊瘀互结,风寒痹阻,阻滞关节,复被外寒侵袭,则会出现关节肿痛,遇寒加重等寒痹表现。

当出现全身或下半身(髋部、膝关节和腿部)疼痛,负重、受压、运动或体位改变时加重。症状缓慢进展,重者卧床不起,运动能力丧失,或有胸廓、肋骨,双侧骨盆或棘突的压痛;骨折最常见于肋骨。骨骼畸形常见于生长发育迅速的儿童患者,多表现为长骨(胫骨、股骨)弯曲或骨骺脱离,成人(尤其是铝相关性骨软化)患者在多年透析后可出现腰椎侧凸、胸椎后凸及胸廓畸形等。

治疗以补肾壮骨为基础。常选健步虎潜丸化裁,药用:鹿角胶、何首乌、川牛膝、杜仲、锁阳、当归、熟地、党参、赤芍、附子、龟甲、续断、细辛等。

常用药物:当归、熟地、杜仲、续断、鹿角胶、何首乌、肉苁蓉、补骨脂、秦艽、菟丝子、枸杞、巴戟天、仙茅、淫羊藿等。偏于阳虚有寒,见畏寒肢冷、冷痛或疼痛遇寒加重,小便清长,舌淡脉弱者,加附子、肉桂等;偏于阴虚有热,见灼热疼痛,畏热喜凉,舌红苔少脉细数者,加龟甲、生地、白芍、玄参等;骨痛甚加全虫、制乳香、没药、海马(研末冲服)等;骨折加续断、骨碎补等。根据部位的加减法:头部加川芎、藁本、白芷、升麻等;胸部加枳壳、厚朴、郁金、陈皮、乌药;背部加狗脊、穿山甲;腰部加杜仲、菟丝子、续断、小茴香、补骨脂;上肢加桂枝、桑枝、羌活、防风;下肢加牛膝、木瓜、薏苡仁、独活、苍术。

当无明显诱因出现单个或多个关节的红、肿、热、痛等关节炎的表现,伴有口干、口苦,舌红或绛,苔黄燥或黄腻,脉滑数,多为浊瘀化热,痹阻关节。治以清热通络,除湿化瘀。方选宣痹汤,药用:防己、蚕沙、薏苡仁、赤小豆、连翘、山栀子、滑石、杏仁、半夏,加穿山甲、地龙、䗪虫等。

当肢体肌无力,最常见下肢尤甚,临床进展缓慢,走路摇晃,呈"企鹅"步态。伴腰脊酸软,目眩发脱,咽干耳鸣,遗精或遗尿,或妇女月经不调,舌红少苔,脉细数。治法:益肾健脾养肝,强筋壮骨振痿。方选虎潜丸。药用:龟甲、熟地、白芍、虎骨、干姜、锁阳、知母、黄柏、陈皮,加鹿角片、炙黄芪、党参、当归、鸡血藤、紫河车等。

当出现皮肤瘙痒,伴皮肤脱屑、粗糙,口干、口苦、口黏,或口中尿臭,舌黯淡,苔白腻或黄腻,脉细数或弦数。病机为浊瘀互结,血虚风燥。治法以养血祛风,化浊祛瘀。方选消风四物汤,药用:四物汤加荆芥、防风、刺蒺藜、白鲜皮、生大黄、法半夏、黄连等。

此类疾病的治疗应以治疗慢性肾衰为前提。肾功能的稳定或缓解才能延缓肢体关节功能不良的发生,或减轻其症状的根本。

3. 贫血

贫血是 CRF 的主要并发症之一。许多患者运用人工重组促红细胞生成素(EPO)治疗肾性贫血取得较好的效果。但EPO的运用面临两大问题,一是费用过高,一是易合并高血压。配合中医辨证治疗可以减少EPO用量,而用量减少,则高血压的发生亦可明显减少。有报道显示用补肾健脾的中药配合小剂量EPO可达到常规剂量的疗效。同时应鼓励病人适当运动:适量、规律的运动有助于红细胞的增加,改善贫血。虽然作用机制不明,但应该提倡运动。

肖教授总结了肾性贫血的两大证治思路:

(1)脾胃虚弱生化无源　临床表现:肾性贫血见面色萎黄无华,少气懒言,疲倦乏力,食欲不振,腹胀便溏,口唇色淡,舌淡齿痕苔薄白,脉虚弱。病机分析:在CRF的过程中,脾胃虚弱最为多见。脾胃虚弱,运化水谷的功能障碍,气血生化无源,而致血虚;或脾气不摄血,而致出血,也是血虚的原因之一;另一方面脾胃虚弱,运化水湿的功能障碍,湿浊内停,更加重脾胃损伤,则血虚更加严重。治宜益气健脾养血。方选归脾汤,药用:党参、黄芪、白术、茯苓、酸枣仁、龙眼肉、木香、炙甘草、当归、远志、生姜、大枣。可将党参换成生晒参,或再加生晒参、生大黄、冬虫夏草。

(2)肾虚精亏精不化血　临床表现:肾性贫血见面色黧黄无华,耳廓焦黑,皮肤干枯,腰脊酸软,脑转耳鸣,极度疲劳,性欲减退,男子阳痿早泄,女子月经量少甚或闭经,舌淡嫩齿痕,脉沉细无力。病机分析:CRF的主要病位在肾,肾虚是其病之根本。肾虚精亏,精不生血,则致血虚;肾虚火不生土,必致脾肾两虚,使血虚不断加重。治法:益肾填精补血。方药:偏阳虚用右归丸。药用:熟地、山药、山茱萸、枸杞、杜仲、菟丝子、当归、鹿角胶、肉桂、制附片,加人参、炙黄芪、冬虫夏草等。偏阴虚用左归丸,药用:熟地、山药、山茱萸、枸杞、牛膝、菟丝子、龟甲胶、鹿角胶,加当归、炙黄芪、人参、冬虫夏草、鸡血藤等。

二、医案荟萃

1. 慢性肾炎(一)

患者,女,11岁。1983年10月8日初诊。

病史:1982年7月16日体检时发现尿蛋白(++),无浮肿,活动及感冒后明显,曾在外院诊断为"隐匿性肾炎"。易疲乏,常感冒,咽痛,纳差,大便偏稀,日1～2次,小便调,舌胖大,质稍红,苔薄白。

[辨证] 脾气虚弱。

[治法] 益气健脾。

[处方] 参苓白术散加减。

党参12g　茯苓15g　白术10g　扁豆10g　陈皮10g　山药10g　薏苡仁10g　莲子肉10g　莲须10g　金樱子10g　芡实15g

服上药12剂,查小便蛋白转阴。后曾因感冒或换方尿蛋白出现(＋),续予参苓白术散加减,尿蛋白复转阴,至1985年5月复诊时,尿蛋白仍为阴性。

[按] 蛋白尿总以脾肾不足,失于统摄为本。该患者脾虚之候明显,又常常感受风邪,风性开泄故加重蛋白尿。易感外邪乃卫气不足,仍以脾虚不能充养卫气为本。故益气健脾为主,兼用秘益精气之品,脾肾同调,固表摄精。

2. 慢性肾炎(二)

患者,男,33岁。1985年11月5日就诊。

病史:1984年体检时发现尿异常,曾在外院经肾穿诊断为系膜增殖性肾炎。临床诊断为隐匿性肾炎。目前咽干,口渴不多饮,腰酸疲乏,纳可,小便短黄,大便调,舌红苔微黄腻,脉弦细。血压140/90mmHg,化验内生肌酐清除率77ml/min,尿蛋白(＋＋)。

[辨证] 气阴两虚,夹湿热。

[治法] 益气养阴,佐清利。

[处方] 参芪知柏地黄汤加减。

党参15g　黄芪15g　知母10g　黄柏10g　生地15g　山萸肉10g　山药10g　云苓15g　丹皮10g　泽泻10g　砂仁6g

服药1月余,诸症改善,蛋白转阴。

[按] 该患者咽干,腰酸,疲乏,脉细为肾阴、脾气不足。口渴不欲饮,尿黄,舌红苔黄腻为湿热内蕴,湿邪较重。在慢性肾炎蛋白尿的病理因素中,湿热占有相当重要的地位。故标本兼治,给邪出路。寒热、补泻并用,砂仁醒脾燥湿,调和补泻。

3. 慢性肾炎(三)

患者,男,20岁。1996年3月4日初诊。

病史:尿检异常1年余,无浮肿,腰酸痛,口干欲饮,大便干,2天一次,尿蛋白(＋＋＋),高倍视野红细胞2~3个,白细胞0~6个,诊断为慢性肾炎普通型。舌红苔薄,脉弦细。

[辨证]肺肾阴虚。

[治法]滋养肺肾。

[处方]麦味地黄汤加减。

麦冬15g 五味子10g 生地30g 山萸肉10g 山药10g 丹皮10g 茯苓15g 泽泻15g 忍冬藤30g 菊花15g

服药1周尿检正常。后以此方加减治疗年余,尿检一直正常。

[按]由口干欲饮、便干、舌红可知津液不足,结合腰酸痛、脉弦细可知为肾阴虚之象。大肠主津,与肺相表里,肺为水之上源,金水相生。从肺论治,兼顾滋肾生津正合此证关键。

4. 慢性肾炎(四)

患者,男,6岁。1987年3月31日就诊。

1985年4月2日因全身浮肿而住某院治疗,诊断为肾炎而用激素,激素减至10mg时复发,1986年9月又服激素每日30mg。后减为1/4片,尿蛋白仍波动在(＋)~(＋＋＋),诊断为慢性肾炎。目前无浮肿,但咽部不适,口干喜饮,尿黄,舌质红,脉细数,拟滋肾养肺,用麦味地黄汤加减。尿蛋白仍难消失。后因感冒而鼻衄,流浊涕。

[辨证]风热内扰。

[治法]疏风清热养阴。

[处方]银蒲玄麦甘桔汤加减。

银花15g 生甘草3g 桔梗3g 薄荷3g(后下) 麦冬12g 焦楂曲各10g 白茅根30g

以此为基础方,加减调治月余,终于尿蛋白转阴。

[按]许多病人因感冒不愈而蛋白尿不消;或蛋白尿转阴后又因感冒引发。可见外感风邪对蛋白尿的形成影响很大。患者咽部不适已久,风热邪气久恋,故病情缠绵,纯用养阴不当。待风邪一去,肾气固摄

273

之职恢复,蛋白尿自消。

5. 慢性肾炎(五)

患者,男,22岁。1988年9月13日初诊。

病史:2年前面部及下肢浮肿,并有腹水,尿检异常,经治肿消而小便仍有蛋白,诊断为慢性肾炎普通型。症见口干喜饮,全身乏力,纳可,二便调,舌红脉细。辨证为气阴两虚。予方药大补元煎,效果不明显。后见口干不欲饮,口黏,舌红苔薄腻,脉细数。

[辨证] 湿热内蕴。

[治法] 清热利湿。

[处方] 三仁汤加减。

杏仁10g 薏苡仁10g 蔻仁6g 法半夏10g 厚朴10g 通草3g 淡竹叶10g 滑石30g 茯苓15g

服药月余,尿蛋白微量。继以此方加减调治,尿蛋白阴性。

[按] 反观初治时患者舌红脉细,应有郁热内伏,故纯补气阴不效。补气助热,滋阴化湿故湿热之证凸显。湿热是慢性肾炎病程的重要病理因素,有时湿热之表现不明确,仍以湿热论治可获良效,没有湿热就没有慢性肾炎的观点并非虚妄。

6. 肾病综合征(一)

患者,男,29岁。1999年12月18日初诊。

病史:1999年5月6日发病,高度浮肿,大量蛋白尿,曾在沙河、石家庄等医院住院,诊断为肾病综合征。经治缓解,于7月3日出院。8月1日复发,在家治疗2个多月,10月6日又去石家庄某医院住院20天,26日出院。11月1日到某部队医院住院,曾用泼尼松、阿赛送等,病情持续加重,医院下达病危通知书,因钱已花光,失去治疗信心,于是12月17日出院。18日家人将其抬到沙河市中医院就诊。就诊时见高度浮肿,体重由病前66kg增加至90kg,大量蛋白尿,24h尿蛋白定量6.8g,胆固醇10.6mmol/L,血浆总蛋白32g/L,ALB:15g/L,尿少,腹部和大腿皮肤绷裂,不断向外渗水,同时见满面通红,痤疮感染,咽红而干,口干口苦,舌红绛苔黄,脉滑数。

[辨证] 热度炽盛,水瘀互结。

[治法] 清热凉血解毒，活血利水。

[处方] 犀角地黄汤、五味消毒饮、当归芍药散合方加减。

水牛角 30g(先煎)　生地 15g　丹皮 10g　赤芍 15g　蒲公英 30g　银花 15g　野菊花 15g　天葵 10g　地丁 10g　当归 12g　川芎 10g　白术 10g　茯苓 15g　泽泻 15g　怀牛膝 15g　车前子 15g(包)　石韦 30g　白茅根 30g　白花蛇舌草 30g　丹参 30g　每天 1 剂，水煎服。同时服鲤鱼汤。

2 天开始利尿，1 周水肿消退，能下床活动。坚持服上方 1 个月，各项指标恢复正常，于 2000 年 1 月 24 日出院。出院后坚持门诊治疗 1 年多，随访身体恢复良好。

[按] 肾病综合征的病理类型各异，对激素的反应亦是如此。若使用不当反易酿生湿热。而热毒炽盛是激素抵抗的重要因素。该患者一派热象，湿热内壅，水瘀互结，理应驱邪清热。妙在以鲤鱼汤食疗，既可利水消肿，又能护养正气。

7. 肾病综合征（二）

患者，女，53 岁。1984 年 11 月 27 日就诊。

病史：1983 年 11 月因浮肿而尿蛋白（＋＋＋＋），曾服激素治疗，水肿消退，尿蛋白仍在（＋＋＋）—（＋＋＋＋）。1984 年 7 月肾图示双肾功能轻度受损，血清尿素氮(BUN)29mg/dl，血清肌酐(Cr)1.33mg/dl，二氧化碳结合力 29mg/dl，胆固醇 329mg/dl，血压 190/110mmHg—170/190mmHg。有 5 年肝炎病史，脂肪肝。西医诊断为肾病综合征Ⅱ型恢复期。目前腰痛乏力，心慌，胸闷，心前区疼痛，下肢轻度浮肿，畏寒，口黏，口干，饮水不多，纳差，恶心，大便稀，尿短黄，舌红，苔薄黄，脉小滑。拟益气滋肾佐清利。药后效不显，尿蛋白无改变，脉见沉细，舌质黯红。

[辨证] 水瘀内结。

[治法] 活血利水。

[处方] 当归芍药散加减。

当归 10g　白芍 15g　川芎 10g　白术 10g　茯苓 15g　泽泻 15g　怀牛膝 10g　车前子 15g　桑寄生 12g　川断 12g　党参 12g　生黄芪

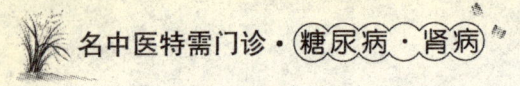

30g 陈皮 10g

服药 7 剂,诸症减轻,尿蛋白微量。继以上方加减治疗,病情稳定,蛋白转阴。

[按] 患者气虚湿热内蕴之象明显,前以益气清利治法却不效,当考虑其他病邪之可能。湿热、瘀血、风邪为肾病常见病理。从该患者腰痛、胸闷、心前区疼痛等表现可见瘀血端倪,故调整治法为益气清利兼调血分。

8. 紫癜性肾炎

患者,男,14 岁。2004 年 4 月 3 日初诊。

病史:患紫癜性肾炎多年。尿化验:PRO(++),BLD(+++),镜检:RBC 满视野。症见咽干口燥,尿黄,食欲尚可,大便日 1 次,正常,舌黯红,苔薄白,脉细数。

[辨证] 湿热阴虚。

[治法] 滋肾清利。

[处方] 银蒲玄麦甘桔汤加味。

银花 15g 蒲公英 30g 玄参 15g 麦冬 10g 生甘草 6g 桔梗 10g 石韦 30g 白茅根 30g 生侧柏 30g 马鞭草 30g 大小蓟各 15g 每天 1 剂,水煎取 500ml,分 3 次温服。

以上方加减治疗 2 个月,尿中蛋白消失,血尿不除。再查舌象,见舌质黯淡有齿痕,苔薄白腻微黄,脉弦滑。

[辨证] 脾虚湿热,瘀血内生。

[治法] 健脾清热,利湿活血。

[处方] 补脾胃泻阴火升阳汤加减。

炙黄芪 15g 白术 10g 陈皮 10g 升麻 6g 柴胡 15g 党参 15g 黄柏 10g 知母 10g 萹蓄 15g 瞿麦 15g 石韦 30g 白茅根 30g 蒲公英 30g 生侧柏 30g 马鞭草 30g 刘寄奴 15g 桔梗 10g 三七粉 3g 冲服 每天 1 剂,水煎服,服 7 剂。

尿化验:BLD(+),WBC(+-),镜检:RBC 偶见,WBC 1~3/HP。再服上方 14 剂,尿检正常,用香砂六君丸和浓缩知柏地黄丸善后而愈。

[按] 该患者久经清利湿热之法而血尿不除。虽脾虚湿热症状不

明显,但由舌淡黯齿痕,苔薄黄,根腻厚可确定脾虚湿热存在。湿热伤络,破血妄行故血尿。故在清热利湿升阳基础上加用活血清热止血之品如马鞭草、生侧柏、刘寄奴、三七粉,扶正化瘀,寓止血于化瘀之中。

9. 慢性尿路感染

患者,女,39岁。2000年10月18日初诊。

病史:患者泌尿系统感染多年,缠绵难愈,遇劳则发。诊时见尿频短赤,尿道灼热,身体疲乏困重,饮食尚可,但胃怕凉,大便溏泄,腰酸痛,舌质淡有齿痕苔黄腻,脉沉细。尿化验:BLD(+++),镜检:RBC 10~20/HP,WBC:10~15/HP。

[辨证] 脾虚清阳不升,湿热下注。

[治法] 益气健脾,升发清阳,清利湿热。

[处方] 补脾胃泻阴火升阳汤方加减。

白人参6g 炙黄芪15g 苍白术各10g 茯苓10g 生甘草6g 升麻6g 柴胡10g 砂仁6g 萹蓄15g 瞿麦15g 黄柏10g 生薏苡仁15g 怀牛膝15g 生地15g 通草6g 竹叶10g 7剂,每天1剂,水煎取500ml,分4次于早、中、晚餐及睡前1小时温服。

二诊时尿道灼热明显减轻,尿检:BLD(+),镜检:RBC 5~10/HP,WBC 5~10/HP。三诊时尿化验正常,尿道灼热消失,大便成形,舌苔薄腻微黄。守上方加减治疗2个月,症状消失,舌脉、尿检正常,未复发。

[按] 病者尿频短赤,尿道灼热多年,邪热羁留不去。但正气已伤,尤以脾胃内伤明显。以东垣健脾胃、升阳法振作脾胃,淋家当清心与小肠之火,故合用导赤散清阴火。少量频服,使药效持久,患者更易耐受。

10. 肾囊肿

患者,男,60岁。1999年5月9日就诊。

病史:因腰部胀痛,下肢时肿做肾脏B超发现左肾有一个8cm×4cm的囊肿。曾穿刺抽液800ml,但很快恢复到原来大小。就诊前一天到医院复查B超,仍为8cm×4cm。证候表现有腰部胀痛,头重,下肢沉重,轻度浮肿,饮食可,大便偏干,小便尚可,舌质黯红有瘀点,苔薄白腻,脉沉弦。尿常规正常,血肌酐198μmol/L,血压170/100mgHg。

[辨证] 湿瘀互结，痰饮停聚。

[治法] 活血利水化痰。

[处方] 当归芍药散加味。

当归 12g　川芎 10g　赤芍 15g　白术 10g　茯苓 15g　泽泻 15g　怀牛膝 15g　车前子 15g(包)　白芥子 15g　水蛭 6g　泽兰 15g　每日 1 剂，水煎服。低盐低蛋白饮食。

1 个月后到原来的医院去复查肾脏 B 超。囊肿缩小为 4cm×3cm，血压降至 150/90mmHg，血肌酐降至 120μmol/L。自觉症状消失。仍用上方隔日 1 剂，随访半年，病情稳定。

[按] 肾囊肿中医无相应记载，亦无成形治法，有人根据"积聚"来探讨而"积聚"属瘀；而还有人认为"巢囊病块，属于痰证"。可见其病机与痰相关；此外，肾囊肿有水湿停聚的病机也是显而易见的。所以，抓住血瘀水停痰聚的病机，用活血利水的当归芍药散加白芥子等可获效。《本草求真》记载，白芥子"能治胁下及皮里膜外之痰"，且可温经通络散结，可以认为是治疗肾囊肿的重要药物，值得进一步研究。

11. 慢性肾功能不全（一）

患者，男，16 岁。1998 年 8 月 24 日就诊。

病史：肾炎史 2 年，曾用激素治疗。现症：全身浮肿，腹胀大，尿少，大便干，腰酸乏力，口时干，激素面容，头发焦黄稀疏打结，右侧肢体变细发凉痉挛，舌质紫黯，苔薄黄腻，右脉无，左脉弦滑。血压 140/95mmHg，尿检：GLU(＋)，PRO(＋＋＋)，BLD(＋＋)，镜检：WBC 0～2/HP，RBC 3～8/HP。肾功能：Scr 283μmol/L，BUN 19.3mmol/L，CO_2-CP 16mmol/L。血浆蛋白：TP 41g/L，ALB 25g/L，GLB 16g/L，A/G＝1.5∶1。腹部 B 超：双肾略小，弥漫性损害。西医诊断：慢性肾炎，慢性肾功能不全失代偿期。

[辨证] 根据"整体功能代偿"理论分析，以肾脾虚损为本，波及于肺，水气停滞为标，兼血瘀气滞。

[治法] 先拟活血行气利水以治其标。

[处方] 当归芍药散加减。

当归 12g　川芎 10g　赤芍 15g　苍白术各 10g　茯苓 15g　泽泻

15g　怀牛膝 15g　车前子 15g(包煎)　大腹皮 15g　砂仁 6g　槟榔 15g　香附 10g　每天 1 剂,水煎服,禁盐。

1998 年 9 月 21 日复诊,浮肿消退,腹不胀,食可,腰酸乏力,大便稀,每日 2 次,右侧肢体细、发凉痉挛,舌黯红齿痕,苔中黄腻,脉右无,左弦数。

[治法] 标证已除,拟益肾健脾为主,佐补肺宣肺疏肝,兼化毒降浊。

[处方] 参芪地黄汤加减。

生熟地各 15g　山药 10g　山萸 10g　苍白术各 10g　茯苓 15g　泽泻 15g　西洋参 6g　炙黄芪 15g　炙草 6g　杏仁 10g　香附 15g　茵陈 15g　荷叶 15g　生苡仁 15g　生大黄 6g　水蛭 6g　虫草(另服) 3g　每天 1 剂,水煎服,低盐低蛋白饮食。

1998 年 11 月 1 日复诊,肾功能:Scr 192μmol/L,BUN 14.4mmol/L,CO_2-CP 18mmol/L,尿检:GLU(＋),PRO(＋＋),BLD(＋),镜检:WBC 0～2/HP,RBC 3～5/HP,血浆蛋白:TP 58/L,ALB 34/L,A/G＝1.42∶1。诸症减轻,时腰痛,晚上口干,时流口水,舌黯淡齿痕,苔白腻,右脉无,左脉弦数,守上方加砂仁 6g,石韦 30g,每天 1 剂水煎服。

以上方加减服至 1999 年 6 月,患者症状消除,激素面容消失,头发变黑长浓,右侧肢体粗细、温度恢复正常,右脉稍现。肾功能检查:Scr 121μmol/L,BUN 4.06mmol/L,CO_2-CP 18mmol/L,尿检:PRO(＋),BLD(＋),镜检:WBC 0～2/HP,RBC 1～3/HP。继以上方加减调治,1999 年 10 月底复查,肾功能正常。

[按] 本例患者属于慢性肾炎,肾功能不全失代偿期。慢性肾衰的病机关键是人体气化功能障碍,浊邪停留,治疗当以恢复气化功能为主。因为该患者气化功能障碍,同时有水气和湿浊,但以水肿为急,故先以行气活血利水治其标,后以益肾健脾补肺宣肺疏肝以恢复人体气化功能。肾脾虚损是气化功能损伤的关键,所以益肾健脾是慢性肾衰的基本治法,可保护肾脏的功能和增强脾的代偿功能;因患者右侧肢体变细发凉,右无脉等,定位在肺,故用补肺宣肺以恢复肺的功能和对肾

功能的代偿能力；左脉弦，属肝，故可稍佐疏肝，以调畅气机，增强肝的代偿能力。人体气化功能恢复，则化毒排毒的功能增强，浊邪得以化解和排除；兼用降浊化毒排毒，以解决已经潴留的浊邪。

12. 慢性肾功能不全（二）

患者，女，48岁。1998年3月12日初诊。

病史：患慢性肾炎5年，曾服用泼尼松，以及健脾、补肾、清热利湿、活血化瘀中药，无效。就诊时见：疲乏无力，身体困重，腰酸时痛，食欲不振，口干时苦，大便溏泄，舌质黯淡有齿痕，苔薄黄腻根厚，脉沉无力。尿10项：PRO（＋＋＋），BLD（＋＋），镜检：RBC 3～5/HP，WBC 3～5/HP。肾功能：Ccr 76ml/min，Cr 1333μmol/L，BUN 6.4mmol/L，CO_2-CP 23.6mmol/L。生化：TP 58g/L，ALB 32g/L，GLB 26g/L，TG 1.5mmol/L。血压130/85mmHg。

［辨证］脾虚湿热，清阳不升。

［治法］益气健脾，升发清阳，清利湿热。

［处方］补脾胃泻阴火升阳汤加减。

红人参6g　炙黄芪15g　苍白术各10g　茯苓10g　炙甘草6g　升麻6g　柴胡10g　羌活10g　黄柏10g　石韦30g　白茅根30g　白花蛇舌草30g　桑寄生15g　丹参30g　水蛭6g

7剂，每天1剂，水煎取500ml，分4次于早、中、晚餐前及睡前1小时温服。

二诊时自觉症状明显好转，疲乏、困重减轻，食欲增强，大便成形，舌脉同前，效不更方，守上方继服7付。三诊时自觉症状基本消失，尿化验：PRO（＋＋），BLD（＋），镜检：RBC 1～3/HP，WBC 3～5/HP。守上方加萹蓄、瞿麦各15g，7剂。以上方加减服至3个月时，舌质转为淡红，齿痕消失，苔薄白，脉象和缓有力，尿化验正常。继以上方加减治疗半年而愈，随访身体正常。

［按］慢性肾病患者，脾肾之气虚弱。其中脾胃为气机升降枢纽，运化水谷之气。脾虚则生湿，胃虚则生热。湿热内蕴，气机呆钝。故有此类脾虚、湿热表现，如疲乏、困重，食欲不振，便溏等。东垣补脾胃泻阴火升阳汤正合此证。石韦、白茅根、白花蛇舌草为慢性肾炎常用清利

湿热之药。

13. 慢性肾功能不全(三)

河北邯郸某患者,肾衰合并心衰,表现为胸闷憋气,咳喘倚息,不能平卧,尿少身肿,面青唇紫,舌质黯淡,舌苔薄白,脉沉细弱。经强心利尿降压等治疗无效,患者坚持不做透析,因而求治于中医。

[辨证] 心脏气阴两虚,水凌心肺,兼瘀血内阻。

[治法] 益气养阴,通心阳泻肺水,活血通络。

[处方] 生脉散、苓桂术甘汤、葶苈大枣泻肺汤合方加味。

人参10g 麦冬10g 五味子10g 炙黄芪15g 桂枝10g 白术10g 炙甘草6g 葶苈子30g 大枣10枚 红花10g 丹参30g 生大黄6g

3剂,每天1剂,浓煎至300ml 少量多次频服。

服药后,病人每天大便泻水4次,尿量增加,症状缓解,能平卧,守上方再服5剂,心衰缓解。

[按] 在治疗心脏并发症的同时,一定不能忘记慢性肾衰本身的治疗,因为只有慢性肾衰缓解才是心脏并发症改善的根本。

14. 慢性肾功能不全(四)

患者,女,55岁。

病史:2001年10月因浮肿而到邢台某医院就诊,经查发现血压高,尿中有蛋白,血Cr、BUN升高,而诊断为慢性肾炎高血压型、慢性肾功能不全失代偿期。12月22日到本处初诊,血脂3项:CH 13.38mmol/L,TG 2.86mmol/L,HDL-C 1.76mmol/L,LDL-C 8.00mmol/L。血清蛋白:TP 55.78g/L,ALB 31.39g/L,A/G=1.28:1。肾功能:CO_2-CP 16mmol/L,BUN 13.4mmol/L,Cr 383μmol/L。血色素:110g/L。尿常规:PRO(+++),BLD(+),管型1~2/HP。证候见全身浮肿,腹胀胃胀,口中有黏沫,尿少,大便每天1~2次,偏稀,全身乏力。舌质紫黯,苔薄黄腻,脉沉细。

[辨证] 湿热瘀结,脾失健运。

[治法] 祛湿,活血,清热,运脾。

[处方] 当归芍药散合四妙散加减。

当归 12g　川芎 10g　赤芍 15g　苍白术各 10g　茯苓 15g　泽泻 15g　怀牛膝 15g　车前子 15g(包煎)　黄柏 10g　生薏苡仁 15g　生大黄 10g　杏仁 10g　大腹皮 15g　槟榔 15g　蒲公英 30g　白花蛇舌草 30g　砂仁 6g　黄连 6g　竹茹 10g

每日 1 剂,共 7 剂,水煎取 500ml,分 3 次温服。低盐、低蛋白饮食。

服上方后,小便增加,浮肿基本消退,仅下肢轻度浮肿。坚持上方加减服至 2002 年 2 月 1 日,化验:CO_2-CP 20mmol/L,BUN 11.89mmol/L,Cr 185μmol/L。继续以上方加减服至 2003 年 3 月 22 日,化验结果为:CO_2-CP 33mmol/L,BUN 8.78mmol/L,Cr 94μmol/L,Ch 9.65mmol/L,TG 2.09mmol/L,HDL-C 3.15mmol/L。证候表现为下肢轻度浮肿,稍乏力,时口干,大便日二次,偏稀,尿量每天 2000ml 左右,饮食睡眠可,舌质黯红,苔薄白腻,脉沉细弦。处方:当归芍药散合参芪地黄汤加生大黄、荷叶、茵陈、水蛭。每日 1 剂,水煎服。坚持低盐低蛋白饮食。随诊至 2007 年底,肾功能正常。

[按]气化功能减退的直接后果就是水湿停留,慢性肾衰的患者水湿停留是肯定的,并且多有久病必瘀的机制存在,西医的机制认为是肾小球的纤维化,也符合中医瘀血的机制,所以湿瘀互结可能是这一时期的主要问题。以当归芍药散活血利水恰如其分。郁久多化热,故用三仁合蒲公英、白花蛇舌草等清热祛湿之品通畅三焦,化湿清热,给邪以出路。

15. 慢性肾功能不全(五)

患者,女,36 岁。2000 年 5 月 2 日初诊。

病史:患者有慢性肾炎多年,在北京某医院做肾穿刺病理活检,病理诊断为中度系膜增生性肾炎,1999 年发现肾功能损害,曾在北京多家大型中、西医院住院治疗,病情不能控制,肾功能持续恶化。经当地的肾病科医生介绍来找笔者治疗。患者就诊时的主要临床表现为:腰痛,疲乏,胃胀不适,食欲不振,下肢冰冷,口苦口干,大便不畅,小便黄,月经量少,色黑,舌红苔黄厚腻,脉弦。近期化验肾功能:Scr 563μmol/L,BUN 17.6mmol/L。HGB 98g/L。尿检:PRO(+++),BLD(++

十),尿沉渣镜检:RBC 10~15/HP。

[辨证]寒热错杂,湿热中阻,升降紊乱,浊瘀互结。

[治法]寒温并用,辛开苦降,清热化湿,活血泻浊。

[处方]半夏泻心汤加味。

半夏 10g　干姜 10g　黄连 10g　黄芩 10g　生晒参 6g　炙甘草 6g　大枣 12g　肉桂 6g　水蛭 6g　生大黄 6g　荷叶 15g　桑寄生 15g　土鳖虫 15g　石韦 30g　白茅根 30g

上方 7 剂,每日 1 剂,水煎取 1000ml,去渣后再煎取 600ml,分 3 次于饭前 1 小时温服。

5 月 10 日二诊:服上方后,自觉症状明显减轻,胃胀、口苦口干、腰痛、下肢凉都减轻不少,大便通畅,舌苔黄腻也见变薄。理当效不更方,继续用上方坚持服药 1 个月,化验检查肾功能和尿检都有好转,继续用上方加减治疗至 1 年,肾功能、尿检完全正常。此后如有不适,仍用上方间断服用,直到现在还常来复诊,肾功能、尿检一直正常,一直坚持正常上班。

[按]患者阳气不化,内生湿邪、化热,出现中焦痞满、舌苔黄腻等湿热征象,和下肢冰冷之寒凝之象。视为寒热错杂的证候,此时以半夏泻心汤辛开苦降,寒温并用,补泻同施,多能获效。

16. 慢性肾衰功能不全(六)

患者,男,53 岁。2006 年 5 月 22 日初诊。

病史:患者有慢性肾炎史 10 余年,肾功能损害 4 年多,来诊前在某西医院查肾功能,Scr:831μmol/L,BUN:24.7mmol/L。HGB:92g/L。尿检:PRO(++),BLD(++),尿沉渣镜检:RBC:8~12/HP。症见口干口苦,恶心呕吐,头晕不清,心慌胸闷,大便不畅,尿量尚可,舌苔浊腻而厚,质紫绛,脉弦。

[辨证]浊邪弥漫,清阳闭郁。

[治法]辟秽化浊,生发清阳。

[处方]达原饮加减。

槟榔 12g　厚朴 10g　草果 10g　赤白芍各 15g　知母 10g　黄芩 10g　生地黄 15g　水牛角丝 30g(先煎)　牡丹皮 10g　生大黄 6g　茵

陈 15g　荷叶 15g　水蛭 6g　7剂,每日 1剂,水煎取 300ml,分 3次温服。

1周后复诊,诸症有所减轻,舌苔见化,再以上方续服 2周。三诊时证候大减,恶心呕吐基本消除,大便日 2~3次,畅通,偏稀,舌苔较前明显变薄,但仍属厚腻,脉亦较缓和。续用上方服 1周后,复查肾功能,Scr:743μmol/L,BUN:18.5mmol/L。HGB:96g/L。后患者让当地的医生以此方为主,稍作随证加减后服用,Scr 降到 526μmol/L。

[按]该患者舌苔厚腻与舌质紫绛并见,说明秽浊郁积的同时有血分瘀热,其本质为慢性肾衰湿郁化浊,浊郁化毒,毒入血分。常规的汗下之法确实难以取效,非芳香逐秽不可。在用达原饮逐秽浊的同时,用犀角、生地黄汤凉血,祛除血分秽浊。可见驱邪之法在慢性肾衰中运用至关重要。

17. 慢性肾功能不全(七)

患者,女,70岁。

病史:患者肾衰合并心衰。住河北医科大学第三医院肾病科。经治疗心衰控制,已透析。但发热半月不愈,用多种抗生素无效,血液培养有金黄色葡萄球菌生长,诊断为慢性肾衰合并金葡菌败血症,药敏试验对万古霉素敏感。但万古霉素为肾毒性药物,迫于无奈,只得小剂量使用,治疗 1周无效。诊时病人每天发热下午甚,可达 39℃,无汗,不恶寒,时咳嗽,喉中有痰声,痰不易咯出,口不渴,大便 3日未解,无食欲,小便尚可,舌淡黯苔白腻略黄,脉弦细。

[辨证]正虚邪恋,不能驱邪外出。

[治法]肃肺通腑,扶正祛邪。

[处方]小柴胡汤合宣白承气汤加减。

柴胡 30g　黄芩 15g　白人参 10g　半夏 10g　生姜 10g　大枣 4枚　炙甘草 6g　杏仁 10g　全瓜蒌 15g　生大黄 6g(后下)　3剂,每天 1剂。

先用水将药浸泡半小时,用大火煎开,再用小火煎半小时,去滓,将药液浓缩至 300ml,分 3次服完。

服药 1剂后,泻下大便 3次,体温降至 38℃,发热时间明显缩短,食欲增加。服完 3 剂,体温正常,食欲恢复。

[按] 慢性肾衰患者正气亏虚,易外感邪气,入里化热,甚至酿生痰热。该患者脾肾之气本亏,又感邪发热,肺失宣降,遂成痰热腑实之状。故以小柴胡汤和解表里,扶正祛邪。宣白承气汤去石膏以清热化痰通腑,通利气机。

参 考 文 献

1. 肖相如. 肖相如论治肾病[M]. 北京:中国中医药出版社. 2005
2. 肖相如. 慢性肾衰的"整体功能代偿疗法"探讨. 中医药通报[J]. 2002,1(5):13～18
3. 肖相如. 肾性骨病的治疗经验[J]. 辽宁中医杂志. 2004.2,31(2):98～99
4. 肖相如. 肾性贫血的治疗经验[J]. 辽宁中医杂志. 2004.1,31(1):15
5. 肖相如. 再谈慢性肾衰竭的治疗经验[J]. 中华中医药杂志(原中国医药学报). 2011,26(3):511～512
6. 肖相如. 中医治疗慢性肾衰的思考[J]. 中国医药学报. 2002,17(12):750～751

(闫　旭)